MSM의 기적

The Miracle Of MSM
Copyright ⓒ Stanley W. Jacob
All rights reserved.
including the right of reproduction in whole or in part in any form.
This edition published by arrangement with G. P. Putnam's Sons, an imprint of Penguin Publishing Group, a division of Penguin Random House LLC.

This Korean translation published by arrangement with Stanly W. Jacob in care of Penguin Random House LLC through Alex Lee Agency.

이 책의 한국어판 저작권은 알렉스리 에이전시를 통해서 G. P. Putnam's Sons, an imprint of Penguin Publishing Group, a division of Penguin Random House LLC 사와 독점 계약한 (주)도서출판미래사에 있습니다.
저작권법에 의하여 한국 내에서 보호를 받는 저작물이므로 무단전재와 복제를 금합니다.

MSM의 기적

발행일   2024년 9월 5일 초판 1쇄

지은이   스탠리 W. 제이콥 · 로널드 M. 로렌스 · 마틴 주커
옮긴이   황덕창
발행인   고영래
발행처   (주)미래사

주소   서울시 마포구 토정로 195-1 정우빌딩 3층
전화   (02)773-5680
팩스   (02)773-5685
이메일   miraebooks@daum.net
등록   1995년 6월 17일(제2016-000084호)

ISBN 978-89-7087-157-8 (13510)

ⓒ 스탠리 W. 제이콥 · 로널드 M. 로렌스 · 마틴 주커, 2023

이 책의 저작권은 저자와 도서출판 미래사가 소유합니다.
신저작권법에 의하여 한국 내에서 보호받는 저작물이므로 무단 전재와 무단 복제를 금합니다.

* 가격은 뒤표지에 있습니다.
* 잘못 만들어진 책은 구입처에서 바꾸어 드립니다.

MSM의 기적
MSM

스탠리 W. 제이콥 · 로널드 M. 로렌스 · 마틴 주커 지음 | 황덕창 옮김

미래사

MSM의 기적

우리는 이 책에 포함된 정보의 완전성과 정확성을 확보하기 위해 모든 노력을 다했지만, 출판사 및 저자는 독자 개개인에게 전문적인 조언이나 서비스를 하지 않는다. 이 책에 포함된 아이디어, 절차 및 제안은 의사와의 상담과 당신의 건강에 영향을 미칠 수 있는 모든 활동, 절차 및 제안에 대한 의료 감독을 대신하지는 않는다. 그러므로 독자들은 자신의 행동, 안전, 건강에 대해 스스로 책임을 지며, 저자 및 출판사는 이 책의 정보나 제안으로부터 발생할 수 있는 모든 손실, 부상 또는 손해에 대한 책임을 지지 않는다.

내 사랑하는 아이들, 스티븐 제프리, 대런, 로버트, 그리고 엘리스에게
- 스탠리 제이콥 박사

엘리노어, 미셸, 레슬리, 스튜어트, 앨리슨과 제레미에게
- 로널드 M. 로렌스 박사

인내, 지지, 사랑을 보내주는 내 소중한 솔메이트 로시타에게
- 마틴 주커

감사의 글

저자는 이 책을 만드는 데 도움을 준 많은 이에게 감사를 전한다.

잭 스코빌은 비범한 예지력과 통찰력, 멋진 유머로 우리를 이끌어준 출판 에이전트다.

편집자 스테이시 크리머는 우리가 흔들림 없이 초점을 유지할 수 있게 해주고 훌륭한 제안을 많이 해주었다.

다음은 고통에 시달리는 사람들에게 희망을 줄 목적으로 개인적인 경험을 기꺼이 저자와 공유해준 사람들이다.

수 엘렌 앤드러스, 헬렌 브랜트, 조 브라이언, 셰릴 브라운, 딕 브라운, 샘 분고 신부, 샬럿 칼란, 린 천시, 제임스 코번, 캐럴 데이비스, 린다 딕터, 댄 드로운, 캐서린 두빅, 매리 그리고 앨버트 듀엘, 크리스 두건, 조 더키, 헬르 에버슨, 제임스 피츠시먼스 박사, 매기 프레더릭; 하루오 푸지 후지사와, 마리안 곰리-페콜라, 신디 호네이커, 루스 앤 휴블러, 마거릿 이토우, 스티븐 제이콥, 조이스 젠슨, 준 존스, 케이 콜크먼, 게일 린드, 리처드 리스, 폴 리섹, 스코트 머저스, 페카 메로, 프리츠 메이어, 도로시 밀러, 리즈 그리고 켄 마이너스, 엘렌 넬슨, 바바라 노먼, 더그 오마트, 앨런드라 우브르 박사, 닉 그리고 빈센차 푸치오, 바버라 레드먼드, 토머스 라일리, 빌 리치, 제프 로크, 공인 보조 간호사 미셸 로빈슨, 톰 로드리게스, 공인 간호사 안

젤라 드리스콜 라이언, 루 샐리어, 공인 보조 간호사 로라 스코차로, 린다 스코트슨, 조이스 스코트, 게리 세브링, 멜빈 시오타, 프랭크 스미스, 비버리 스펜서, 린 스태디시 박사, J. 토미타, 수 와트슨, 닉 위클리프, 에르민 저브코.

다음은 MSM에 대한 관찰 경험을 공유해준 임상의사들이다.

플로리다주 로더힐 소재 고등의학연구소의 데이비드 블라이웨이스 박사, 와이오밍주 샤이엔의 스테이시 차일즈 박사, 펜실베이니아주 스쿨킬 헤이븐의 제프리 머로젤 박사, 펜실베이니아주 하노버 소재 영양·소화장애센터의 트렌트 니콜스 박사, 브라질 상파울루 소재 국제예방의학클리닉의 에프레인 올지웨르 박사, 일리노이주 휠링의 리처드 셰퍼 박사, 사우스캐롤라이나주 스파턴버그의 존 L. 테이트 치의학박사, 버지니아주 프론트 로열의 크레이그 정카 치의학박사.

다음은 전문지식을 공유해준 사람들이다.

텍사스공과대학교의 식물 및 토양과학과 교수 비비안 고어 앨런 박사, UCLA 의대 신경학과 교수 지그워드 엘서스 박사, 풀러턴 소재 캘리포니아주립대학 생화학과 교수 마리아 C. 린더, 마이애미대학교 해양 및 대기화학과 교수 에릭 S. 설츠먼 박사, 영양학연구원 멜빈 워바크 박사 그리고 제프리 모스 치의학박사.

다음은 MSM 사용자들을 찾는 데 아이디어와 지원을 아끼지 않은 사람들이다.

렉스 베일리, 아키 발렛, 빌 플리트, 신디 콘스팬, 존 터너, 조안 그리고 리디아 윌렌.

아울러 리타 랜들, 제시카 워튼, 마리온 오델, 그웬 크리펜은 행정적인 도움을 주었다.

또한 로저 케이시는 압박 속에서도 실태 조사와 중요한 리뷰 및 개념화 작업을 멋지게 해주었다.

독자들에게 드리는 당부의 말씀

건강보조식품 MSM에 대한 이 책은 의학적 조언을 목적으로 하지 않았으며, 의사가 권장하는 의료 행위나 치료 프로그램을 대체하기 위해서 쓰일 수 없다. 이 책은 정보 및 교육만을 위한 것이다.

당신에게 증상이 있거나 질병으로 고통을 겪고 있다면 그 질환에 해당하는 건강 전문가와 상의해야 한다.

현재 처방약을 복용하는 경우, 이 책에 나오는 어떤 정보 또는 권장 사항을 바탕으로 의사와 상의 없이 약 복용을 중단하거나 약을 바꾸어서는 안 된다.

임상 경험은 MSM이 약물치료를 방해하지 않는다는 것을 보여주지만, 어떤 질환으로든 치료를 받고 있으며 MSM 복용을 고려하는 경우 먼저 의사에게 이를 알리고 의견을 구할 것을 권한다.

차례

감사의 글 · 006 / 독자들에게 드리는 당부의 말씀 · 009 / 서문 · 014

PART 1 MSM의 ABC

Chapter 01 놀라운 MSM · 018

고통의 전염 · 021

부작용의 전염 · 023

부작용 없는 MSM의 완화 효과 · 024

지금까지 MSM은 어디에 있었나? · 026

완화 대 치료 · 028

MSM에 대한 소문은 어떻게 퍼져나가는가? · 029

MSM과 알레르기 · 033

Chapter 02 MSM의 뿌리 – DMSO와의 연결고리 · 036

MSM의 등장 · 043

자연 속의 MSM · 048

치유의 전통 속 유황 · 051

당신은 유황 또는 MSM 결핍인가? · 057

뒤죽박죽인 메티오닌 · 061

새로운 인식의 시대, 영양소의 새로운 유형 · 065

Chapter 03 MSM을 어떻게 복용할까? · 069

Chapter 04 MSM과 통증 · 084

손상된 네 사람의 몸에 작용한 완화 효과 · 084

통증에 대하여 · 089

MSM과 통증 · 092

치유의 가속화 · 097

MSM과 통증완화에 대한 사람들의 질문 · 100

Chapter 05 **MSM과 염증** · 108

　　MSM과 염증 · 111

　　항염증 약물에 대한 주의 · 113

PART 2　**MSM은 일반적인 통증완화에 어떻게 도움이 되는가**

Chapter 06 **관절염(골관절염)** · 122

　　골관절염에 대하여 · 125

　　MSM과 관절염에 대한 3가지 임상 전망 · 127

　　두 사람의 고통스러운 무릎 · 138

　　유황 온천과 MSM에 몸 담그기 · 141

　　MSM과 헤버덴결절 · 143

　　에너지 부작용 · 143

Chapter 07 **허리 통증** · 146

　　허리 통증에 대하여 · 148

　　통증완화에 대한 2가지 추가 사례 · 153

Chapter 08 **두통** · 158

　　두통에 대하여 · 158

Chapter 09 **섬유근육통** · 167

　　섬유근육통에 대하여 · 169

　　통증완화에 대한 3가지 추가 사례 · 171

Chapter 10 **근육 통증 및 운동 부상** · 178

　　근육통에 대하여 · 178

　　MSM과 운동 부상 · 179

　　4가지 완화 효과 사례 · 180

　　권고 사항 · 186

MSM과 웨이트트레이닝 · 186
운동선수를 위한 MSM에 몸 담그기 · 189

Chapter 11 **건염** · 193

Chapter 12 **손목터널증후군** · 200
손목터널증후군에 대하여 · 200
MSM과 손목터널증후군 및 관련 문제 · 202

Chapter 13 **턱관절증후군** · 208
턱관절증후군(TMJ증후군)에 대하여 · 208

Chapter 14 **치통** · 214
MSM과 치아의 민감성 · 215
일석이조의 치유 · 217
MSM과 치아 미백 · 218
MSM과 구강 편평태선 · 219

Chapter 15 **속 쓰림과 위산과다** · 220
속 쓰림에 대하여 · 220
위산과다에 대하여 · 221

PART 3 **MSM은 알레르기 완화에 어떻게 도움이 되는가**

Chapter 16 **꽃가루알레르기** · 226
알레르기에 대하여 · 229
MSM과 알레르기 · 234

Chapter 17 **천식** · 240
천식에 대하여 · 243

Chapter 18 **부비강염** · 254

Chapter 19 **음식 알레르기** · 257

　　음식 알레르기에 대하여 · 257

　　MSM과 음식 알레르기 · 258

PART 4　**MSM은 다른 통증 문제 완화에 어떻게 도움이 되는가**

Chapter 20 **류머티즘 관절염, 루푸스, 간질성방광염, 경피증** · 264

　　류머티즘 관절염에 대하여 · 268

　　루푸스 · 278

　　MSM과 루푸스 · 281

　　간질성방광염 · 284

　　간질성방광염에 대하여 · 285

　　경피증 · 289

부록

　　부록 A – 그 밖의 효과 · 298

　　MSM과 변비 · 298

　　반흔조직 · 301

　　MSM과 흉터 · 303

　　MSM과 켈로이드 · 304

　　피부, 머리카락, 손톱을 위한 MSM · 305

　　에너지를 위한 MSM · 309

　　부록 B – 진실 혹은 거짓: MSM에 대한 주장 들여다보기 · 311

　　부록 C – 주요 참고 도서와 논문 · 324

서문

당신은 이제 막 MSM에 대한 보고서를 읽으려 한다. 이 건강보조식품은 몇 년 전 내가 멜라토닌과 DHEA에 대한 책을 발간했을 때 목격했던 열광적 반응과 유사하게 광범위한 관심을 불러일으키고 있다.

MSM은 건강보조식품으로 복용하는 사람들이 통증, 염증, 알레르기 같은 질병의 완화를 비롯해 실질적인 혜택을 기대할 수 있는 천연 물질로 알려져 있다. 의사로서 환자를 치료할 때 나의 관심사는 언제나 "해를 입히지 않는다"는 기본 원칙과 관련돼 있다. 불행하게도 장애와 불편을 안고 있는 환자를 돕기 위해 노력하는 과정에서 우리는 종종 상당한 독성이 있고 부작용을 일으키는 약물에 의존한다.

의료종양학자이자 노인학자로서 나는 비독성 약물의 가치에 대해 언제나 회의적 시각을 가지고 있지만, 여러 가지 비타민과 보조식품들은 중대한 독성 없이 치료 효과를 제공하는 물질로 자리 잡고 있다. 멜라토닌과 MSM 같은 물질의 사용이 건강 전문가에게는 만성 환자의 심신 쇠약을 막는 데 도움을 주는 새롭고 더욱 안전한 선택을 제공한다.

MSM은 인체에 무해하다! 이 책에서 소개하는 예비 연구와 만성 질환, 중증 질환 및 장기간에 걸친 질환으로 MSM을 복용한 사람들의 사례는 의료계가 진지하게 생각해봐야 할 증상 완화의 희망적 증거를 보여준다.

나는 오래전부터 스탠리 제이콥 박사를 알고 있었으며, 포틀랜드의 오리건보건과학대학교에서 수천 명의 극심한 통증 환자를 치료해온 뛰어난 성과도 잘 알고 있다. 나는 통증완화, 두부 외상, 경피증, 간질성방광염, 류머티즘성관절염 및 골관절염 그리고 암세포의 재변환과 알츠하이머병 같은 다양한 질병에 활용되면서 수년 동안 세계적으로 가치를 입증해온 MSM의 모 화합물인 다이메틸설폭사이드DMSO(dimethyl sulfoxide)와 관련해 쌓아온 오랜 지식으로 인해 MSM에도 관심을 가지게 되었다.

MSM은 냄새가 없는 DMSO의 대사물질이다! MSM은 DMSO의 무독성 동족이다. 과연 이 물질은 DMSO의 다양한 생리학적 효과를 어느 정도나 가지고 있을까? 이 질문에 대해서는 시간이 확실한 답을 해줄 것이다. 나는 이 책에서 제이콥 박사와 로렌스 박사가 협력해 내놓은 임상 경험 및 두 사람이 수집한 무수한 사례가 MSM이 통증과 염증의 완화에 상당한 효능이 있다는 것을 제시하는 유망한 전망을 보여준다고 생각한다. 나는 이 책이 더 큰 규모의 통제된 임상실험을 촉진할 수 있기를 기대한다. 아마도 MSM의 작용과 잠재력에 대해 더 많이 이해하게 될 이 연구에 미국 국립보건원 대체의학연구소가 나서는 데 이 책이 자극제가 될 것이다. 그 연구가 완료될 때까지 우리는 이 책에 보고된 자세한 경험에 의존해야 할 것이다.

각 환자는 하나의 개인이며, 동일한 약물이나 건강보조식품에도 각기 다른 반응을 보이는 경향이 있다. 그러나 이 책에서 제시하는 방대한 데이터와 보고를 읽는다면 MSM이 안전하고 많은 사람에게 도움이 된다는 사실을 알게 될 것이다.

만약 당신이 MSM을 복용하려 한다면 잘 아는 주치의와 계속 관계를 유지하면서 이 책의 신중한 지시에 따라야 한다. 당신의 주치의는 MSM이 안전하고 효과적인 건강보조식품이냐고 물을 것이다. 이 책을 읽어보라! 이 책에 나와 있는 정보가 그 답을 제시할 것이다. 그러나 당신의 경험만이 MSM에 대한 주장의 타당성을 확인할 수 있다.

윌리엄 레걸슨

버지니아 커먼웰스대학교 의학교수, 의학박사

『멜라토닌의 기적』 공동 저자

『슈퍼 호르몬의 약속』 공동 저자

PART 1

MSM의 ABC

Chapter 1

놀라운 MSM

'통증완화'라는 말을 어떻게 쓰면 좋을까? 오늘날 점점 더 많은 사람은 이렇게 쓴다. M-S-M.

MSM은 다음과 같이 수많은 종류의 통증과 염증을 치료하는 안전하고 자연적이며 효과적인 해법으로 빠르게 명성을 확립해나가고 있는 건강보조식품이다.

퇴행성 관절염 / 류머티즘성관절염 / 만성 허리 통증 /
만성두통 / 근육 통증 / 섬유근육통 / 건염과 활액낭염 /
수근관 증후군 / 속 쓰림 / TMJ(턱관절 장애) / 외상 후
통증과 염증

MSM은 메틸설포닐메테인methylsulfonylmethane을 뜻하는 것으로 식품과 인간의 몸에 존재하는 천연 물질이다. 원래 이름을 제대로

발음하기 위해 애쓸 필요는 없다. 우리는 이 책에서 쉽게 MSM으로 부를 것이다.

MSM은 종종 의사들이 환자에게 처방하는 약물의 투여량을 낮출 수 있을 만큼 통증완화에 매우 효과적이다. 경우에 따라서는 아예 약물 치료를 중단할 수 있으며, 최종적으로는 처방된 진통제가 종종 일으키는 부작용이 적거나 아예 부작용 없이 증상을 완화하는 결과를 보인다.

통증완화를 위한 흥미로우면서도 자연스러운 선택이 나타난 것이다. 이 건강보조식품은 생물학적 활성 유황이며, 심하다 싶을 만큼 무시당해온 미네랄 영양소다. 유황은 역사적으로 오랜 치유 전통이 있어서 의사들은 허약한 환자에게 유황이 풍부한 미네랄 온천을 처방해왔다.

MSM의 주목할 만한 치료 효과에 대한 이야기들도 퍼져 나가고 있다. 일부에서는 극적인 효과를 보이며, 다른 사례에서는 다루기 힘든 통증으로 여러 해 동안 고통받아온 환자들에게서 나타나는 느리고 지속적인 개선과 관련이 있다. 즉, 다음과 같은 사례가 있다.

- 콜로라도주의 한 우편배달원은 고통스러운 무릎 관절염 때문에 수술을 받아야 했다. 그러나 이제는 더 이상 통증을 겪지 않으며, 더 이상 진통제도 필요 없고, 수술도 피할 수 있게 되었다.
- 오리건주의 한 여성은 자동차 사고로 등이 으스러진 뒤, 의사에게

다시는 정상적으로 걸을 수 없을 것이라는 말을 들었다. 그러나 이제 걷게 되었을 뿐만 아니라 1주일에 100시간을 일하며 자신이 소유하고 운영하는 사립학교에서 체력 향상 프로그램에 활발히 참여하고 있다.

- 애리조나주의 한 인형 제작자는 5년 동안 두통과 섬유근육통이 원인인 광범위한 통증으로 고통을 받아왔다. 진통제는 그녀를 아프게 만들었고, 삶에 희망이 없어 항우울제를 복용했다. 그러나 MSM이 3주 만에 대부분의 통증을 없애주면서 병을 이기고 새로운 삶을 시작할 수 있게 되었다.
- 매사추세츠주의 한 교사는 TMJ로 알려진 중증 턱관절 장애가 악화돼 종종 단순한 움직임조차 고문과 같은 고통으로 변했다. 더이상 단단한 음식을 씹을 수 없어 유아식으로 바꾸었다. MSM은 몇 달 동안의 느린 과정을 거쳐 처음에는 대부분의 통증을 제거하고 그다음에는 턱관절의 심각한 염증을 없애주어 정상 생활로 돌아오게 했다.
- 팔에 만성 건염을 앓고 있던 캐나다의 한 연구원과 오랫동안 서서 일하며 허리 통증이 악화되어가던 헤어 디자이너 아내는 모두 MSM으로 통증에서 벗어났다.

이 책 뒷부분에서 더 자세히 살펴볼 위 사례들은 MSM의 광범위한 통증완화 효과를 보여주는 빙산의 일각에 불과하다.

수천 건의 사례를 통한 임상 경험은 MSM이 통증 환자 약 70%에게서 완화 효과를 나타냈다는 것을 보여준다. 우리 사회에서 통증 문제가 빈발하고 있다는 점을 고려할 때 일반적인 통증 치료에 더해서 의사들이 MSM을 권장할 경우 큰 역할을 할 것으로 예상된다. MSM은 부작용을 유발하지 않는 대체 요법을 찾는 환자가 늘어가고 있는 상황에 적합하다.

고통의 전염

미국 의학협회에서 1997년 7월 발행한 〈사이언스 뉴스 리포트〉에 따르면 미국에서 통증은 거의 '전염병' 수준에 이르렀다. 뉴욕시 레녹스힐 병원의 뉴욕 통증치료 프로그램 책임자 노먼 J. 마커스 박사의 자료에 따르면, 수천만 명의 미국인이 해마다 어떤 종류의 통증을 앓고 있으며, 이는 직장의 생산성과 가정을 돌보는 능력에 상당한 피해를 주고 있다.

1990년에 출판된, 의사를 위한 두 권 분량의 참고 서적 『통증의 관리 The Management of Pain』에 따르면 미국 인구의 3분의 1 이상이 만성통증 상태이며, 이들 중 절반 또는 그 이상은 며칠, 몇 주, 몇 달, 몇 년 또는 영구적으로 부분적이거나 완전한 장애를 입고 있다.

이러한 통증은 여러 형태로 나타난다.

- 해마다 4천만 명의 미국인이 두통으로 생산성에 방해를 받는다.
- 36만 명이 허리 통증을 앓고 있다.

- 관절염은 1천만 명이 넘는 사람들을 괴롭힌다. 가장 일반적인 유형으로 2천100만 명이 앓고 있는 퇴행성 관절염(골관절염), 300~600만 명에게 영향을 미치는 섬유근육통이 있다. 가장 심각한 질병에는 250만 명이 앓고 있는 류머티즘성관절염이 포함된다.
- 2천만 명이 목 통증을 호소하고 있다.
- 또 다른 2천400만 명은 어떤 유형이든 근육통으로 심신 쇠약을 겪는다.
- 다른 고통스러운 질환에서 오는 통증과 신경, 심장, 암, 얼굴 및 복부의 통증을 1천100만 명 이상이 앓고 있다.
- 이른바 반복성 긴장 장애RSI는 지속적으로 잡기, 비틀기, 휘기, 들기, 뻗기, 자르기, 키보드 타이핑과 같이 똑같은 움직임을 되풀이하는 수많은 근로자의 손, 팔, 어깨, 목 및 허리에 영향을 미친다. 갑작스러운 사고와는 달리 이런 과사용 조건은 근육, 힘줄, 관절, 신경을 천천히 악화시키며 이 부위에 미세한 외상을 일으킨다. 시간이 지나면서 이러한 손상은 심한 통증, 마비, 염증, 관절 운동의 제한, 힘과 손재주의 손실, 관절염 질환으로 변해 치료하지 않고 방치하면 지속적인 장애로 축적된다. 미국 노동통계국에 따르면 RSI는 직업과 관련된 육체 질병 가운데 전체의 약 60%로 가장 높은 비율을 차지한다.
- 지속적 통증에 따른 장애의 치료 비용뿐만 아니라 생산성 손실은 연간 1천억 달러 이상으로 추정된다.

부작용의 전염

통증 치료는 일반적으로 의약품을 중심으로 이루어지며, 투자 대비 수익으로 측정했을 때 제약산업이 국가에서 가장 큰 수익을 내게 할 만큼 매출에 기여한다. 많은 질환이 무척 고통스러워서 강력한 약물이 필요한데, 약물 사용이 증가하면서 나타나는 심각한 문제점도 있다. 바로 안전 문제다. 미국 의학협회의 저널 및 다른 주요 의료 출판물의 보도에 따르면, 미국에서는 매해 의료 약물에 대한 이상 반응으로 10만 명 이상이 사망하고 150만 명 이상이 병원에 입원한다. 사실 치명적인 약물 반응은 사망의 주요 원인 중 하나다.

의료 당국은 통증 질환에 대한 비스테로이드성 항염증제NSAID의 사용과 같은 문제를 의사와 환자들에게 지속적으로 경고한다. 이 약물은 종종 궤양, 심각한 부작용, 심지어 사망의 원인이 된다. 최근 이런 약물 중 하나가 승인을 받은 지 얼마 안 돼 시장에서 사라졌다. 여덟 명의 투여자 가운데 네 명이 사망 또는 간 이식이 필요한 질병을 얻었기 때문이다.

우리 환자의 대부분은 약물로 인한 증상 때문에 병원을 찾아온다. 이들은 종종 위통, 위산 역류, 메스꺼움 같은 부작용으로 인해 다른 의사가 처방한 NSAID를 계속 복용할 수 없다.

또 코르티손과 같은 스테로이드계 약물은 광범위한 통증 질환 및 이와 관련된 염증을 줄이기 위해 처방되지만 종종 건강을 해치는 체중 증가, 고혈압, '달덩이 얼굴', 심지어 당뇨병을 일으킨다.

부작용 없는
MSM의 완화 효과

심각하고 심신 쇠약을 일으키는 통증 문제를 다룬 우리 두 사람(제이콥과 로렌스)의 임상 경험을 합하면 90년에 가깝다. 특히 제이콥은 MSM 개발에 참여하고 거의 20년 전부터 환자의 치료에 MSM을 사용한 최초의 의사였다. 우리는 모두 MSM이 다양한 유형의 통증과 염증 질환을 앓는 환자의 고통을 상당히 누그러뜨리고 신체 기능을 더 정상으로 회복시키는 것을 계속 보아왔다. MSM이 만성통증으로 인한 어마어마한 장애와 생산성 손실을 크게 줄일 수 있다는 것이 우리의 견해다.

많은 사람이 우리에게 다음과 같이 이야기한다.

"MSM에 대해 더 일찍 알았더라면 좋았을 텐데요."

"MSM이 나의 삶을 되찾아주었습니다."

"어떤 부작용도 일으키지 않고 통증을 완화해준, 자연스러운 그 무엇인가를 내려주신 하나님께 감사드립니다."

"전에는 어떤 것도 효험이 없었습니다."

"기적과도 같습니다."

이 책에서 당신은 이전에 약물 치료로 다중 부작용을 경험했거나, 의사에게 더 이상 손쓸 방법이 없으니 통증을 안고 살아가는 법을 배워야 한다는 이야기를 들었던 사람들에게서 나온 이런 증언을 많이 만나게 될 것이다.

MSM은 심각한 부작용 없이 통증과 염증을 줄이는 자연적 방법을 제공한다. MSM은 표준적인 진통제만큼 또는 그보다 더 큰 완화 효과를 제공할 수 있다. 그저 속도가 그만큼 빠르지 않을 뿐이다. (MSM은 약물이 아니라 건강보조식품이다.) 그러나 당신은 종종 통증과 불편함이 며칠 만에 눈에 띄게 누그러지고, 에너지가 더 많아지면서 전반적인 느낌이 좋아지는 현상을 경험하기 시작할 것이다.

좋은 소식은 MSM이 저렴한 건강보조식품이어서 건강식품 상점과 약국, 많은 개인 병원 및 할인점에서 손쉽게 구할 수 있다는 것이다. 당신은 비타민제처럼 식사와 함께 먹는 캡슐 형태 또는 음료에 섞어 먹는 결정 형태로 된 MSM을 살 수 있다. 또 크림이나 로션, 젤 제품을 구입해 통증과 염증을 추가로 완화시키기 위해 피부에 직접 바를 수도 있다. 처방전도 필요 없고, 성인과 어린이 모두에게 안전하다.

MSG, 곧 글루탐산나트륨과 MSM을 혼동하지 말기를 바란다. MSG는 '중국음식점 증후군'으로 알려진 알레르기 반응을 종종 일으키는 화학조미료다. 우리는 수천 건의 사례에서 MSM이 알레르기 반응을 일으킨다는 이야기를 듣지 못했다.

Chapter 3에서 우리는 MSM을 사용하는 방법과 자연적으로 통증이 완화되는 개인적 경험을 극대화하는 방법을 이야기할 것이다. 우리는 얼마나 많은 양을 먹어야 하는지와 이 보조식품에 대해서 자주 묻는 질문에 대해 실질적 정보를 제공할 것이다.

지금까지 MSM은 어디에 있었나?

MSM이 그렇게 좋다면 왜 예전에는 이 물질에 대해 들어본 적이 없는지 의아할 것이다. 지금까지는 영양학 및 수의학 분야에서 간행된 몇몇 소책자와 기사를 제외하고는 MSM에 대한 언급이 거의 없었다. 따라서 이 책은 MSM에 대한 최초의 종합 보고서다.

수의사들은 1980년대 초 말과 관련된 저널에 기사가 실린 이래 15년 이상 MSM을 활용해왔다. 사람에게 쓰인 것은 20년 전쯤으로 거슬러 올라간다. 우리 가운데 제이콥이 세계적으로 유명한 포틀랜드 오리건보건과학대학교의 DMSO 클리닉을 찾은 환자들에게 MSM을 추천하기 시작했다. MSM은 DMSO, 즉 다이메틸설폭사이드의 의료 경험에서 개발되었다. 당신은 어쩌면 DMSO에 대해 들어보았거나 써보았을 수도 있다. DMSO는 나무에서 유래된 잘 알려진 치료제이고, MSM은 DMSO로 만든다.

DMSO는 관절염, 근육 및 골격 질환, 급성 두부 및 척수 외상, 운동 부상과 그 밖의 질환을 완화시키기 위해 세계적으로 널리 쓰인다. 미국에서는 방광에 생기는 고통스러운 염증성 질환인 간질성방광염 치료용으로 FDA 승인을 받았다.

MSM은 DMSO의 주목할 만한 치유 특성 가운데 대부분을 제공하는데, DMSO처럼 짜증 나는 냄새는 없다. 다양한 만성통증 질환이 있는 남녀노소 수천 명은 의학 치료가 효험이 없자 마지막

수단으로 포틀랜드의 클리닉을 찾아 MSM의 도움을 받았다. 심각한 병을 앓고 있던 사람들이 처음으로 MSM의 혜택을 알아보게 된 것이다.

대체의학 및 자연요법에 대한 관심이 급증하는 가운데 MSM은 상대적으로 제한된 임상적 주변부로부터 건강보조식품 사용자들의 주류로 등장하게 되었다. 지금은 통증의 자연적 완화에 관심 있는 많은 사람이 부작용 없이 주목할 만한 혜택을 누리고 있다.

MSM은 정상적인 신체의 기능과 구조에 중요한 미네랄 요소 중 하나인 유황의 원천이다. 유황은 우리의 체질량을 만드는 단백질과 결합조직, 수없이 많은 화학반응을 진행하는 효소, 독성 및 유해한 산화 스트레스에 맞서 우리를 보호하는 강력한 천연 화합물을 위한 천연 원료다. 유황은 또한 오랜 치유 역사를 이어왔지만 비타민과 미네랄에 대한 관심에 비하면 과소평가되었다. 건강에 중요한 미네랄이 무엇이냐고 물으면 사람들은 대부분 칼슘은 뼈에 좋고, 철은 혈액을 위해 중요하며, 아연은 전립선이 필요로 한다는 것을 알고 있다. 그러나 유황을 언급하는 사람은 거의 없다.

Chapter 2에서 우리는 MSM의 '혈통' 및 DMSO와 유황의 연결고리를 살펴볼 것이다.

완화 대 치료

MSM의 정확한 체내 치유 메커니즘에 대해 과학적 세부 사항이 많이 밝혀질 필요가 있지만, 우리는 임상 경험에서 이 물질이 다음과 같은 작용을 통해 주요한 통증완화 효과를 보인다는 것을 알고 있다.

신경섬유를 따라 통증 자극 억제 / 염증 감소 / 혈액 공급 증가 / 근육 경련 감소 / 반흔조직의 연화

Chapter 4에서 우리는 통증에 미치는 MSM 효과를 자세히 살펴볼 것이며, Chapter 5에서는 어떻게 염증을 줄이는지를 볼 것이다.

우리는 의사들이 이 책을 읽고 통증, 염증, 알레르기 질환의 치료에 MSM을 보조 수단으로 고려하기를 바란다. MSM은 문제없이 표준 약물로 사용될 수 있다. MSM의 치유 효과 때문에 환자들은 종종 처방약을 줄이거나 중단할 수도 있다. 그러나 어떤 식으로든 약물 투여를 변경할 때는 의사의 지시에 따라야 하며, 의사와 상의 없이 처방약을 중단해서는 안 된다.

점점 더 많은 사람이 MSM을 사용하고 있으며, 우리가 치료 과정에서 목격하는 것과 비슷한 치유 결과를 경험하고 있다. 우리는 종종 사람들이 "치료됐어요!" 하고 말하는 것을 듣는다. 실제로 MSM의 효과는 매우 놀라울 때가 많다. MSM은 많은 고통스러운 질환을 완화하지만, 이 물질이 루푸스 등의 질환을 '치료'하는 것은 아니다.

사전에는 치료가 '병을 낫게 하는 것'으로 정의되어 있는데, MSM은 그런 일을 하지는 않는다. 우리는 인슐린으로 당뇨병을 치료하는 것이 아니라 관리할 뿐이다. 인슐린을 끊으면 당뇨병으로 죽을 수 있다. 이런 식으로 치료를 정의한다면 의료 현장에서는 치료가 아주 많이 이루어지지는 않으며, 어쩌면 우리는 그런 말을 쓰지도 말아야 할 것이다. MSM의 기능이 바로 그것이다. MSM은 통증과 염증, 질병의 여러 증상을 완화하는 자연요법 역할을 한다. MSM 복용을 중단해도 건강에 다시 문제가 생기지 않는 경우도 가끔 있지만, 이 물질을 복용하는 동안은 완화 효과를 나타낸다.

많은 사람이 MSM을 복용하기 시작한 뒤 빠른 완화를 경험한다. 우리는 종종 며칠 만에 고통이 사라졌다는 이야기를 듣는다. 그렇게 며칠 만에 완화를 경험할 수도 있지만, 의학 치료를 하는 아주 심각한 만성질환의 경우는 대체로 상태가 천천히 호전되는 것을 볼 수 있다.

완화가 빠르든 느리든 이 건강보조식품에는 삶의 질에 큰 영향을 미치는 잠재력이 있다. 물론 어떤 사람들은 전혀 효험을 보지 못하기도 한다.

**MSM에 대한 소문은
어떻게 퍼져나가는가?**

제약회사에서는 연구에 수백만 달러를 투자하고 특허받은 약품을 의사와 소비자들에게 광고한다. 하지만 건강보조식품에는 그 정도로 투자를 하지 않는다. 비타민, 미네랄, 허브, MSM과 같은 천연 물질에 기반을 둔 건강보조식품은 특허를 받을 수 없기 때문이다.

MSM의 인기를 이끄는 주요 원동력은 입소문이다. MSM의 치유 혜택을 경험한 사람들이 통증 문제를 겪는 가족과 친구에게 그 경험을 열성적으로 전파하는 전도자가 되는 모습을 종종 본다. 한 예가 펜실베이니아주의 농촌 지역에서 교구 사제로 일하는 46세의 샘 신부다. 조깅에 열심인 샘 신부는 과거엔 웨이트트레이닝도 즐겼지만 운동 중에 두 차례 부상을 입어 어깨와 무릎의 상태가 나빠졌다.

"몇 년 전, 나는 아침에 양쪽 무릎, 특히 오른쪽 무릎의 통증을 느꼈습니다. 1년 전 소프트볼 경기에서 입은 부상 때문이었습니다. 고통은 심해지고 다리가 뻣뻣해져 피로를 느꼈습니다. 아침에는 무릎이 아주 뻣뻣해져서 걷기 힘들 지경이 되었습니다. 사제관 침소에서 계단을 타고 내려갈 때는 다리를 번갈아 질질 끌면서 아주 느리게 움직일 수밖에 없었습니다."

샘 신부는 무릎뿐만 아니라 어깨도 좋지 않았다. 약 10년 전 웨이트트레이닝을 심하게 한 결과였다.

"어깨 조직이 찢어졌거나 회전근이 어떤 식으로든 손상되었고, 그다음 날 아픔을 느꼈습니다. 통증은 얼마간 지속되다가 점점 사라졌습니다. 하지만 3~4년 전부터 부상과 관련된 관절염이나 활액낭염으로 통증이 돌아왔습니다. 통증은 예전보다 더 악화되어 때때로 통증 때문에 밤에 몇 시간이나 시달리곤 했습니다. 타이레놀을 먹으면 통증이 사라졌는데, 어떤 날 밤에는 타이레놀조차 전혀 도움이 되지 않았습니다."

샘 신부에게는 통증완화가 절실했다. 그때 한 친구가 MSM 한 병을 보내주며 도움이 될 것이라 말했고, 그것은 사실이었다.

MSM을 복용하기 시작한 직후부터 다리에서 통증과 피로가 사라졌다. 아침에 다리가 뻣뻣해지는 증상도 없어지고 어깨 통증도 사라졌다.

샘 신부는 원기를 완전히 회복해서 이제 펜실베이니아주 중부의 시골길을 하루에 6~8km씩 걸어 다니고 일주일에 48km를 뛴다. 그는 '재미 삼아' 그렇게 한다고 말한다. MSM을 복용한 것으로 기억하는 동안 샘 신부는 통증에서 해방되었다.

"기분이 나아지면 잊어버리는 경향이 있습니다. 그렇게 며칠 동안 MSM을 먹지 않으면 통증이 다시 시작됩니다. 그래서 지금은 하루에 두 번, 오렌지주스와 함께 MSM 먹는 것을 일상의 일부로 만들었습니다."

MSM의 긍정적인 경험에 감동한 샘 신부는 무릎 관절염을 앓고 있던 어머니에게 MSM 캡슐 한 병을 보냈다. 1년이나 통증을 호소해온 어머니는 병 때문에 교회에서 무릎을 꿇을 수 없었다. 통증 때문에 무릎 꿇고 기도드리지 못한 채 자리에 앉아 있어야만 했다.

"어머니는 약을 복용하기 시작했고, 무릎에 MSM 로션을 발랐습니다. 두세 달 만에 통증이 대부분 사라져서 어머니는 다시 교회에서 무릎 꿇고 기도할 수 있게 되었습니다. 이후로는 통증도 없었습니다."

샘 신부의 교구에는 펜실베이니아주의 여성 우체국장 루스 앤 휴블러가 있었다. 그녀는 어느 날 MSM이 샘 신부의 통증완화에 도움이 되었다는 이야기를 들었다.

"나는 몇 년 동안 관절염을 앓았고 특히 손이 심각했어요. 손가락은 관절염으로 붓고 비뚤어졌고 구부리기만 해도 아팠어요. 결혼반지를 끼려면 반지 사이즈를 더 늘려야 했지요. 손이 뭔가에 부딪힐 때면 늘 통증을 느꼈어요. 우편물을 분류해 수신자 사서함에 넣는 일상 작업도 내겐 아주 고통스러운 일이었어요. 우편물을 분류할 때에는 언제나 손이 사서함에 부딪히곤 했으니까요. 샘 신부님이 자신이 썼던 로션과 약을 권해주어 아마 한 달쯤 썼을 거예요. 그랬더니 손이 거의 아프지 않고 부기도 많이 가라앉았어요. 1년쯤 됐는데 이제는 전혀 통증이 없어요. 부기도 훨씬 빠졌고요. 지금은 아무 문제도 없어요. 결혼반지가 헐렁해진 것 말고는요!"

이 책의 Part 2에서 우리는 MSM이 관절염, 근육통, 두통, 섬유근육통, 건염과 같은 일반적 문제를 어떻게 완화해주는지에 대해 설명할 것이다. 그리고 Part 3에서는 알레르기에도 마찬가지로 작용하는 MSM의 놀라운 효과를 설명할 것이다.

MSM과 알레르기

샘 신부처럼 통증완화를 목적으로 MSM을 복용한 사람들은 종종 생각지도 못한 혜택을 추가로 경험한다. 바로 알레르기 증상의 완화다.

"나는 어릴 때부터 꽃가루가 날릴 때면 어김없이 콧물이 흐르고 재채기가 그칠 줄 몰랐습니다. 너무 심각해서 알레르기 주사를 맞아야 했죠."

성인이 되어서는 코막힘과 알레르기를 완화시키기 위해 처방전 없이 살 수 있는 약품, 시누탭에 의지했다.

"일요일 미사 전에는 항상 시누탭을 챙겼는지 확인하곤 했습니다. 주중에는 미사에 참석하는 사람들이 아주 적어 그나마 알레르기에 대처하기가 좀 쉬웠습니다. 그런데 일요일에는 많은 사람이 참석하는 미사가 세 번 있었기 때문에 일요일 아침이면 특히 걱정스러웠습니다. 나는 미사 중에 재채기가 나오는 것을 그냥 보고만 있을 순 없었습니다. 문제가 생겼을 때를 대비해 주머니에는 항상 손수건을 두세 장 넣어두었습니다. 보통은 약물로 그때그때 넘길 수 있었지만, 가끔은 손수건을 꺼내야 했습니다. 그리고 약물이 없으면 재앙이 덮치곤 했습니다."

1998년 어느 봄 늦은 저녁, 샘 신부는 TV 뉴스를 보고 있었다. 기자는 올해 알레르기 철이 수십 년 만에 최악이라고 보도했다. 그 순간 샘 신부는 알레르기약을 먹지 않았다는 것을 깨달았고 어떤 증상도 느끼지 못했다.

"나는 알레르기가 얼마나 지독했는지를 완전히 잊고 있었습니다. 약도 먹지 않은 채 지독한 꽃가루 철의 한가운데에 있는데도 아무 문제가 없다는 사실을 깨닫고는 깜짝 놀랐습니다."

샘 신부는 MSM만으로 1998년 알레르기 시즌을 편안히 보냈다. 그의 경험은 드문 일이 아니다. MSM을 복용한 사람들은 통증과 알레르기 완화를 지속적으로 보고한다. 한 정비사는 차량 밑에서 일할 때 차량 아래에서 쏟아지는 꽃가루 때문에 코와 목의 알레르기 증상으로 고통을 겪었다. 그런데 MSM을 복용한 뒤 그는 꽃가루알레르기가 사라지는 것을 경험했다.

MSM은 일반적으로 계절에 따라 3천500만 명의 미국인이 겪는, 흔히 건초열이라 부르는 꽃가루알레르기를 신속하고 강력하게 완화해준다. 시중에 나와 있는 어느 항히스타민제와도 비견되는 효과를 내는 것이다.

이 책의 두 저자 제이콥과 로렌스도 개인적으로 MSM의 항알레르기 효과를 경험했다. 두 사람 모두 꽃가루알레르기에 시달리면서 알레르기 증상을 완화하기 위해 많은 약물과 자연요법을 써보았지만, 그 무엇도 MSM만큼 효험이 있지 않았다.

MSM은 놀라운 건강보조식품이다. 복용하기 시작하면 통증과 알레르기 완화뿐만 아니라 삶 속에서도 여러 가지 좋은 일이 생겨난다. 더 많은 에너지, 흉터 조직 감소, 변비 완화, 부드러운 피부, 두꺼운 머리카락, 더 튼튼한 손톱과 같은 미용 효과 등이다. 부록 A에서는 이러한 추가 혜택에 대해 설명한다. 마지막으로 부록 B에서는 MSM과 관련된 마케팅 주장을 검토해보고 여러 가지 부정확한 점을 지적할 것이다.

앞으로 몇 년 동안 MSM의 치유 잠재력은 임상 경험을 바탕으로 더욱더 광범위하게 밝혀질 것이다. 이 시점에서 우리는 이러한 치유 잠재력이 더욱 커지지 않아도 지금 밝혀진 것만으로도 그 어느 건강보조식품보다 굉장하다고 믿으며, 이제 겨우 여러 가지 효능에 대해 수박 겉핥기를 시작했을 뿐이라고 믿는다. 이 책에서 우리는 알려져 있는 주요 효과를 다룬다. MSM을 복용하고 정기적으로 사용함으로써 사람들이 훨씬 많은 혜택을 누리게 되리라는 데는 의심의 여지가 없다.

모든 사실관계가 밝혀지고 통제된 임상 연구가 수행된다면 MSM은 20세기 위대한 영양소의 발견 중 하나로 알려지게 될 수도 있다. 그렇다고 해서 이 물질이 만병통치약은 아니다. 그 나름대로 한계가 있고, 일부는 빠른 효과를 보는 반면 다른 사람들에게는 효과가 느리게 나타날 수도 있다. 이 책은 MSM에 무엇을 얼마나 많이 기대할 수 있을지, 무엇을 기대할 수 없을지를 이야기할 것이다.

Chapter 2

MSM의 뿌리
- DMSO와의 연결고리

"어떤 진통제도, 치료도, 의사도 도움이 되지 않았나 봅니다."

프로그램 사회자 마이크 월러스의 말에 셔릭이 답했다.

"아, 통증은 정말 끔찍했어요. 그때는 계속 울기만 했어요. 요리도 청소도 하지 못했어요. 옷도 간신히 입을 정도였죠."

그녀가 정맥 DMSO 치료를 하러 내 포틀랜드 클리닉에 오기 전의 상황이었다. 치료 과정을 기록하기 위해서 〈60분〉 카메라도 함께 왔다. 사흘째 되는 날, 프로그램 제작자는 셔릭의 기분이 나아지는 것을 목격했다.

"음, 더는 약을 먹을 필요가 없게 됐어요."

그전까지 계속 진통제를 먹었던 셔릭의 말이다.

치료를 받고 두 달 뒤, 월러스와 그의 카메라가 셔릭의 집에서 그녀를 다시 만났다.

"통증이 다 사라졌어요. 통증이 모조리, 완전히 내 목에서 사라졌어요."

셔릭의 말에 월러스가 대답했다.

"농담이 아니로군요."

"진실을 말하는 거예요. 하나님께 맹세해요."

셔릭은 이제 집안일과 운전을 하고, 전반적인 몸 기능이 상당히 정상적인 상태라고 덧붙였다.

샌디 셔릭은 1998년에도 통증이 없는 상태를 유지했다. 그녀의 부상이 얼마나 심각했는지를 감안할 때 이는 드문 일이다.

〈60분〉이 방영된 뒤 내 클리닉이 있는 대학으로 전화 문의가 쇄도했다. 그다음 1주일 동안 10만 통의 전화가 쏟아져 학교 전화 통신망은 완전히 마비되었다. 내 사무실의 전화기도 쉬지 않고 울렸다. 이듬해에는 2천만 명 이상의 미국인이 통증완화를 위해 DMSO를 사서 피부에 바르는 데 10억 달러 이상을 썼다. 미국인들은 건강식품 상점, 식료품점, 약국, 백화점, 취미 상점, 동물병원, 심지어는 주유소에서도 DMSO를 구입했다. 사업가들은 집에서 제품을 팔았다.

1980년 하룻밤 사이에 엄청난 유명세를 타게 된 이 놀라운 물질은 바로 다이메틸설폭사이드, 곧 DMSO로 내 클리닉에서 15년 이상을 함께한 물질이다. 자연적으로 생겨나는 이 유황 화합물은 130년 전 러시아 화학자가 처음으로 합성했는데, 거의 백 년 동안 실험실 한구석에서 잊혀 있었다. 몇몇 화학자들이 용매 특성에 대한 논문을 발표했지만, 상업용이나 산업용으로는 별로 관심을 끌지 못했다. 용매란 고체 물질을 액체에 용해시키는 화합물이다. 예를 들어 커피에 설탕을 녹이면 커피는 설탕을 용해하는 용매 구실을 한다. 용매는 산업과 화학 분야에서 널리 사용된다.

1950년대 후반에 나는 하버드와 매사추세츠 공과대학교에서 신장이식 기술에 대한 연구에 참여했다. 나는 장기가 물리적으로 손상되지 않으면서도 안전하게 신장을 동결시키는 방법을 개발했으며, 이것은 기술을 한 단계 진전시킨 것으로 간주되었다. 그러나 이 과정에서 여전히 신장 기능이 저하돼 이식에 쓸 수는 없었다. 이식 기술은 그때도 상당히 원시적이었다.

그즈음 나는 오리건보건과학대학교에서 이식 연구를 이끌기 위해 포틀랜드로 이주했다. 조사를 진행하는 과정에서 영국 과학자 제임스 러브록이 적혈구를 '살아 있게' 해주는 여러 가지 화합물에 대해 쓴 논문을 보게 되었다. 그 화합물 중 하나가 DMSO였다. 나는 이 화합물이 워싱턴주 근처의 대형 제지회사인 크라운 젤러바크에서 만들었다는 것을 알아냈다.

이 회사는 나무 섬유를 결합하는 유기 시멘트와 같은 물질인 리그닌에서 DMSO를 만들었다. 공정의 첫 번째 단계는 리그닌에서 다이메틸설파이드$_{DMS}$를 추출한 다음 DMSO를 형성하게 산화시키는 것이었다. 크라운 젤러바크에서는 산업용 DMSO의 용매 가능성을 모색하고 있었다.

나는 젤러바크 및 그 회사의 DMSO 연구 책임을 맡은 화학자 로버트 허슐러와 접촉했다. 그는 내게 DMSO를 공급하고 이 화합물에 대한 자신의 경험을 공유해주었다. 우리는 곧 협력해서 연구 활동을 시작했다.

허슐러는 식물과 나무에 있는 DMSO 조직을 통해 물질이 이동하고 다른 물질을 운반할 수 있다는 것을 관찰했다. 그는 이 물질이 동물에게서도 똑같은 일을 할 수 있는지에 관심이 있었다. 우리는 그렇다는 사실을 발견했으며, 이 물질은 피부를 통해 몸속으로 약물을 운반할 가능성이 있는 무척 흥미로운 화합물이었다. DMSO는 또 사람에게서 강력한 통증 감소 및 항염증 효능을 보였다. 예를 들어 급성 발목 염좌 또는 화상을 입은 피부에 바르면 한 시간 안에 부기가 빠지는 것을 확인할 수 있었다.

연구가 계속되면서 나는 이 물질이 실제로 많은 의학 특성을 보인다는 사실을 발견했다. DMSO는 이뇨 작용을 했고, 항균 효과가 있었으며, 이전에는 똑같은 항생제에 내성이 있던 균의 내성을 약화시키기까지 했다.

DMSO에 대해 본래 내 관심사였던 의학적 이식과 관련해서는 이 화합물이 동결방지제로서 가치가 있다는 사실이 밝혀졌다. 즉, 이식에 사용될 냉동 골수, 혈소판, 배아, 난자, 정자 세포 같은 것들을 위한 방부제로서 가치가 있었다. 오늘날 DMSO는 이러한 목적으로 전 세계에서 사용된다. 그러나 신장과 같은 큰 장기를 보존하지는 못했다.

통증 질환으로 내 클리닉에서 치료받은 환자는 포틀랜드 전역에

이 새로운 '오리건 특효약' 이야기를 퍼뜨리기 시작했다. DMSO는 심각하고 치료가 되지 않는 관절염, 활액낭염, 건염과 많은 다른 질환을 앓는 사람들의 고통을 크게 완화했다.

나는 이 발견을 1963년 미국 외외과의사회에 처음으로 보고했다. 곧 신문에 기사가 나오기 시작했다. 〈뉴욕타임스〉는 1면 머리기사로 DMSO를 이렇게 표현했다.

의학계에서 가장 흥미진진한 물질

큰 반응이 일어났다. DMSO는 단숨에 페니실린 개발에 맞먹는 의학계 혁명이라는 타이틀을 얻었고, 주요 의약품 기업들이 내 사무실 문을 두드렸다.

물론 제약회사는 그 나름의 동기가 있었다. 이들은 주로 보유 중인 특허 의약품을 피부를 통해 침투시키는 운반 물질로서 DMSO에 관심이 있었다. DMSO는 다른 것과 비교할 수 없는 수송 물질이었다. 이 물질이 지닌 대단히 귀중한 특성 덕분에 피부를 통해 혈류로 약물을 집어넣게 됨으로써 온갖 나쁜 반응을 일으킬 수 있는 소화관을 우회할 수 있게 되었다.

1965년까지 10만 명 이상의 환자와 관련된 1천500건 이상의 연구가 진행되었으며, 주로 근골격계 염증 질환의 수많은 문제에서 약리적 기능을 보였다. 그러나 신약 승인 책임이 있는 미국 식품의약국FDA에서는 그해에 DMSO를 의료 목적으로 이용하는 것에 대한 심의를 중단했다. 너무 많은 연구 결과가 쏟아진 데다 미국에서 악몽 같은 문제를 일으킨 탈리도마이드처럼 될 것을 우려했기 때문이다. 유럽에서 진정제로 널리 사용되었던 탈리도마이드는 임신 중에 복용할 경우 태아에게 심각한 기형을 일으킨다는 사실이 밝혀졌다. 그래서 당국은 모든 것을 안 된다고 거절했고, DMSO도 이에 포함되었다. 그 결과 대기업들도 DMSO에 대한 관심을 끊었다.

제약산업의 영향력과 막강한 자금력도 없이 우리 노력만으로 DMSO 승인을 얻기까지는 엄청난 난관이 있었다. 1970년, 우리는 근골격계 질환의 치료를 위한 의학적 사용에 대해 승인을 받아냈다. 수의사들은 지금도 크고 작은 동물에 이러한 목적으로 DMSO를 사용한다. 나는 동물에게서 나타나는 긍정적 효과가 사람에게도 사용 승인을 받는 기폭제가 되기를 희망했다.

1978년, FDA는 마침내 50만에 가까운 여성들의 방광에 고통스러운 염증 질환을 일으키는 간질성방광염에 대한 약물 치료용으로 DMSO를 승인했다. 많은 의회 청문회에서 더 넓은 범위에 적용할 것을 권고했지만, 오늘날까지도 DMSO가 FDA의 사용 승인을 받은 질병은 간질성방광염뿐이다. 운동선수들 사이에서는 DMSO가 일반적인 근육, 인대 및 힘줄을 빠르게 치유하는 것으로 특히 인기가 높아졌고, 지금까지도 이러한 목적으로 널리 쓰이고 있다. 오리건주의 특별법 덕택에 나는 많은 다른 질환에 이 물질을 쓸 수 있었다. 그 결과 다양한 중증 질병 및 근골격계 질환을 앓는 환자들을 도울 수 있었다.

1973년, DMSO는 구소련에서도 인정을 받았다. 그리고 계속해서 해마다 대략 3천만 명의 환자가 루푸스, 경피증, 관절염, 당뇨성 궤양과 같은 고통스러운 질병에 이 약을 처방받고 있다. DMSO는 캐나다, 영국, 독일, 스위스를 포함해 약 125개국에서 사용된다. 전 세계에서 지금까지 약 5억 명 이상의 환자들에게 도움이 된 것으로 추정한다. DMSO는 안전하고 저렴하며, 덜 효율적이고 더 비싼 다른 처치 방법과 비교하면 적어도 여러 가지 문제에 대해 그만큼은 효과적이다. DMSO는 전 세계에서 5만 5천 건이 넘는 연구 대상이 되었다.

DMSO는 정말 약이 아니다. 이 물질은 다양한 기능이 있는 '치료 원리'에 더 가깝다. 즉, 우리 몸에서 수백 가지 특성과 응용 범위를 지닌 물질이다.

DMSO는 안전하고 독성이 굉장히 낮으며, 이 물질이 원인이 되어 발생한 사망 사례는 한 건도 없다. 때때로 환자는 알레르기 반응을 보이기도 한다. 오랫동안 정기적으로 산업용 품질의 DMSO를 발라 온 몇몇 사람은 피부에 약간 손상을 입은 것으로 보고되었다. 이 물질을 쓸 때 겪는 가장 흔한 부작용은 짜증과 관련이 있는 문제, 바로 악취다. DMSO를 정맥, 코, 입, 구강을 통해 주입하든 방광, 피하, 피부, 근육으로 주입하든 또는 상상할 수 있는 어떤 방법으로 몸속에 넣든 방법에 상관없이 이 물질은 입에서 생선이나 굴 같은 냄새 또는 맛을 만들어낸다.

DMSO는 염증을 줄이고 생사가 걸린 외상 상황에서 피부를 통해 중요한 약물을 운반시킬 때 국제적으로 널리 쓰인다. 이렇게 단기간에 쓸 경우에는 냄새가 별문제가 안 되지만, 관절염과 같은 만성질환으로 장기간 쓸 때는 악취가 복용 중단을 불러올 만큼 귀찮은 문제가 된다.

MSM의 등장

1970년대 후반 로버트 허슐러는 DMSO 대사산물의 특성을 연구해보자고 제안했다. 오리건보건과학대학교의 다른 교수들과 함께 우리는 DMSO의 주요 대사산물인 다이메틸설폰, 다른 이름으로는 $DMSO_2$(이는 MSM의 또 다른 과학적 이름이다)를 눈여겨보기 시작했다.

DMSO가 체내로 들어오면 그중 약 15%는 주요 분해 화합물인 MSM으로 변환된다. 즉, 몸에서는 약간의 DMSO 분자에 산소 원자를 결합하고, 이것이 $DMSO_2$ 또는 MSM이 되는 것이다. 그보다 더 낮은 비율의 DMSO는 DMS-다이메틸설파이드로 전환된다. DMS는 냄새를 만들 뿐만 아니라 피부 자극을 일으킬 가능성도 있다. 그런데 MSM은 DMSO 냄새를 만들어내지 않으며, 경구 또는 국소 투여를 하면 DMS로 바뀌지 않는다.

이전 연구를 통해 우리는 MSM이 DMSO보다 몸에 더 오래 남아 있다는 것을 알았다. 머크샤프앤드돔연구소에서 진행한 1967년 연구에서는 경구 투여한 DMSO의 소변 배출이 120시간 뒤 완료되었다. 반면 $DMSO_2$의 배설은 훨씬 지연되었으며, 480시간 또는 그 이후까지 지속되었다. 연구팀은 체내에 더 오래 남아 있는 이유 중 하나로 "조직과 더욱 광범위하게 결합돼 있을 가능성"을 제시했다. 지난 몇 년 동안 우리가 한 관찰은 이러한 가설과 일치한다. 사실 주요 DMSO 연구자들은 DMSO의 이점 가운데 다수가 DMSO 일부가 MSM으로 변환됨으로써 오래 지속되는 영향에 따른 것이라는 이론을 제시했다.

환자에게 MSM을 사용하기 시작하면서 나는 이 물질이 DMSO의 효과를 전부는 아니지만 대부분 만들어낸다는 것을 발견했다. 나는 다음을 MSM의 가장 중요한 작용으로 보고 있다.

- 진통 효과가 있다(고통을 완화시킨다).
- 염증을 감소시킨다.
- 피부를 비롯한 신체 세포막을 통과한다.
- 혈관을 확장시키고 혈액 흐름을 증가시킨다.
- 콜린에스테라아제를 억제한다. 콜린에스테라아제는 한 신경세포에서 다른 신경세포로 신경 자극이 과도하게 전달되는 것을 억제하는 효소다. 나는 MSM이 노화와 관련된 변비를 빠르게 완화시키는 것을 보아왔다. MSM은 콜린에스테라아제의 작용을 차단함으로써 정상적인 배변 활동(연동운동)을 복원시킬 수 있다.
- 근육 경련을 감소시킨다. 부상이나 염증은 일반적으로 하나의 근육 또는 일련의 근육에 경련을 일으킬 수 있다. 경련은 갑작스러

운 수축과 관계가 있으며, 통증과 기능장해가 뒤따른다. 경련은 의사가 만지거나 근전도 측정을 할 때도 느껴지는데, 영향을 받는 부위에 MSM 젤 또는 크림을 바르고 나서 다시 근육을 만지거나 전기 측정을 하면 근육이 느슨해지고 그 부위는 덜 따갑다. 경구 투여한 MSM은 근육을 이완시키는 효과가 있다.
- 콜라겐의 교차결합 과정을 변형시킴으로써 흉터 조직을 줄인다. 교차결합은 몸에서 수술 절개 또는 외상성 손상이 일어난 부위에 있는 기존의 건강한 조직을 새로운 구조 단백질로 바느질하듯 이어주는 과정이다.
- 기생충, 특히 설사를 유발하는 원생동물 기생충인 편모충을 없애는 특성이 있다.
- 류머티즘 관절염, 루푸스, 경피증과 같은 일부 자가면역질환에서 관찰되는 면역 정상화 효과가 있다.

DMSO와 MSM 양쪽 모두를 두드러지게 하는 요인 하나는 분자가 작다는 것이다. DMSO는 분자량의 바늘이 78까지 기울어지고, MSM은 94다. 화학 표준으로 이는 권투의 페더급같이 가벼운 분자다. 이런 점에서 이 두 물질은 마치 물처럼 작용한다. 분자량이 매우 낮은 물은 조직을 통과한다. DMSO와 MSM은 피부를 통해 그 아래 조직에 침투한다. DMSO와 마찬가지로 통증과 염증 완화를 돕기 위한 국소 젤, 크림 또는 로션으로 쓸 경우 MSM은 매우 유용하다. 하지만 DMSO와는 달리 MSM은 약물을 운반할 수 없다.

두 화합물의 또 다른 차이는 DMSO는 강력하면서도 입증된 활성산소 제거제, 다시 말해 항산화제지만 MSM은 지금으로서는 항산화제로서의 중요성이 불분명하다는 점이다. 활성산소는 DNA, 세포막, 효소, 단백질, 정상 세포를 산화 공격해서 정상적인 세포 활동을 방해하고 염증 과정을 촉발시키는 불안정한 분자 조각이다. 이렇게 누적된 산화 손상은 쇠붙이가 녹스는 것과 비슷하며 조기 노화와 심각한 질병의 전개에 역할을 한다. 의료 과학계에 알려져 있는 모든 질병은 활성산소의 활동 증가와 관련이 있다.

우리가 MSM에 대해 연구하기 시작한 이유 중 하나는 안전성이었다. 실험동물을 대상으로 장기간 진행한 독성 시험에서 우리는 체중 1kg당 8g(2.2파운드)의 경구 투여에서 아무런 독성 효과도 발견하지 못했다. 보통 사람들의 하루 투여량은 2~8g이다.

MSM 또는 그 외 다른 물질의 치사량을 결정할 때 우리는 LD-50으로 알려진 표준 테스트를 사용한다. LD lethal dose는 치사량을 뜻한다. 숫자 50은 실험동물의 절반을 죽이는 데 필요한 물질의 양을 뜻한다. 연구 결과 MSM의 경우 LD-50은 체중 1kg당 20g이 넘는다는 것을 확인했다. 이해를 돕자면, 요리에 쓰이는 식탁염의 LD-50은 체중 1kg당 2.5~3g이다. MSM은 생물학 및 의학에서 가장 독성이 적은 물질 중 하나로 여겨진다. 이는 물에 비견되는데, 물도 LD-50이 체중 1kg당 20g보다 크다.

실험에 자원한 사람들을 대상으로 한 후속 연구에서 우리는 30일 동안 하루에 체중 1kg당 1g 수준을 섭취해도 독성 효과를 발견하지 못했다. 이는 몸무게가 68kg인 사람에게는 약 68g을 뜻한다. 몇몇 환자는 부작용 없이 매일 100g 이상의 MSM을 복용했다. 그러나 이는 내가 관리하는 매우 심각한 환자에게만 해당하는 드문 경우였다. 마음대로 너무 많이 복용해서는 안 된다(MSM을 얼마나 많이 먹을지에 대해 자세한 내용은 Chapter 3 참조).

1982년 뉴욕과학아카데미에 제출한 논문에서 허슐러와 나는 처음으로 MSM의 작용과 혜택, 무독성을 설명했다. 그다음 몇 년 동안 나는 클리닉에서 MSM을 계속 활용해 큰 성공을 거두었고, 이 물질이 안전하며 통증과 염증, 변비 및 그 밖의 일반 문제가 있는 사람들에게서 놀라운 완화 효과가 나타나는 것을 발견했다. 수의사는 MSM에 관심을 가지게 되었고, 이 물질이 관절염과 파행(다리를 절면서 걷는 것 - 역자 주)으로 고통받는 말과 개에게 도움이 된다는 것을 발견했다. 동물에게 나타나는 효과를 확인한 많은 사람이 동물병원 또는 승마 도구 상점에서 MSM을 사서 스스로 사용하기 시작했다.

해가 갈수록 소문이 번졌다. 처음에는 환자, 그다음에는 동물 주인에게서 소문이 퍼져나갔다. 마침내 이 무렵 10년 동안 대체의학과 자연치료에 대한 관심이 폭발하면서 여러 제조업체가 건강보조식품으로서 MSM의 전망을 알아보고 마케팅을 시작했다. 이제 MSM은 수많은 사람의 건강 문제를 감소시킨 멜라토닌과 세인트존스워트와 같이 점점 증가하는 천연 물질의 행렬에 합류할 잠재력을 갖추게 되었다.

자연 속의 MSM

자연 상태에서 MSM은 대기와 식물, 동물, 인체에서 발견되는 눈에 잘 띄지 않는 유황 분자다. 화학적으로는 하나의 황과 두 개의 산소 원자로 이루어진 단위에 부착된 두 개의 탄화수소 단위(수소와 탄소 원자의 그룹)로 구성된다. 분자 무게는 황의 3분의 1에 해당한다.

대기 화학자들은 이 분자가 해조류로 시작되는 해양 유황 사이클의 작은 산화 산물이라고 설명한다. 식물성 플랑크톤이라는 이 바다 생물은 다이메틸설포늄염으로 알려진 황화합물을 내놓는다. 이 화합물은 다시 바닷물 속에서 휘발성 화합물인 다이메틸설파이드$_{DMS}$로 변환되며, 가스가 되어 물속에서 나와 대기 속으로 올라온다. DMS는 대기에서 광화학적 산화를 거쳐 주로 황화합물, 그중에서도 주로 황산염으로 전환되고 다시 $DMSO_2$(MSM)는 물론 MSM의 가장 가까운 친척인 다이메틸설폭사이드$_{DMSO}$로 변환된다. 이 화합물은 대기 속을 떠다니는 에어로졸이라 부르는 작은 물방울에 흡수되며, 빗물을 통해 바다 표면으로 다시 돌아간다.

육지에서는 여러 과학 분석을 통해 MSM이 동물의 조직, 음식, 인체에 자연적으로 존재한다는 것을 발견했다. 연구진은 약 50년 전 젖소의 혈액, 부신 및 우유에서 이 분자를 처음 발견했으며, 말과 토끼에게서도 발견되면서 다른 종에도 있을 것이라는 추정이 가능해졌다.

그 뒤, 크라운 젤러바크 사는 분석을 통해 우유에 2~6ppm의

MSM이 함유돼 있다는 것을 발견했다. 이 양은 그리 많아 보이지 않지만 마그네슘이나 셀레늄 등 잘 알려진 다른 미네랄보다는 많은 수준이다. 이에 견줄 만한 것은 아연으로 무게 기준 8.6ppm이 우유에 포함되어 있다. 커피에는 약 1.5ppm의 아연이 포함되어 있고, 홍차에는 그보다 약간 적게 함유되어 있다. 또 녹색 채소와 다른 음식에는 MSM의 작은 흔적이 발견된다.

인체에 MSM이 있다는 것은 1960년대에 처음 보고되었다. 남녀와 어린이의 소변을 실험실에서 분석해 24시간 동안 4~11g의 MSM이 배출된다는 결과를 얻었다. 그 뒤 1980년대 후반에 독일의 대기업 제약회사 연구원은 MSM이 인간의 혈장에 존재한다는 사실을 발견했다. 혈장은 혈액의 액체를 구성하는 부분이다. 기체 크로마토그래피 기법을 통해 독일 울름에 있는 파르마킨Pharmakin 사의 W. 마르틴은 100개의 검사 대상 혈장 표본에서 '상당한 농도'의 MSM을 검출했다. 그는 평균 체구 성인의 혈장에서 4g 상당의 MSM을 발견했다.

지금까지 연구자들은 이러한 MSM의 존재가 음식에서 온 것인지, 생화학 반응의 자연 연쇄 반응 때문인지를 적절히 설명하지 못했다. 그리고 정확한 역할도 알려져 있지 않다.

다른 연구를 통해 우리는 MSM이 체내에서 활용된다는 것을 알아냈다. 이는 시애틀에 있는 태평양 북서부 연구재단의 버지니아 리치먼드가 진행한 동물 연구에서 처음으로 입증돼 1986년 〈생명과학〉 저널에 보고되었다. 그녀는 기니피그에 방사성 유황과 함께 MSM을 공급하는 실험을 했다. 방사성이라는 '꼬리표를 단' 원소는 몸속에서 물질이 어떻게 사용되는지를 추적하는 과학 연구에 쓰인다. 이어진 혈청 단백질 분석 결과 체내의 함황아미노산인 메티오닌 및 시스테인이 소량의 MSM 유황을 흡수한 것으로 나타났다.

오리건보건과학대학교와 오하이오주립대학에서 실험용 쥐로 실시한 세 건의 연구에서는 실험실 쥐에게 공급된 MSM이 몸속으로 흡수되었으며, 실험 조건에서 생성된 암 발병을 상당히 늦춘 것으로 나타났다. 다른 유망한 동물 연구에서는 MSM이 자가면역질환, 곧 신체의 자체 면역 체계가 비정상이 되어 자신의 조직을 공격하는 증상을 개선할 수 있다고 밝혔다. 류머티즘 관절염과 루푸스는 이미 잘 알려진 자가면역질환이다. 이 실험에서 연구자들은 마시는 물에 MSM을 넣어 이런 질환을 앓기 쉬운 특정 품종 쥐의 수명을 연장할 수 있었다. 이 실험에 사용된 설치류는 자가면역질환에 특히 취약했다.

진료하는 의사인 우리는 엄격한 과학 연구를 개인적으로 수행할 수 있는 능력에 제약을 받는다. 우리의 초점은 환자 치료다. 우리 각자는 퇴행성 관절염의 심한 통증으로 고통받는 환자를 상대로 개인 클리닉에서 각자 독립 연구를 수행했지만 같은 결론에 도달했다. 바로 확실한 통증완화였다.

우리가 환자에게서 본 결과 및 다른 결과는 인상적이었다. 현재까지의 연구는 희망적이지만 이는 예비 단계에 불과하다. 더 많은 연구가 필요하다. 부디 이 책이 기나긴 유황 치유 전통을 이어나갈

이 독특한 천연 물질을 이해하는 데 필요한 추가 연구를 촉진하기를 바란다.

치유의 전통 속
유황

구약시대에 '치유'의 일종으로 등장한 유황의 옛 이름 브림스톤은 죄악의 땅 소돔과 고모라를 없애기 위해 하늘에서 비처럼 쏟아졌다. 브림스톤이 어떤 식으로 쏟아졌는지는 아무도 모르지만, 우리는 유황이 화산 분출과 석탄 용광로에서 분출돼 아황산가스로 공기를 오염시킨다는 것을 알고 있다. 이는 매우 드문 가연성 미네랄 중 하나다.

4천 년 전, 이집트인들은 악령을 떨쳐내기 위해 노란색 유황 분말을 태웠다. 이후 여러 세대에 걸쳐 사람들은 다양하게 역사를 바꾸는 방법으로 유황을 사용했다. 중국인들은 유황과 질산칼륨을 혼합해 화약을 발명함으로써 서로를 죽일 수 있는 새로운 차원의 능력을 얻게 되었다.

라틴어로는 '솔 페레인sol ferrein'이라 불렀다. 이는 '태양을 가져오다'라는 뜻으로 이 미네랄의 노란색, 곧 햇빛에 반짝이는 모습을 상징한다.

현대에 와서 황화합물은 경제에 크게 기여하고 있다. 애리조나 대학교의 라이언 헉스터블은 1986년에 쓴 교과서 『유황의 생화학

Biochemistry of Sulfur』(플래넘출판사)에 "선진국에서는 타이어에 가황 처리를 하기 시작했으며, 다른 어떤 화학물질보다 유황과 황산을 더 많이 만들었다"고 썼다.

황화합물은 비료, 살균제, 훈증제, 셀로판, 레이온, 나일론 섬유, 직물, 염료, 휘발유, 철강, 종이·펄프, 말린 과일의 표백 같은 데 쓰인다. 이는 수많은 응용 분야 가운데 몇 가지에 지나지 않는다.

식물에서 유황은 대부분 단백질 안에 들어 있으며, 특정 식물에서 나는 잘 알려진 냄새를 만드는 화합물에서도 발견된다. 양파, 마늘, 고추냉이, 양배추가 그 예다. 유황은 사실 냄새와 상당히 밀접하다. 헉스터블은 이렇게 기록했다.

"일부, 그러니까 스컹크 냄새와 방귀 같은 데 존재하는 것(화합물)에 우리는 혐오감을 느낀다. 다른 것들, 이를테면 송로버섯, 커피, 아스파라거스에서 발견되는 것은 대부분의 사람들이 매력적으로 느낀다. 또 다른 것들, 예를 들어 마늘과 양파에 함유된 유황 성분은 우리에게 가끔은 매력적으로 느껴지지만 어떤 상황에서는 불쾌하다."

헉스터블은 냄새 및 화산과 유황의 관련성을 덧붙였으며, 이 미네랄이 "생물학적 과정에서 지니는 근본적 중요성을 은폐하는 악마 취급"을 받고 있다고 평가했다.

유황은 우리 주변뿐만 아니라 우리 내부에도 있다. 우리 몸은 유황을 매우 잘 활용한다. 이 물질은 우리를 만들고 우리를 움직이게 하는 필수 불가결한 일부다. 유황은 모든 살아 있는 유기체에서 여덟 번째로 풍부한 원소다. 우리 몸속의 거의 모든 조직의 일부를 이

루고 특히 단백질, 이를테면 적혈구, 근육, 피부, 털에 가장 많이 들어 있다.

불꽃에 머리카락 한 올을 태운 뒤 나는 냄새를 느꼈는가? 그것이 바로 유황 냄새다. 머리카락에는 유황이 많이 포함되어 있다. 손톱과 피부도 마찬가지다. 우리가 MSM을 복용하는 사람, 특히 여성들에게서 가장 자주 듣는 이야기는 머리카락과 손톱이 튼튼해졌다는 것이다. MSM의 유황이 생물학적으로 활성화되고 몸에 흡수돼 이용되고 있다는 또 다른 징후다.

몸무게를 재서 나오는 숫자 가운데 대략 1%가 유황이다. 오해는 하지 말자. 만약 과체중이라면 유황 탓을 하지는 말자. 유황은 살을 찌게 하지 않는다. MSM도 마찬가지로 무죄라는 것을 덧붙여야겠다.

유황은 중요한 아미노산, 곧 단백질의 벽돌과도 같은 성분이다. 단백질은 몸에서 지속적으로 만들어지는 효소, 호르몬, 항체와 수많은 생화학적 활동의 기본 구성 요소다. 단백질은 또 근육, 뼈, 머리, 치아, 혈액, 뇌, 피부와 그 외 몸속 다른 기관의 구조적 원료를 제공한다. 충분한 단백질을 얻을 수 없으면 전신이 고통을 받는다. 단백질 결핍은 어린이의 경우 성장을 지연시킨다. 성인의 경우는 만성피로, 정신적 우울증, 허약, 감염에 대한 저항성 약화, 상처나 질병의 느린 회복으로 나타난다.

단백질 분자는 스물네 개의 아미노산으로 구성되어 있으며, 이러한 아미노산은 수많은 방법으로 결합돼 단백질을 형성하므로 무수히 많은 종류의 단백질이 존재한다. 아미노산 중에서도 함황아미노산 그룹은 유황을 함유한 화합물을 뜻한다. 그중 가장 중요한 것은 메티오닌과 시스테인이다.

메티오닌은 필수아미노산이다. 이는 먹는 음식을 통해 얻어야 한다는 뜻이다. 메티오닌은 몸속에서 다른 많은 아미노산처럼 합성되지 않는다. 메티오닌은 몇 가지 주요 역할을 하는데, 그중 기본은 메틸화로 호르몬 및 다른 단백질과 아미노산의 구조와 기능을 변경해 몸 전체의 생화학 변화를 작동시키는 과정이다.

시스테인은 필수아미노산이 아니다. 이는 메티오닌으로부터 몸속에서 만들어진다. 그러나 질병과 노화의 원인인 과잉 산소로부터 민감한 조직을 보호하는 일을 포함해 몸속에서 큰일을 수행한다. 시스테인은 살아 있는 세포 거의 모두에서 발견되는 '슈퍼맨' 분자인 글루타티온의 핵심 성분으로 몸속의 주요 항산화제이자 해독제다. 무엇보다도 시스테인은 몸속에서 일부 발암 물질 및 유해 화학물질 자체를 없애는 데도 도움이 된다.

몸은 탄수화물 대사를 조절하는 인슐린, 항응고제인 헤파린과 같은 필수 화합물을 형성할 때도 메티오닌과 시스테인을 사용한다. 함황아미노산은 모든 세포 내부의 '발전소'인 미토콘드리아에서 일어나는 에너지 대사에 필수 역할을 한다. 유황은 티아민과 비오틴에서도 발견된다. 이 두 가지 중요한 비타민 B 복합체는 에너지 생산에 필수다. 유황은 건강한 피부, 연골 및 결합 조직에서 중요한 역할을 하고 상처 치료에도 매우 중요하다. 유황이 더 산화된 형태인 황산은 간에서 물질을 해독할 때 쓰인다. 즉, 물질을 물에 더욱 잘 녹게

해서 콩팥을 통해 배출되도록 생화학적으로 준비시킨다.

이와 같이 유황은 생명의 수많은 기본 구조 및 기능 측면에 관여하며, 단지 원료 차원을 넘어 생명의 과정에 기여한다. 유황은 우리 몸의 물질을 만드는 일, 우리의 신체 활동을 유지하는 에너지 그리고 우리 몸속에서 건강을 위협할 수 있는 산화제와 독소를 중화하는 일에 관여한다.

치유의 관점에서 유황에는 뭔가 특별한 것이 있다. 가깝든 멀든, 당신이 어디로 여행을 가든 치유 전통 또는 그와 관련된 신비를 간직한 유황 온천을 찾을 가능성이 있다.

고대에는 트로이전쟁에서 그리스를 이끈 아가멤논이 튀르키예 이즈미르 근처에 있는 발코바 온천에 부상당한 군인을 데려왔다고 한다. 이들이 '아가멤논의 욕탕'이라고 불렀던 이 온천은 오늘날 류머티즘 질환, 소화 장애, 수술 후 질환에 권장된다.

모차르트와 베토벤은 빈 근처 바덴에 있는 유황 온천을 자주 찾았다. 이탈리아에서는 우아한 살소마지오레 유황 온천이 나폴레옹 1세의 아내와 엔리코 카루소, 루치아노 파바로티를 매료시켰다.

서인도제도의 세인트루시아섬에서는 '공기를 계란 썩는 냄새로 채우는' 지글지글 끓는 유황물이 수프리에르 화산에서 그 아래 온천으로 폭포처럼 쏟아진다. 루이 16세가 피로에 지친 군대에 활력을 되찾아주기 위해 원기를 회복시키는 이 유황물을 추천했다고 한다. 일본 후쿠오카현의 하라츠루 유황 온천은 이 지역 홍보 담당자들에 따르면 '류머티즘과 신경통에 잘 듣는' 사계절 시설이라고 한다.

미국 몬태나의 온천은 미국 원주민 부족이 발견한 '특효' 물이 지닌 치유 효과가 관광객들을 부른다. 관절염, 피부 질환, 위궤양, 고혈압 및 기타 여러 질환에 이완 및 완화 작용을 하는 것으로 알려져 있다.

의학 문헌에는 유황이 풍부한 온천을 치료 목적, 특히 관절염에 사용한 사례들이 남아 있다. 유황 온천은 여전히 많은 환자를 끌어들이고 있지만, 현대 의료기술이 발달하면서 주요한 치료 수단으로서의 인기는 약화되었다.

유황이 지닌 영원한 치유 전통 중 하나로 가장 유명하면서도 오래된 유황 생약인 마늘을 절대 무시할 수 없다. 존 하이너만 박사의 저서 『마늘 치유 혜택The Healing Benefits of Garlic』(키츠출판사)을 보면 치료를 위한 마늘 활용은 4천300년 전 유프라테스강 계곡(지금의 이라크)의 수메르문명까지 거슬러 올라간다. 1930년대에 발굴된 수메르 돌판에 따르면 고대 사람들은 마늘을 발열, 설사, 염증, 근육 긴장, 인대 염좌, 기생충에 약으로 쓰고 일반 강장제로 썼다. 하이너만은 많은 고대 문화에서 "마늘을 음식 및 인간의 몸 치유에 가장 중요한 향신료 중 하나로 생각했다"고 기록했다.

오랜 시간이 흐른 뒤, 루이 파스퇴르는 마늘이 유해 세균을 파괴한다는 사실을 발견했다. 그리고 그 뒤 알베르트 슈바이처는 아메바성 이질을 치료하기 위해 마늘 화합물을 사용했다. 연구진은 마늘에서 적어도 100가지가 넘는 황화합물을 발견하고 수많은 마늘의 민간요법 응용을 검증했다.

유기 황화합물이 마늘에만 있는 것은 아니다. 예민한 사람은 어떤 음식과 허브에 유황이 많이 들어 있는지를 냄새로 구분할 수 있다.

"양배추처럼 조리했을 때 독특한 냄새가 나거나, 양파처럼 잘랐을 때 눈물이 나게 하거나, 고추냉이처럼 뿌리에서 확실한 얼얼함으로 혀 맛봉오리를 붙드는 식품에는 유황이 풍부하게 들어 있다."

하이너만의 기록이다. 흥미롭게도 그가 언급한 양배추, 케일, 콜라비, 방울양배추, 겨자 잎, 미나리, 부추, 양파, 무, 콜리플라워, 고추냉이는 모두 유황을 함유하고 있다. 그리고 실험을 통해 유도된 특정 종류의 암을 억제한다는 사실이 과학적 연구로 입증된 식품이다.

『황화합물의 생물학 작용』(테일러 & 프랜시스)의 편집인 스티븐 C. 미첼 박사는 다음과 같이 기록했다.

"유황의 정화 및 유익한 특성은 1천 년 전부터 알려져 있었다. 아마도 현재 쓰이는 의약품 가운데 4분의 1은 유황을 포함하고 있을 것이다."

그중 가장 유명한 것이 페니실린과 세팔로스포린 항생제다.

당신은 유황 또는
MSM 결핍인가?

많은 MSM 사용자는 이 보조식품이 몸속 유황 결핍을 해소해줄 것으로 믿는다. 유황은 음식에서 발견되는 미네랄 영양소이며, 미네랄은 서구식 식단에서 종종 부족해서 건강에 심각한 결과를 몰고 온다. 마그네슘과 아연은 일반적으로 부족한 미네랄에 속한다. 그런데 일일 섭취 기준이 잘 알려진 마그네슘이나 아연과는 달리 유황은 그런 기준이 없다.

영양 관점에서 보면 유황은 미국 코미디언 로드니 데인저필드처럼 그다지 인정받지 못하고 있다. 유황은 건강을 위해 분명 필요하지만, 유황 그 자체는 필수영양소로 간주되지 않는다. 영양소의 일일권장량, 곧 우리가 건강을 유지하기 위해 꼭 먹어야 할 양을 규정한 미국 의학협회 식품영양위원회에서도 유황을 포함시키지 않았다. 이에 비해 칼슘, 칼륨, 마그네슘, 아연과 같은 여러 미네랄 영양소는 권장량이 있다. 의사는 식생활에서 이런 미네랄이 특정 수준만큼 필요하다는 것을 알고 있으며, 따라서 건강 문제의 원인으로 부족한 미네랄 섭취를 지목한다.

영양 의학의 세계적 전문가인 고(故) 칼 파이퍼 박사는 유황을 '잊힌 필수영양소'라고 표현한 적이 있다.

유황을 방치한 원인은 단백질 섭취가 충분하면 사람에게 필요한 유황량이 충족된다는 가정이 널리 퍼져 있기 때문이다. 단백질을 충분히 섭취하지 못하면 결핍 증상이 나타난다. 당신의 몸은 아프리카 기아 난민에게서 볼 수 있는 것처럼 말 그대로 망가져버릴 것이다.

일반 서구식 식단은 단백질이 충분해서 보통은 문제가 되지 않는다. 영양학자들은 오히려 단백질을 너무 많이 섭취할 수 있다는 게 문제라고 말한다. 그러나 〈임상 저널〉의 최근 연구에 따르면 노인들의 단백질 섭취는 충분하지 않을지도 모른다. 텍사스대학교의 연구자들은 단백질을 적정량 먹을 경우 노화와 관련된 근육량 손실을 피할 수 있다는 점을 시사한다. 노인의 근육 위축은 신체 기능의 감소, 낙상 위험 증가, 골절 위험의 증가로 이어진다.

단백질의 두 가지 중요 성분인 메티오닌과 시스테인 아미노산은 우리에게 유황의 가장 중요한 원천이다. 이런 아미노산은 고기, 생선, 달걀, 유제품과 같은 동물성단백질 공급원에 들어 있다. 식물에서는 마늘, 양파, 아스파라거스, 아보카도, 콩, 완두콩, 양배추, 방울양배추, 브로콜리, 콜리플라워, 겨자, 고추냉이와 해바라기 씨앗에서 나오는 단백질에도 유황이 들어 있다. 심지어 초콜릿에도 유황이 약간 들어 있다. 십자화과 채소, 곧 양배추와 방울양배추, 브로콜리, 콜리플라워 같은 채소는 또 신체의 자연 해독 과정에 중요하게 관여하는 것이 확인된, 아미노산과는 관련없는 다른 황화합물을 함유하고 있다.

이처럼 광범위한 식품 종류를 감안할 때 유황 결핍이 존재하지 않는다고 간주하는 이유를 쉽게 이해할 수 있다. 그러나 이러한 가정 이상의 증거는 없다. 의료 과학은 여러 비타민과 미네랄 부족에 대해 상당한 증거를 가지고 있지만, 유황에 대해서는 그렇지 않다.

한 주요 대학의 유황 연구원은 다음과 같이 설명한다.

"사람들이 유황을 하찮게 보는 이유는 우리가 먹는 음식의 유황 함유 단백질은 식물에 존재해야 하며, 그렇지 않은 식물은 재배하지 않는다는 점이 널리 알려져 있기 때문입니다. 우리가 필요한 단백질을 충분히 섭취할 때는 단백질 분해를 통해 몸에 필요한 유황을 얻기 때문에 유황이 충분합니다. 기본적으로, 우리가 단백질과 함께 먹는 것이라면 무엇이든 함황아미노산, 주로 메티오닌과 시스테인을 포함하고 있을 것입니다."

유황 결핍 상태의 인구가 얼마나 되느냐고 물었을 때, 미국 농업영양데이터연구소NDL 대변인은 이렇게 말할 뿐이었다.

"유황은 우리가 데이터를 분석할 대상이 아닙니다. 우리는 음식의 유황 함량을 표시하지 않습니다. 이 물질은 우리의 레이더망 안에 있지 않습니다."

또 다른 정부의 영양 관련 관리는 '지금까지' 유황 관련 연구를 본 기억이 없다고 말했다.

"우리는 주석, 심지어는 비소를 포함한 미네랄을 관찰하고 있습니다. 하지만 유황은 그 안에 포함된 적이 없습니다."

미국인들은 형편없는 식습관 때문에 중요 영양소가 많이 결핍된 것으로 악명이 높으며, 이는 형편없는 건강 통계와 큰 관련이 있다. 1996년 샌프란시스코대학교 연구는 미국에서 1억 명, 곧 전체 인구의 40%가 만성질환에 시달리고 있다는 결론을 내려 미국 전역에서 헤드라인을 장식했다. 이 질환 중에는 우리가 알아차리지 못한 유황 결핍도 있지 않을까? 이렇게 우울한 통계의 원인을 제공하기에는 충분하지 않은 것일까? 아직은 누구도 제대로 대답하지 못하고 있다.

유명한 의학 연구원이자 『질병에 대한 영양의 영향』(서드라인출판사)을 쓴 멜빈 R. 워바크 박사는 유황 또는 다른 영양소가 충분하다는 가정에 의문을 던진다.

"나는 연구를 하면서 유황에 대한 정보가 이렇게 적다는 사실에 놀랐다. 이 미네랄 영양소에 대한 우리의 지식에는 커다란 구멍이 있다. 우리가 정말로 유황 결핍을 겪지 않는다고 어떻게 장담할 수 있는가?"

뒤죽박죽인 메티오닌

우리 대부분이 선택하는 음식, 곧 가공되고 생명력이 사라진 음식을 많이 섭취하는 나쁜 영양 식습관은 다양한 비타민과 미네랄 및 아미노산의 부족과 불균형을 자초한다. 영양 설문조사에서는 지속적으로 수많은 미국인이 필수영양소 결핍이거나 조금 모자라는 수준을 섭취하는 것으로 나타나고 있으며, 그 수준은 하버드 영양학 연구원인 메이어 스탬플러와 월터 월렛 같은 전문가의 말처럼 "강력하게… 심각한 건강 문제와 연관되어 있다".

앞에서 본 바와 같이 메티오닌은 필수 함황아미노산으로 음식을 통해 섭취해야 한다. 몸은 메티오닌을 처리해서 다른 중요한 함황아미노산, 곧 시스테인, 시스틴, 타우린, 이에 더해 수없이 많은 호르몬과 구조 단백질을 만들어낸다. 의료과학계는 아미노산 및 유황 대사에 대한 특정 유전질환이 있다는 것을 인식하는 반면, 메티오닌과 관련된 주요 문제는 아마 어딘가에 방치해둔 듯하다. 메티오닌을 제대로 처리하기 위한 공통 요소인 유익한 비타민과 미네랄의 부족이 바로 그것이다. 마그네슘, 아연과 같은 미네랄뿐만 아니라 비타민 B 복합체인 비타민 B6와 엽산은 모두 평균 식단에서 흔히 결핍되는 영양소다.

B6와 엽산이 부족할 경우 그 결과는 치명적일 수 있다. 간에서 적절히 메티오닌을 처리할 수 없기 때문이다. 복잡한 생화학 작용 순서 속에서 이 두 영양소의 부족은 독성 아미노산인 호모시스테인의 수준을 끌어올리는 원인이 된다. 호모시스테인 수치 상승은 해마다 거의 미국인 100만 명의 생명을 앗아가고, 5천700만 명이 넘는 사람들에게 영향을 미치는 혈관질환을 유발하는 것으로 확인되었다. 호모시스테인은 시간이 갈수록 콜레스테롤보다 더욱 중요한 심장마비 및 뇌졸중의 위험 요인으로 간주된다. 우리는 비타민 B6와 엽산의 훌륭한 원천인 통곡물과 과일, 채소를 충분히 먹지 않는다. 그 대신 엄청난 양의 정제되고 도정된 곡물을 먹고, 설탕이 듬뿍 든 식품과 동물성단백질을 상당히 소비한다. 이것들은 몸속 비타민 B 복합체, 특히 B6를 고갈시킨다.

메티오닌 문제의 또 다른 원인에는 노화 과정이 포함되어 있다. 나이가 들면 몸의 효율이 떨어지면서 영양소 수치가 줄어드는 경향이 있다. 우리는 노인의 몸에는 젊었을 때보다 B_1과 엽산을 포함한 많은 비타민과 미네랄의 양이 부족하다는 것을 알고 있다. 적절한 단백질과 메티오닌 분해에 필요한 소화효소 수준도 나이와 함께 줄어든다.

여기에 더해서 다양한 질환이 있는 환자의 경우, 함황아미노산 수치가 비정상으로 또는 낮게 나온다는 관련 증거도 있다. 이 증거는 매사추세츠주 영양학 연구원 제프리 모스 박사가 집필한 전국적 뉴스레터 〈모스 영양 리포트〉(1997년 8월호)에 나온다. 모스는 특히 다음 참고 자료를 인용했다.

- 매사추세츠공과대학MIT의 버논 R. 영과 안토니 E. 엘-코리가 쓴 아미노산과 대사에 대한 교과서에서는 "일반적 정설인… 함황아미노산의 생리적 필요량은 메티오닌의 충분한 섭취만으로 충족될 수 있다"는 생각에 특히 심각한 외상과 스트레스 상황일 경우에 대해 의문을 제기했다.
- 노스캐롤라이나주 애슈빌 그레이트스모키 진단연구소와 제휴 중인 유명한 영양생화학자 존 팡번 박사는 식품 및 화학물질 과민증, 퇴행성 질환, 신경근육 장애, 정신질환이 있는 1천500명에게서 메티오닌 대사가 "가장 자주 저하되고 장애를 일으키는 아미노산"이라는 것을 발견했다.

모스는 "이러한 연구 결과는 영양결핍을 증명하거나 반증하지는 않는다"고 기록하면서 "그러나 이 결과는 몸이 아픈 사람들은 메티오닌 대사가 불균형하다는 가정을 강력히 뒷받침한다"고 밝했다.

칼 파이퍼 박사는 저서 『정신과 기초 영양소Mental and Elemental Nutrients』(키츠출판사)에서 더 나은 치료법이 없어서 유황 원소가 많은 질환을 치료하는 데 쓰였던 19세기로 거슬러 올라갔다.

"유황 결핍이 아마도 동물에서만이 아니라 사람에게도 일어날 수 있다는 생각에서 그 활용이 검토되었다면, 옛날의 유황 활용 가운데 일부는 합리적이었을 것이다."

이 책 뒷부분에서 볼 수 있는 대로 MSM은 방금 언급한 질환과 관련된 증상을 많이 줄여줄 수 있다. DMSO와 관련된 특성에 더해서 MSM은 함황아미노산 기능 이상과 유황 결핍 가능성을 바로잡는 구실을 할 수 있다. 우리는 동물 연구에서 소량의 MSM 보충제가 체내에서 메티오닌 및 시스테인으로 들어간다는 것을 알고 있다. MSM을 활용하면 이와 같이 중요한 아미노산을 강화할 수 있다.

건강이 위험하거나 외상에서 회복 중인 사람들에게는 필요한 유황량이 더 늘어날까? 우리는 생리적 스트레스를 받는 몸은 더 많은 영양소가 필요하다는 것을 알고 있다.

이러한 필요량의 증가에 유황도 포함되어 있을까? MSM에 들어 있는 유황이 육체적 스트레스를 받고 있을 때 중요한 해독 작용과 신체 조직 구축 활동을 수행하는 신체 능력을 강화할까?

MSM 보충제가 몸속으로 들어오면 백마 탄 기사처럼 신체라는 성을 보호해줄 수 있을까?

지금 우리는 많은 질문을 안고 있지만, 그 모두에 대한 해답을 얻은 것은 아니다. 우리는 임상 관찰을 통해서 MSM이 통증과 염증 그리고 다른 증상을 줄이는 데 도움이 되며, 부작용 없이 치유에 가속을 붙인다는 것을 알고 있다. 이제 우리는 지금까지 방치되어온, 건강과 질병에 대한 유황의 역할에 관련된 많은 중요 문제의 해답을 얻기 위해 과학 연구를 더 해나가야 한다.

새로운 인식의 시대,
영양소의 새로운 유형

우리의 현대 의료 시스템은 응급의학, 급성질환 치료, 정교한 수술 영역에서 훌륭하게 제 몫을 하고 있다.

그러나 이 시스템은 만성질환을 다루기에는 종종 역부족이다. 승인된 처치, 절차 및 약물 가운데 대부분은 상당하고 심지어 치명적인 새로운 증상을 일으키는 원인이 된다. 미국은 세계에서 의료비용이 가장 높은 나라이면서도 모든 산업국가 보건 통계에서 최악의 결과 중 일부를 차지하고 있다. 1993년 세계보건기구WHO는 선진국 건강 순위에서 미국을 겨우 18위에 올렸다!

많은 환자는 일반 의학 치료에서 효험을 보지 못하고 증상 완화를 위해 다른 곳을 찾으며, 심지어 치료비 전액을 자신이 지급해야 하는데도 이른바 대체 의료인을 찾는다. 이러한 소비자 추세를 처음으로 실제 수치로 나타낸 1993년 〈뉴잉글랜드 의학 저널〉 연구에 따르면, 1990년 미국인 가운데 3분의 1은 대체 의료인을 찾았고 이를 위해 지출한 140억 달러 가운데 기존 의료보험을 적용받을 수 없어 스스로 지급한 돈은 4억 2천500만 달러에 이른다.

〈미국 의학협회 저널〉에 발표된 1998년 스탠퍼드대학교의 한 연구에 따르면, 미국 전역에서 무작위로 선택된 1천 명 이상의 사람들 가운데 40%가 이전 연도에 대체 건강관리법의 몇 가지 유형을 이용했다. 대체요법으로 치료한 건강 문제로 가장 많이 거론된 것은 만성통증(37%)이었다.

이런 소비자 추세는 의료 기관을 뒤흔들었다. 대체의학 과목을 개설한 의과대학의 수가 늘어나고, 병원 및 의료센터는 대체요법 제공의 기지개를 켜고 있다. 1998년 후반 〈미국 의학협회 저널〉은 아예 저널 전체를 대체요법 평가 연구에 할애했다. 1998년 〈로스앤젤레스 타임스〉의 연재 기사에 따르면, 이제 30개 주요 보험회사가 대체의학 중 한 가지 이상을 보장하고 있다.

이러한 의료계 전반의 변화는 새로운 건강보조식품을 향해 발전하고 있다. 1990년 이전까지 대부분의 의사들은 비타민과 미네랄을 괴혈병, 각기병, 구루병, 펠라그라와 같은 영양결핍 상태를 막아주는 음식에 포함된 필수 요소로 보았다. 균형 잡힌 식사를 하면 우리 몸에 필요한 유익한 영양소를 모두 섭취할 수 있어 보충이 필요하지 않다는 것이 대체적인 분위기였다. 수십 년에 걸쳐 영양 보충제를 질병 치료와 최적의 건강을 유지하기 위한 강력하고 안전하며 저렴한 방법으로 지지해온 사람들은 영양을 중요하게 생각하는 소수 의사뿐이었다.

지금은 영양학 연구를 통해 기존 관점이 힘을 잃고 소수의 지지를 받았던 아이디어가 지지를 받고 있다. 먼저 영양사는 수많은 사람이 균형 잡힌 식습관 또는 영양이 괜찮은 식습관을 거의 흉내조차 내지 못한다는 것을 인정한다. 또 많은 연구가 이제 식습관 속에 보통 존재하는 것보다 개별 영양소를 더 많이 복용할 경우 심각한 질병의 예방과 치료에 큰 영향을 미칠 수 있다는 것을 보여준다. 최근 몇 년 동안 나타난 소비자의 큰 관심과 비타민, 미네랄, 아미노산, 허브 및 최근 몇 년 동안 불어닥친 식물화학(천연식물 화합물) 보충제에 대한 과학 발견의 열풍은 이러한 천연물질이 제공하는 건강 증진 및 비용 절감 가능성을 의사들이 더욱 폭넓게 보게 만들고 있다.

예를 들어 비타민 E를 보충하면 동맥에 지방이 쌓이는 것을 방지하며 면역 기능이 강화된다는 사실이 연구로 입증되었다. 현대 연구는 50년도 더 전에 캐나다 의사 윌프리드와 에반 슈트 형제가 임상 관찰을 통해 발견했던 내용, 즉 비타민 E가 병든 심장에 도움이 된다는 점을 뒷받침했다. 당시 의료계는 환자에게 긍정적인 효과, 심지어는 극적 경험을 계속해서 보고함으로써 오늘날 비타민 E의 인기를 이끈 원동력이었던 슈트 형제를 따돌렸다.

뉴욕과학아카데미가 후원한 기념비적 1992년 심포지엄에서 연구진은 암과 심장질환, 그 밖의 질환에 미치는 비타민과 미네랄의 효능에 대해 새로운 연구 결과를 많이 발표했다. 심포지엄의 제목은 "결핍을 넘어서 : 비타민의 기능과 건강 효과에 대한 새로운 시각"이었다. 많은 의사가 읽는 정기간행물 〈메디컬 월드뉴스〉는

1993년 1월 "비타민 : 보충제를 넘어 질병과 맞서는 전사로 떠오르다"라는 제목의 기사를 첫머리에 실었다. 이 기사는 비타민 기능에 대한 새로운 연구가 미국의 영양 연구, 정책, 공중보건의 기초를 바꾸어놓고 있다고 전했다.

앞으로 밝아올 완전히 새로운 시대는 활용할 수 있는 약물과 수술 그리고 자연 도구를 최적으로 결합한 통합 방법으로 질병을 치료하도록 의사들을 이끌 것이다. 식품 기반의 물질 및 천연 화합물의 새 유형들이 이 새로운 치유 시대에서 흥미진진한 건강보조식품으로 떠오르고 있다. MSM도 그중 하나다.

Chapter 3

MSM을 어떻게 복용할까?

    MSM은 발육 및 건강 향상이라는 특성을 많이 지닌 건강보조식품이다. 이 책에 언급된 어떤 질환이든 치료를 받는 중이라면 우리의 의견을 의사에게 이야기하고 이 건강보조식품 사용에 대해 의사의 전문적 의견을 구할 것을 권한다. 많은 경우 인체에 미치는 MSM의 유익한 효과는 처방약 사용을 줄이고 그에 따른 부작용을 줄일 수 있다는 점에서 찾을 수 있다.

    당신의 의사에게 계속 정보를 제공하기를 바란다. 단, 마음대로 치료약을 줄여서는 안 된다.

Q 사용할 수 있는 MSM 형태는 무엇인가요?
A MSM은 일반적으로 캡슐이나 결정으로 입을 통해 복용하거나 로션, 크림 및 젤로 피부에 바릅니다.

Q 가장 좋은 MSM 형태는 무엇인가요?
A 무엇이든 자신에게 가장 편리한 형태로 사용해야 합니다. 하루에 2~3g 이하를 복용하는 경우 캡슐이 가장 편리할 것입니다. 그보다 많이 복용할 경우에는 MSM 결정을 물과 주스 또는 커피와 차를 포함한 논알코올 음료에 섞어 마실 수 있습니다. 약국에서 사용하는 티스푼에 평평하게 채운 MSM 결정은 약 4g(4,000mg)에 해당하고, 그보다 좀 더 큰 가정용 티스푼에 평평하게 채운 결정은 약 5g(5,000mg)입니다. 결정은 쓴맛이 납니다.

Q MSM을 얼마나 많이 먹어야 합니까?
A 무엇이든 약물 또는 건강보조식품을 복용할 때는 항상 원하는 효과를 얻을 수 있는 최소한의 양을 먹어야 합니다. 이것은 MSM에도 적용되는 개념입니다. 더 많이 먹는다고 해서 반드시 좋은 것은 아닙니다.

우리 한 사람 한 사람은 유전자 구조와 크기, 호르몬, 허용치, 에너지, 저항성, 건강 또는 질병 수준이 서로 다른 유일한 개인입니다. 두 사람이 유형이 같은 질병을 똑같은 병세로 앓고 있다 해도 이에 반응하는 과정에서 강점과 약점이 각각 다릅니다.

우리는 서로 매우 다르기 때문에 우리 몸은 약물에도 다소 다르게 반응합니다. 당신은 두통에 아스피린 한 알이면 충분하지만, 같은 두통에 당신의 형제는 두 알이 필요할 수도 있습니다. 이것은 자연요법과 건강보조식품에도 통용됩니다. 당신은 MSM 1g이면 활력이 생기지만, 당신의 형제는 똑같은 효과를 느끼는 데 5g이 필요할 수도 있습니다.

수년 동안 수천 명의 환자가 위장(또는 GI)의 허용치와 상태에 따라 MSM을 하루 2~8g(2,000~8,000mg)까지 복용해서 치료 효과를 경험했습니다. 일반적인 건강 유지를 위해서는 보통 약 2g(2,000mg) 이하의 용량이 적합합니다.

치료 효과를 경험하려면 보통 더 많은 양이 필요합니다. 꽃가루 철에 콧물, 재채기, 눈 충혈과 같은 알레르기 증상을 제어하기 위해서는 MSM 3~4g이 필요할 수도 있습니다. 심각하고 뿌리 깊은 질환의 경우는 용량이 더 많이 필요할 수도 있고, 때로는 완화 효과를 경험하기 위해 훨씬 더 많은 용량이 필요할 수도 있습니다. 우리는 특별한 치료에서는 매우 많은 용량을 투여해왔습니다. 상태가 심각한 환자에게는 상태에 따라 하루 40~60g의 복용량을 권장하지만, 이런 환자들은 개별적으로 관리하고 있습니다.

우리 의견으로는 위장 장애를 겪지 않고도 용량을 높일 수 있고, 치유 반응이 더욱 빨라지고 증상이 재발할 가능성이 줄어드는 것을 경험할 수 있을 것입니다. 효과가 나타나지 않으면 복용량을 늘려나가십시오.

적은 양으로 시작해서 천천히 늘려나가는 것. 이것이 우리가 일반적으로 권하는 용법입니다. 아마도 2~3주에 걸쳐 최적 투여량에 이르게 될 것입니다. 많은 사람이 하루 2g으로 시작해서 며칠 뒤 1~2g을 늘립니다. 양을 더 늘리고 싶다면 며칠 뒤 비슷한 정도로 다시 늘리면 됩니다. MSM 양을 늘렸다면 하루에 두 번 복용하는 것이 좋습니다. 이렇게 하면 당신 몸이 MSM에 익숙해질 것입니다.

이 책은 요리책이 아닙니다. 투여량은 절대 법칙이 아닙니다. 우리의 권장 사항은 수년간의 임상 경험을 기반으로 하지만, 사람마다 다르다는 원리를 기억하십시오.

Q MSM을 너무 많이 먹으면 어떻게 되나요?
A 너무 많이 먹을 경우 사소한 위장 불편을 느끼거나 대변을 자주 볼 수도 있습니다. 그럴 때는 양을 다시 줄이십시오. 하루에 두 번 또는 세 번 MSM을 복용하면 위장 반응 가능성을 줄일 수 있습니다. 분할 투여는 특히 더 많은 양의 MSM을 복용하는 사람들에게 권장됩니다.

우리는 강도 높은 훈련을 하는 일부 선수와 보디빌더들이 비교적 많은 용량의 MSM을 복용하기 시작하면서 체력이 향상되고 근육 통증이 줄어들었다는 이야기를 들었습니다. 일부는 처음부터 운동 전후에 5g 이상을 복용했는데, 이들 중 상당수는 처음에 두통이나 위장 반응을 경험했다고 했습니다. 선수든 선수가 아니든 언제나 적은 용량에서 시작해 천천히 늘려나가는 것이 우리가 권장하는 용법입니다.

통증과 염증 질환 및 근골격계 문제에 대해서 우리는 일반적으로 '2연타 방식', 곧 MSM을 경구와 국소에 동시 투여하는 것을 권장합니다. 국소 투여는 MSM 젤이나 로션을 해당 부위에 바르는 것을 뜻합니다.

Q MSM은 공복에 먹어야 하나요, 아니면 식사와 함께 먹어야 하나요?

A 많은 사람이 공복에 먹지만, 아마도 위장에 음식이 어느 정도 차 있을 때가 가장 좋을 것입니다. 식간 또는 식후에 복용하면 처음 시작 단계에서 사소한 위장 장애가 생길 가능성을 최소화할 수 있습니다. 일반적인 규칙은 잠자리에 들 때는 MSM을 먹지 않는다는 것입니다. 자기 전에 먹으면 계속 잠이 깬 상태가 될 것입니다. MSM이 몸속 에너지를 증가시키는 경향이 있기 때문입니다.

Q MSM은 얼마나 빨리 작용하나요?

A 상황이 모두 달라서 반응을 예측할 수는 없습니다. 효과는 즉시 또는 하루 만에 나타날 수도 있고, 그보다 오래 걸릴 수도 있습니다. 어떤 사람들은 먹기 시작한 다음 날부터 통증이 상당히 줄어든 것을 느끼고, 어떤 사람들은 눈에 띄게 개선되기까지 한 달이 걸리기도 합니다.

Q MSM은 얼마나 안전한가요?

A 압도적인 대다수에게 MSM은 문제가 없습니다. 매우 안전합니다. 우리는 지금까지 심각한 부작용에 대해 들어보지 못했습니다.

수천 명의 환자가 몇 달 또는 몇 년 동안 심각한 부작용 없이 하루 2g 또는 그보다 많은 양을 복용했습니다. 그렇기는 해도 MSM이 생물학적 활성물질이라는 점은 지적할 필요가 있을 것입니다. 이 물질은 약리작용을 하며, 이는 몸속에서 어떤 효과를 낼 수 있다는 뜻입니다. 이 책에서 설명하는 이런 효과는 사실상 긍정적인 성질이지만, 약리작용을 하는 모든 제재는 부작용을 일으킬 수 있습니다.

물을 포함한 지구의 모든 물질은 어떤 사람에게는 뭔가 반응을 일으킬 여지가 있습니다. 과민증이 있고 이 보조식품을 사용하는 데 어떤 의심이라도 있다면 먼저 의사와 상의하십시오.

이미 언급했듯이 특정 체질의 경우 한 번에 너무 많은 양을 복용하면 가벼운 위장 장애, 대변 증가 또는 아주 가벼운 복부 경련을 일으킬 수도 있습니다. 이런 증상이 나타나면 MSM 양을 줄여야 합니다. 이와 같은 불편에 유의하십시오.

대용량을 복용해서 대부분의 효과를 얻는 사람 중에는 위장의 과민반응 때문에 최적 용량에 이르지 못할 수도 있습니다. 견딜 만한 수준까지 용량을 줄인 뒤 다시 아주 천천히 양을 늘려볼 수 있는데, 만약 당신의 몸이 '거기까지'라고 말한다면 이에 귀 기울여야 합니다. 당신의 몸이 가장 잘 압니다.

지난 몇 년 동안의 경험은 MSM이 비타민 C와 비슷한 용량 특성이 있다는 것을 시사합니다. 이 말은 우리 몸이 더 많이 요구하면 허용치도 더 높아진다는 것을 뜻합니다. 당신이 자주 아플 경우 몸이 비타민 C를 더 많이 소모하고 받아들인다는 것은 잘 알려져 있습니다. 예를 들어 비타민 C를 5g 섭취한다면 일시적으로 설사가 날 수 있습니다. 이것은 비타민 C를 너무 많이 먹을 때 겪는 주요 부작용입니다. 만약 심한 감기나 독감을 앓고 있다면 설사를 전혀 겪지 않고도 20g, 정말 심각한 상태에서는 그보다 훨씬 많은 양을 먹을 수도 있습니다.

비타민 C 요법에 익숙한 의사들은 이를 '대장의 허용치'라고 부릅니다. 당신이 더 아프고 당신의 몸에 더 많은 양이 필요하면 더 많은 양도 견딜 수 있습니다. 그러다가 다시 건강을 되찾으면 그렇게 많은 양이 필요하지 않을 것이며, 많은 양을 먹으면 다시 설사를 일으킬 것입니다. 전문가들은 비타민 C가 가장 강력한 치료 효과를 내는 양은 대장의 허용치 바로 아래라고 말합니다.

의학 문헌에는 DMSO와 관련해 때때로 가벼운 피부발진이 생긴다는 설명이 나옵니다. MSM은 연관 물질이기 때문에 비슷한 반응이 일어날 가능성이 있습니다. 다시 말해 보통 복용량을 줄이면 효과가 있는데, 그렇지 않을 경우에는 MSM을 중지했다가 며칠 뒤 다시 복용하면서 양을 줄이는 것이 방법입니다. 만약 다시 발진이 나타난다면 아마도 복용을 중지해야 할 것입니다.

너무 높은 용량으로 시작하면 일시적으로 사소한 두통이 가끔 일어날 수 있습니다. 이러한 이유로 우리는 항상 낮은 용량에서 시작해 서서히 늘려나갈 것을 권합니다.

Q MSM을 너무 많이 먹으면 죽을 수도 있나요?

A 앞에서 우리는 여러 가지 실험을 통해 MSM의 안전에 대해 이야기했으며, 그중 하나는 LD-50으로 알려진 표준 과학 실험입니다. 이 실험은 특정 물질이 실험동물에 치명적이라면 얼마나 많은 양이어야 하는지를 결정합니다. MSM은 일반적인 식탁염과 비교할 때 '독성'이 7분의 1인 것으로 나타났습니다. 이는 MSM이 아주 안전하며 물에 비견될 정도임을 뜻한다고 우리는 믿습니다. MSM을 20년 이상 써오면서 우리는 이 물질이 어떤 심각한 반응을 일으키는 원인이 되었다는 이야기를 들어본 적이 없습니다.

Q MSM을 무한정 오래 먹어도 되나요?
A 거의 20년 동안 MSM을 복용해온 환자도 있습니다. 20대 초반인 제 딸은 18년 동안 MSM을 복용하고 있습니다. 우리는 면역체계 강화를 비롯해 많은 보호 효과가 있다고 생각했기 때문에 딸에게 MSM을 주었습니다. 과학적인 근거는 없지만, 정기적으로 복용하는 사람들에게서는 감기와 바이러스성 감염이 더 적게 나타납니다.

우리 중 제이콥은 오랫동안 MSM을 복용하고 있습니다. 우리는 많은 사람이 MSM을 복용하는 기간만큼 혜택을 얻는 것으로 생각합니다. 복용을 중단하면 그 혜택이 사라질 수 있습니다. 하지만 MSM이 기여하는 치유 과정 중에는 어떤 시점 후로는 더 이상 MSM이 필요하지 않은 경우도 있습니다. 어떤 경우든 MSM은 장기간 복용할 수 있습니다.

Q MSM은 약물 치료에 방해가 되나요?

A MSM은 의학적 치료를 지원하는 데 사용하는 건강보조식품으로서 큰 잠재력이 있습니다. 오랫동안 임상에서 사용한 뒤 어떤 처방약에도 방해되지 않는다는 사실을 발견했습니다. MSM의 치유 효과가 종종 처방약을 줄이고 때로는 약물을 완전히 중단할 수 있게 해준다는 점을 다시 한번 상기할 필요가 있을 것입니다. 하지만 마음대로 결정을 내려서는 안 됩니다. 치료를 받는 중이라면 먼저 의사에게 MSM을 복용하는 목적을 알리고 이 책을 보여주십시오. 약물을 줄일지 말지는 의사가 결정해야만 합니다.

> **MSM과 혈액 검사** 우리는 환자를 상대로 수많은 혈액 화학 정밀검사를 수행했으며, MSM이 비정상적인 판독 결과를 일으키는 원인이 되지 않는다는 것을 확인했다. 하지만 한 가지 예외가 있다. MSM을 복용 중인데 간기능검사를 할 예정이라면 검사 전 약 4일간 복용을 중지해야 한다. MSM이 간손상을 일으키는 일은 결코 발견된 적이 없지만, 간혹 간 효소 수치 검사에서 잘못된 양성반응으로 검사의 정확성을 방해할 수 있다. 효소 수치가 올라간다는 것은 간질환 징후다. 간기능검사 뒤에는 다시 복용을 시작할 수 있다.

Q MSM과 기타 약물 사이에는 상호작용이 있나요?

A DMSO는 혈소판 응집 방해에 대한 연구 과정에서 발견되었습니다. 이 효과와 관련해 MSM은 과학 연구에서 비슷한 실험을 거치지

는 않았지만, 임상 관찰에서는 MSM도 혈액을 묽게 하고 혈소판 응집에서 아스피린과 비슷한 효과를 보여줍니다.

혈소판은 혈액에서 발견된 요소로 혈액응고에 중요한 역할을 합니다. 과도한 혈소판 응집은 심장 발작 및 뇌졸중과 관계있는 동맥 협착에 관여하는 위험한 혈전을 형성할 수 있습니다. 아스피린은 약 25년 전부터 혈액응고 작용을 줄이는 데 도움이 되는 것으로 알려졌으며, 이러한 이유로 수백만 명이 심혈관질환 예방약으로 아스피린을 먹습니다. 아스피린 또는 헤파린이나 디쿠마롤 같은 혈액 희석제를 대용량으로 복용하는 사람들은 MSM을 조심해서 복용해야 한다는 점을 명심하십시오.

MSM이 심혈관질환 예방에 유익한 역할을 하는지에 대해서는 알려져 있지 않습니다. 심혈관계 연구자들이 효과 좋은 혈액응고 방지제를 찾는 데 관심이 있다는 점에서 그 가능성은 연구할 가치가 있을 것입니다.

하지만 입증된 혈액 희석제와 MSM을 함께 복용할 때 혈액이 묽어지는 효과가 가속화할 가능성을 배제할 수는 없습니다. 몸에 멍이 들거나 치질에서 출혈이 일어나는 증상 등은 이런 효과를 암시하는 징후입니다.

헤파린과 디쿠마롤 같은 혈액 희석제나 아스피린을 정기적으로 복용하고 있다면 건강보조식품으로 MSM을 사용하기 전에 먼저 의사와 상담할 것을 강력히 권합니다. 의사가 승인하면 하루 1g 정도의 적은 용량으로 MSM 복용을 시작한 뒤 최적 용량에 이를 때까지 천천히 양을 늘리십시오. 이때도 정기적으로 혈액응고 수치를 검사해야 하며, 출혈 징후가 나타나면 즉시 의사에게 확인을 받으십시오.

Q 임신한 여성이 MSM을 써도 안전한가요?
A 임상 경험은 MSM이 임신한 여성에게서도 안전하다는 것을 입증합니다. 하지만 MSM이나 다른 건강보조식품 또는 약을 복용하기 전에는 의사와 상담하십시오.

Q 어린이도 MSM을 복용할 수 있을까요?
A 보통 어린이들에게는 건강보조식품으로서 MSM이 필요하지 않습니다. 알레르기, 천식, 소아 류머티즘 관절염과 같은 염증성 질환이 있는 어린이의 부모는 이 책에서 해당 질환과 관련된 내용을 참조하고 일반 치료에 더해서 MSM 사용을 고려해야 합니다. 많은 어린이가 아무 문제 없이 MSM을 복용하고 있으며, 일부는 아주 많은 양을 복용합니다.

Q 자녀 또는 개가 MSM을 많이 먹은 경우 어떻게 해야 하나요?
A MSM은 매우 안전합니다. 자녀가 MSM이나 다른 영양제 또는 약물을 먹은 것으로 판단되면 의사나 병원 응급실을 찾아 진찰받게 해야 합니다. 만약 반려동물이 MSM을 다량으로 먹었다면 아마 설사가 날 것입니다. 반응은 섭취한 양에 따라 다르겠지만, 무엇이든

의심스러울 때는 동물을 수의사에게 데려가십시오.

Q 저는 아황산염에 알레르기가 있는데, MSM에도 알레르기가 있을까요?

A 아황산염과 MSM을 혼동하지 말아야 합니다. MSM은 유황 화합물이지만 아황산염은 아닙니다. 우리 몸은 함황아미노산의 정상 대사 과정에서 아황산염을 생성합니다. 아황산 화합물은 300년 이상 동안 사용해왔고, 보통은 안전한 것으로 간주합니다. 지금은 이 화합물이 미생물 성장을 억제하거나 갈변 및 변질을 방지하는 데 쓰입니다. 하지만 미국에서는 약 50만 명이 아황산염에 민감한 반응을 보입니다. 가장 많은 경우는 천식을 앓는 성인이며 대다수가 여성입니다. 천식 환자가 아닌데 반응하는 경우는 매우 드뭅니다. 대부분의 반응은 가벼우며, 가벼운 기관지 수축(주요 반응)과 위장 증상, 행동 변화 같은 것이 나타납니다.

미국의 페인골드협회에 따르면, 레스토랑 주인과 슈퍼마켓 관리자들은 부정적인 여론에 떠밀려 샐러드바에서 아황산염으로 음식을 처리하는 관행을 중단했습니다. 하지만 아직도 특정한 포도, 와인, 감자, 말린 과일 같은 식품에는 아황산염이 쓰입니다.

만약 무엇이든 유황 기반의 방부제에 민감증을 나타낸다면 다음 명칭을 주의하십시오.

이산화황 / 황산나트륨 / 아황산수소나트륨 / 메타중아황

산나트륨 / 아황산수소칼륨 / 메타중아황산칼륨

Q 액체에 MSM 결정을 섞는 가장 좋은 방법은 무엇일까요?
A 많은 환자가 액체에 MSM 결정을 녹여서 먹는 것을 좋아합니다. 많은 용량을 복용하면서 캡슐을 여러 개 삼키고 싶지 않다면 특히 유용한 방법입니다. 몇 년에 걸쳐서 사람들은 많은 용량을 복용하는 가장 효과적 방법이 'MSM 칵테일'이라고 말해왔습니다. 그저 결정을 증류수, 생수, 일반 물에 녹이면 그만입니다. 물이 어느 정도 가열되어 있으면 MSM이 더 잘 녹고, 커피와 차에 넣어서 마실 수도 있습니다. 이때 열은 MSM에 영향을 미치지 않습니다. 주스 또는 입맛에 맞으면서 기분 좋게 만드는 다른 음료도 활용할 수 있습니다.

우유는 피하고 싶을 수도 있습니다. 많은 사람이 우유에 알레르기가 있기 때문입니다. 탄산음료는 설탕과 건강에 좋지 않은 성분이 너무 많이 들어 있으므로 권장할 만한 선택이 아닙니다. 다만 어린이가 MSM을 녹인 물이나 주스를 싫어한다면 탄산음료가 유일한 선택이 될 수도 있을 것입니다.

가장 좋은 선택은 그냥 물입니다. 상온 물에 용해시킬 수 있는 결정의 최대량은 전체 액체 부피의 약 15% 또는 약 6분의 1에 해당합니다. MSM 함량이 이보다 높으면 결정이 완전히 용해되지 않아 액체가 다소 흐리게 보일 수 있지만, 결정이 완전히 용해되지 않아도 마시는 데는 문제가 없습니다. 액체가 따뜻하면 MSM 결정을 더 많이 녹일 수 있습니다.

　15% 용액은 1온스 또는 28.4g의 액체에 정확히 1티스푼(5g)에 약간 못 미치는 결정을 녹인 것과 같습니다.

Q　MSM을 국소에 어떻게 사용하나요?
A　이 책에서 반복하겠지만, 우리는 MSM의 치유 특성을 몸속으로 가져오는 추가 수단으로 국소 제제를 함께 쓸 것을 권해왔습니다. 우리는 MSM을 복합적으로 사용하면, 다시 말해 건강보조식품으로 먹으면서 피부에도 바르면 더 효과가 좋을 것으로 믿습니다.

　여러 가지 로션, 크림, 젤이 판매되고 있습니다. 우리는 되도록 순수한 것을 선호합니다. 국소용 MSM 제조법에 대한 우리의 경험은 주로 일반적인 젤 화합물에 혼합한, MSM만 함유한 젤과 관계가 있습니다. 우리는 몇몇 국소용 제품이 MSM 외에 다른 성분도 포함하고 있다는 것을 압니다. 우리는 이 다른 성분들이 효과를 증진시키는지 여부에 대해서는 정보를 가지고 있지 않습니다.

　우리는 최근 애리조나에 사는 남성에게서 국소용 MSM의 흥미로운 사용 경험을 들었습니다. 그는 고질적인 피부질환이 있어 시판되는 MSM 로션을 발랐지만 의미 있는 효과를 보지 못했다고 했습니다. 그는 먹고 있던 MSM 결정을 넣어서 로션을 강화하기로 마음먹었고, 결정을 커피 분쇄기로 갈아서 고운 가루로 만들면 로션에 더 쉽게 녹는다는 것을 알았습니다. 그렇게 추가한 MSM은 즉시 차이를 보였고, 코와 뺨 부위에서 만성화된 건조증과 각질, 빨간 발진이 사라졌습니다. 그의 성공 공식은 로션 2, 분말 1의 비율이었습니다.

Q MSM을 정맥주사로 사용할 수 있을까요?

A 우리는 매우 심각한 경우 치료 효과를 최대로 높이는 MSM 투여 방법은 정맥 주입을 통하는 것이라고 믿습니다. 하지만 현재는 이 방법을 일반적으로 사용할 수 없습니다. 오래전 항생제가 처음 쓰일 때는 입을 통해서 투여되었는데, 지금은 더욱 복잡하고 위험한 상황에서 정맥주사법이 쓰입니다. MSM은 정맥 투여 약물로서 진지하게 검토되어야 합니다. 지금으로서는 효과적 치료법이 없는 많은 질환에 이 물질이 상당한 약리 효과를 제공할 잠재력이 있기 때문입니다.

Chapter 4

MSM과 통증

손상된 네 사람의 몸에 작용한 완화 효과

사례 1 베트남전쟁에서 부상

30년 전 미군 제1사단의 상병 멜 시오타는 베트남 전투 지역에서 20kg이 넘는 기관총과 탄약, 다른 장비를 짊어지고 헬리콥터에서 뛰어내렸다. 그런데 착지할 때 왼쪽 무릎이 비틀렸다. 고등학교 야구부에서 부상을 당했던 무릎이었다.

52세의 시오타는 당시를 이렇게 회상했다.

"눈에서 불꽃이 튀었습니다. 간신히 걸을 수는 있었지만, 이를 악물고 계속 움직이는 것과 같은 상황이었습니다."

20년 뒤, 상태가 안 좋은 무릎에 통증이 다시 찾아왔다. 오래전에 입은 부상과 일하는 동안 계속 웅크리거나 무릎을 꿇는 자세에서 비롯된 퇴행성 관절염 때문에 나타날 수 있는 증상이었다. 로스앤젤레스에서 자동차정비소를 운영하는 시오타는 일어났다 앉았다를 되풀이하고 있었다.

"내 무릎은 점점 더 악화되고 있었습니다. 아침에는 너무 뻣뻣하고 고통스러워서 일어나려면 침대에서 몇 분 동안 관절을 제자리에 맞춰야 했습니다. 일할 때는 무릎을 구부리고 앉을 때마다 신음과 끙끙거리는 소리를 냈습니다. 지난 4~5년 동안은 타이레놀을 하루에 두세 알 먹었습니다."

그러던 중 시오타는 친구에게 MSM 이야기를 듣고는 하루에 두 번, 반 티스푼 분량의 결정을 복용하기 시작했다. 시오타는 이렇게 말한다.

"3주에서 4주쯤 흘렀을까요, 아침에 침대에서 일어날 때 통증이나 뻣뻣함이 많이 느껴지지 않는 것을 알았습니다. 지금은 6개월쯤 지난 상태인데, 통증과 뻣뻣함이 절반 이상 사라졌습니다. 이제 더 이상 타이레놀이 필요하지 않습니다."

사례 2 한국전쟁에서 당한 부상

닉 푸초가 전쟁 중에 입은 부상은 오래전 한국전쟁으로 거슬러 올라간다. 68세로 미국 육군통신부대에서 중령으로 전역한 푸초는 거친 산악 지형에서 전화선을 가설하는 작업을 하며 무릎 부상이 악화되었고, 발에는 '열대 피부병'을 안고 미국으로 돌아왔다. 그리고 수십 년 동안 해마다 여름이 되면 발가락 사이의 통증, 갈라짐, 출혈이 도졌다.

다음은 버지니아주 페어팩스 스테이션에 살고 있는 푸초의 증언이다.

"무릎과 발에 MSM 젤을 쓰기 전까지는 오랫동안 고통을 받았습니다. 무릎 통증은 종종 강렬하게 나타나 걷는 것조차 힘들었습니다. 발을 헛디딜 때마다 통증은 더 심해졌습니다. 그런데 방사선 촬영에서는 아무 문제도 나타나지 않았습니다. 저는 진통제를 거부한 채 그냥 고통을 안고 살았습니다. 이제는 증상이 재발할 때마다 무릎에 MSM 젤로 마사지를 해줍니다. 그러면 24시간 안에 누그러집니다."

푸초는 1990년경 처음으로 젤을 사용하기 시작했다. 그는 두 다리의 발가락 사이 통증과 출혈이 '치료'되었다고 말한다.

"무척 비참한 상태였습니다. 해마다 여름에 날이 더워질 때마다 증상이 재발해서 양말은 피범벅이 되곤 했습니다. 온갖 치료법을 다 써봤지만 어느 것도 효험이 없었습니다. MSM의 효과에 무척 놀랐습니다. 3개월 동안 젤을 사용했고, 이듬해에는 증상이 재발하지 않았습니다."

사례 3 **수근관 증후군과 사고 관련 관절염**

캘리포니아주 아구라힐스에 사는 40세의 토미타는 두 가지 질환을 앓고 있었다. 이전에 식품점 계산원으로 일할 때 반복적 압박이 원인이 된 수근관 증후군과 1984년 자동차 사고로 거의 죽을 뻔한 부상을 입은 뒤 얻은 허리와 무릎, 골반의 심각한 관절염이었다.

"고통이 너무 심해서 밤에 잠을 이룰 수 없을 때도 있었어요. 내 몸의 중요한 뼈가 모두 부서져버린 느낌이었고, 잠자리가 편치 않아 밤새 뒤척였어요. 진통제는 좋아하지 않았지만, 그저 살기 위해서 정기적으로 비코딘을 먹었죠."

아내이자 네 살 딸을 둔 어머니 토미타는 파트타임으로 TV 드라마 배우로 출연하며 재즈 밴드도 운영하고 있다. 그녀의 말에 따르면 상태가 심한 날엔 통증 때문에 실생활과 TV 배역 사이에서 비틀거리며 녹초가 되어버렸다.

"촬영을 할 때는 다리를 절면 안 돼요. 대본에 그렇게 돼 있지 않으니까요. 그래서 통증이 아주 심할 때는 일하는 내내 진통제를 먹곤 했죠."

그것은 MSM을 만나기 전의 상황이었다. 그런데 2주 만에 상태가 완화되자 토미타는 깜짝 놀랐다.

"아무 문제 없이 다시 일의 효율을 높일 수 있었어요. 저는 MSM 결정을 하루 세 번, 한 티스푼씩 먹어요. 그러면 통증이 가라앉아서 바깥일과 집안일을 하고 딸을 돌볼 수도 있죠. 이제는 밤에 잠을 자고 나면 훨씬 더 많이 잔 느낌이에요. 통증이 심해진다 싶을 땐 MSM을 조금 더 먹으면 통증이 가라앉아요. 간혹 MSM 먹는 것을 잊어버리면 통증이 알려주죠. 허리에서, 골반에서, 무릎에서, 손목에서요. 치료가 된 것은 전혀 아니에요. 단지 진통제 없이 통증과 염증을 관리하는 거죠. 하지만 내 망가진 몸에 필요한 것은 그게 전부예요."

사례 4 25년 동안의 지옥 같은 삶

대부분 사람들에게는 은퇴가 점점 현실로 다가오는 나이에 케이 콜크먼은 석사학위 공부를 하고 있었다. 그녀는 1992년 53세의 나이로 학위를 취득했고, 이제 캘리포니아 북부 지역사회 대학 두 곳에서 영어를 가르치고 있다.

그녀가 거둔 성취를 더욱 인상 깊게 만드는 것은 엄청난 통증을 짊어진 채 고등교육을 받으며 난관을 이겨냈다는 사실이다. 콜크먼은 여섯 살 때 몇 번의 교통사고로 목과 등에 있는 신경, 근육과 뼈를 연속적으로 크게 다쳤다. 누적된 부상과 염증으로 몸을 오르내리는 신경의 주요 간선도로라 할 수 있는 척수를 둘러싼 척추가 비좁아졌다. 이로 인한 압박은 엄청난 통증을 몰고 왔다.

"25년 동안은 지옥 같은 삶이었어요. 통증을 참기 어려워 밤새도록 그저 걸으면서 기도드린 날이 얼마나 많은지 몰라요."

처음에 의사는 바르비투르산염과 다른 진통제를 처방했다. 그러나 약은 위를 손상시켰고, 약기운은 세 자녀를 양육할 책임을 감당하지 못할 만큼 그녀를 멍하게 만들었다. 약 때문에 새로운 문제가 생겼지만, 통증은 극히 일부만 줄었을 뿐이다. 그녀는 한동안 약을 먹다가 결국 중단하고 말았다.

콜크먼은 통증을 완화시킨 가장 좋은 해결책이 MSM이었다고 말한다.

"아스피린으로 조금 완화되기는 했지만 MSM은 통증을 훨씬 많이 줄여줬고, 내가 목표를 향해 계속해서 나아갈 수 있게 해줬어요.

통증이 너무 심해서 집중할 수 없을 때도 있었죠. MSM은 일과 공부 또는 다른 활동을 할 수 있을 만큼 고통을 줄여주었어요. 그리고 에너지도 끌어 올려주었죠. 고통은 여전히 남아 있어요. 절대로 사라지지는 않죠. 하지만 MSM 덕분에 견뎌낼 수 있어요. 저는 통증이 몰려올 때마다 하루에 서너 번씩 MSM을 먹어요."

통증에 대하여

통증은 여러 형태로 찾아온다. 통증 전문의 벤 E. 벤저민 박사는 『당신의 고통을 들어라』(펭귄출판사)에서 통증에 대해 다음과 같이 설명했다.

"약간 귀찮을 수도, 극심할 수도 있다. 날카롭게 찌르는 느낌일 수도 있고, 뻐근한 느낌일 수도 있으며, 따끔거리거나 타는 듯한 느낌일 수도 있다. 통증의 원인은 찢어진 인대나 힘줄, 조이거나 멍든 신경, 부러지거나 병든 뼈 또는 감정이나 심리와 관련된 문제일 수도 있다."

기본적으로 고통은 SOS의 전기신호로서 뭔가 잘못되었다는 것을 알려주는 신체 언어다. 한 영국 의료 전문가가 딱딱하게 설명한 대로 "이는 조직 손상의 경고이며, 통증의 지속성은 상당한 자발적 노력 없이는 이 경고를 무시할 수 없게 하는 보호 기능"이다.

고통 메시지는 몸에서 손상을 입은 부위의 신경 말단에서 시작된다. 자극 신호는 신경 섬유를 따라 순간 이동을 하듯 뇌까지 전달된다. 이 메시지는 당신에게 여기에 둔한 통증, 갑작스러운 골절 또는 찢어지는 두통이 있노라고 알려준다. 뇌는 당신의 과거와 현재의 경험을 종합해서 이 고통의 의미를 적절한 반응과 함께 계산한다.

이러한 과정이 어떻게 이루어지는지를 더 잘 이해하기 위해 요리하다가 손가락에 화상 입은 사람의 예를 들어보자.

눈 깜짝할 사이에 손가락에서부터 통증 신호가 전송된다. 알파-델타 섬유라 부르는 신경의 고속도로를 통해서다. 지방질을 보호하는 조직, 곧 미엘린초로 감싸여 있는 이 섬유는 통증 정보를 빛의 속도로 뇌와 주고받기 위해 설계되었다. 알파-델타 섬유는 신경계의 감각기관 중 일부이며, 감각기관은 촉각을 관장하는 알파-베타 섬유를 포함하고 있다.

"아야! 왼손 집게손가락 끄트머리라고."

1천분의 1초 만에 메시지가 당신의 뇌를 때린다.

"거기서 손가락을 치워."

다시 1천분의 1초 만에 뇌가 답장을 쏘아 보낸다.

당신은 뼈와 근육에 명령을 내리는 또 다른 신경 네트워크인 운동신경을 활성화해 손을 치운다.

자율신경이라는 세 번째 네트워크도 있다. 이는 혈류, 혈관 확장, 배설, 땀과 같은 것을 제어한다. 화상을 입으면 손가락 끝의 부상 부위는 붉게 변하기 시작하고, 손가락 끝에서 익히 알고 있는 통증을 느낀다. 이는 자율신경계의 일부인, 이른바 비미엘린초 신경섬유(C-섬유)의 작용이다.

비미엘린초 섬유는 이제 '회로', 다시 말해 뇌와 손상 부위 사이를 오가는 전반적인 고통 메시지를 관장하는 권한을 넘겨받는다. 알파-델타 섬유는 즉각적이고 보호적인 행동과 급성 통증에 관여한다. 작은 비미엘린초 섬유는 사후 그리고 예를 들면 관절염 같은 만성통증과 관련되어 있다. 이것은 매우 정교하고 복잡한 시스템을 단순화한 설명이지만 기본 개념의 윤곽을 제공한다.

두 가지 섬유 시스템은 몸 주변부에 퍼져 있다. 앞의 예에서는 손가락에서 시작해 팔을 타고 어깨를 지나 뇌로 연결된다.

두 시스템은 신경섬유의 축삭돌기를 계속 건너가면서 자극 신호를 운반한다. 그리고 경고 신호와 통증 메시지를 받아서 전달하는 교환국 구실을 하는 뇌 기저부의 시상에 이른다. 여기에서 자극 신호는 뇌로 전달된다. 특히 신호는 손상이 일어난 위치와 정도를 인식하는 대뇌피질로 이동한 다음, 감정을 다루는 뇌간 꼭대기의 변연계로 다시 이동한다. 통증 자극이 충분히 강한 경우, 변연계의 복도에서는 울음이나 슬픔 같은 반응을 일으키는 알람이 울린다. 이제 통증을 진통제로만 치료하는 것이 아니라 불안, 공포, 우울증과 같이 고통의 감정 요소를 다루는 약물을 함께 쓰는 것이 관행이 된 이유는 바로 변연계 때문이라고 보는 것이 정확하다.

통증을 없애는 약물 곧 진통제는 처방전 없이 살 수 있는 아스피린에서부터 강력한 마약성 진통제까지 광범위하다. 이 약물들은 어떤 식으로든 신경 시스템의 정상 기능을 중지시킴으로써 약효를 낸다. 또 치유 과정이 진행되고 있으리라 기대하는 동안 통증을 제거하는 인도적 임무를 수행한다. 문제는 이 약이 효과를 충분히 낼 만큼 강력하려면 치유에 역효과를 일으킬 정도가 돼야 하는 경우가 종종 있다는 것이다.

진통제는 몸에 독을 만들고, 정상적인 신진대사 활동을 방해하며, 기존 문제에 더해 새로운 문제를 만드는 해로운 부작용을 일으킬 수 있다. 오랜 기간 정기적으로 사용할 때는 특히 그렇다. 예를 들어 마약성 진통제의 경우 우리 몸은 약물에 대한 내성과 의존도를 쌓아간다. 그래서 효과를 내려면 더욱더 많은 용량이 필요하며, 이는 평생 중독으로 이어질 수도 있다.

진통제의 한 유형인 비스테로이드성 항염증제NSAID는 염증이 통증을 동반할 때 세계에서 가장 널리 사용되는 약물이다. 이 약은 부작용으로 악명이 높다(항염증제에 대한 자세한 내용은 Chapter 5의 염증 내용 참조).

MSM과 통증

오리건보건과학대학교의 DMSO 클리닉에서 MSM은 다양한 통증 질환을 앓는 환자들을 치료하는 데 쓰여왔다. 이 보충제는 대다수, 거의 70%의 사례에서 상당한 통증 완화 효과가 입증되었다. 나머지의 경우는 약간 효과를 보이거나 전혀 효과가 없었다. 물론 약물이든 자연요법이든 모든 경우에 효과를 내는 물질은 존재하지 않으며, MSM도 예외는 아니다.

다음은 MSM으로 통증 개선이 직접 관찰된 많은 질환 중 일부를 나타내는 목록이다.

중대사고 관련 통증 / 퇴행성 관절염 / 류머티즘 관절염 / 섬유근육통 / 허리 디스크, 관절염, 기타 원인에 따른 요통 / 두통 / 근육통 / 건염 / 활액낭염 / 손목터널증후군 / 간질성방광염 / 경피증 / 운동성 긴장과 염좌 / 구강 발진 / 대상포진 / TMJ / 벨마비(안면신경마비) / 염증성 내장 장애 / 버거씨병(폐색성혈전혈관염)

우리는 직접 치료하지 않은 많은 사람에게서도 MSM이 완화 효과를 낸다는 이야기를 들었다.

앞에서 언급한 대로 MSM은 DMSO 작용 중 대다수를 나타낸다. 연구를 통해서 DMSO가 신경의 C-섬유 네트워크를 따라 통증 자극이 전달되는 것을 억제함으로써 빠르고 안정적인 진통 효과를 내는 것이 입증되었다. 이 효과는 깊이 쑤시는 듯한 통증이 발생하는 경로를 따라서 발현된다. 이 통증은 관절염과 근골격계 부상과 관련이 있다.

1993년에 진행한 연구에서 서던일리노이대학교 연구팀은 낮은 농도의 DMSO로도 통증 자극의 전도가 느려진다는 결론에 도달했다. 그보다 훨씬 전에 한 실험에서는 DMSO가 몇 분 안에 C-섬유 통증 자극을 차단하는 것을 보여주었다. 지금까지는 MSM의 이러한 효과에 대한 검증이 진행되지 않았다. 그러나 몇 년 동안 우리는 임상 관찰을 통해 MSM이 강력한 진통제라는 점을 분명히 확인했다.

우리가 아는 바로는 날카로운 일차적 고통의 자극을 전도하는 알파-델타 섬유에 대해 수행된 DMSO 또는 MSM 연구는 없었다. 따라서 이 단계에 어떠한 영향력이 있는지는 알 수 없다. 그러나 다른 연구에서는 DMSO가 뇌에서 중추 통증 반응을 일시적으로 차단할 수 있는 것으로 나타났다. 이 부위는 통증이 감지되는 곳이다.

몇 년 전 한 연구자는 DMSO가 국소 및 전신, 다시 말해서 C-섬유 및 뇌에 작용해 진통제 효과를 낸다는 결론을 내렸다. 이 연구자는 이러한 효과를 모르핀과 비교했다.

DMSO는 처방약품이라는 점을 염두에 두어야 한다. DMSO는 전 세계에서 외상과 고통스러운 질환에 광범위하게 사용된다. 미국에서는 간질성방광염 치료제로 승인되었다. 이에 비해 MSM은 건강보조식품으로서 DMSO와 같은 정도는 아닐지 몰라도 여전히 매우 강력한 통증 감소 능력을 보여준다.

우리의 임상 관찰은 MSM이 여러 가지 면에서 DMSO와 같은 수준의 통증완화 효과가 있다는 것을 보여준다. 이를테면 다음과 같다.

- 항염증 작용(Chapter 5 참조).
- 반흔조직을 부드럽게 할 수 있는 능력(부록 A의 반흔조직 부분 참조).
- 혈관을 넓히고 혈액 공급을 개선할 수 있는 능력: 이는 신체에서 손상된 부위의 조직 복원에 관련된 영양소가 빨리 도착할 수

있게 지원하는 역할을 한다는 것을 시사한다.
- 근육 경련을 줄일 수 있는 능력: 질병이든 외상과 관련된 것이든 많은 통증 질환은 근육 경련 요소를 동반한다.
- 투과성 세포막의 투과력 증진 가능성: 이는 몸속 자체 진통 물질의 효과가 더욱 커지게 도울 수 있다.

한 가지 면에서 MSM은 DMSO보다 큰 장점이 있다. 앞서 언급한 대로 MSM은 DMSO와는 달리 비린내나 체취가 나지 않는다. 이 성가신 문제는 DMSO가 건강에 매우 유익하다고 해도 장기간 사용을 꺼리게 하는 요인이다. 장기간에 걸친 통증완화 수단을 찾고 있는데 짜증 나는 냄새는 싫다면 MSM이 자연스러운 해법이다.

진통제 및 항염증성 약물과는 달리 MSM은 심각한 부작용을 유발하지 않는다. 다만 자신의 체질에 비해 너무 많이 복용하면 일시적으로 위장 반응을 겪을 수도 있다. 이를테면 배변이 잦아질 수 있다. 이런 증상이 나타나면 복용량을 줄여야 한다. 개인마다 받아들일 수 있는 용량이 다르다는 점에 유의해야 한다.

MSM에 대한 소문이 퍼지면서 환자들은 의사보다 앞질러 나가고 스스로 복용을 결정하려 한다. 의사들은 환자들에게서 MSM이 어떻게 도움이 되었는지 듣고는 우리에게 연락해 MSM에 대해 묻는다. 플로리다주 로더힐 고등의학연구소의 데이비드 블라이웨이스 박사도 그중 한 사람이다.

블라이웨이스 박사는 우리에게 이렇게 말했다.

"이 물질은 환자 중심입니다. 환자들이 와서는 MSM 덕분에 통증이 50%쯤 나아졌다고 말합니다. 수십 명이 그렇게 말했는데, 누구도 부정적 영향을 언급하지 않았습니다."

블라이웨이스 박사에게 통증 개선을 보고한 환자 중에는 류머티즘 관절염, 피부 경화증, 류머티즘성 다발성 근육통, 섬유근염 및 그 밖의 통증과 결합 조직 장애를 지닌 사람들이 있었다. 그는 이렇게 덧붙였다.

"환자들은 1주일 이내에 기분이 나아지기 시작했다고 말했습니다. 피로가 줄고, 잠을 더 잘 잤고, 운동 능력도 좋아졌다고 말이죠. 이 모든 효과는 통증이 줄어든 결과입니다."

일리노이주 휠링의 척추지압사이자 척추신경전문의 리처드 셰퍼는 한 의사에게 MSM 이야기를 처음 들었다고 했다. 그 의사의 환자는 MSM을 복용하고 나서 통증이 완화되었다고 했다.

다음은 근골격계 질환을 주로 다루는 셰퍼의 말이다.

"지금은 6개월 이상 MSM을 추천하고 있는데, 결과는 우수합니다. 저는 관절염을 앓는 관절 부위에서 통증과 염증이 많이 줄어들면서 운동 범위가 개선되는 것을 지속적으로 목격해왔습니다. MSM은 일반적인 마모 관절염, 외상성 부상, 허리와 목의 통증, 근육통과 건염에 효과적입니다. 환자는 평균 5일에서 2주 안에 완화되었습니다. 지금까지 긍정적 효과를 경험하지 못한 사람은 한 명도 없었습니다."

치유의 가속화

MSM 정보와 관련해서 우리에게 연락하는 의료인 중 일부는 영양을 중시한다. 이들 중에는 의사, 정골요법사, 척추지압사, 자연요법사가 있다. 이들은 치료 과정에서 여러 가지 건강보조식품을 사용하는 의료 전문가들로서 종종 환자를 위한 기존 프로그램에 MSM을 추가했을 때 치유가 가속화되고, 다른 치료에 내성이 있는 증상에도 개선이 두드러졌다고 말했다.

예를 들어 어느 의사는 퇴행성 관절염과 류머티즘 관절염 및 그 밖의 근골격계 문제를 지닌 가장 까다로운 환자 여럿에게서 MSM이 회복 가속화 효과를 보였다고 언급했다. 그는 이렇게 말했다.

"MSM을 통해서 환자는 통증 감소, 운동과 신경학적 조정 범위의 증가 및 관절이 더 정상적인 모양과 위치로 돌아오는 것과 같은 회복 가속화 징후를 보였습니다."

내성 질환에 대한 치료 가속화 효과는 최근 우리 환자로 말리부에 사는 45세 리처드 리스에게서도 보고되었다. 20년 동안 전문안마사로 일해온 리스는 자신의 일에 필요한 강력한 움직임을 되풀이한 결과 오른쪽 견갑골 아래에 만성 근육 염좌를 앓았다. 그는 1년 동안 거의 매일 고용량의 모트린(진통제의 일종인 이부프로펜의 상품명 – 역자 주)을 복용했다. 또 통증을 치료하는 침술 요법을 받고, 종합비타민 보충제를 먹고, 등에 조직 경락 마사지를 받고, 아픈 부위에 정기적으로 냉찜질을 했다.

그러나 그 모든 노력에도 통증을 충분히 완화할 수 없었다. 다음은 그의 이야기다.

"고통이 지속되었고, 내 삶에서 모든 관심은 통증에 집중되었습니다. 통증 때문에 종종 한밤중에 잠이 깼고, 아침에 일어났을 때도 그대로였습니다. 손님에게 서비스를 할 때도 마찬가지였습니다. 일을 그만둘 수 없는 처지여서 기술을 조정해 왼쪽 팔을 더 많이 쓰고 오른쪽 팔을 덜 쓰면서 그저 고통을 참아낼 뿐이었습니다. 통증이 너무 심해서 테니스도 그만두어야 했죠. 모든 것이 악몽이었습니다."

리스는 1998년 늦은 봄 MSM 3g(3,000mg)을 복용하기 시작했다. 3개월 뒤 통증 수준은 복용 이전의 약 20%에 불과했다.

"저는 두 달 동안 모트린이 필요 없었습니다. MSM이 한 달 만에 치료를 가속화한 게 분명했습니다. 통증이 크게 가라앉아서 심신이 쇠약하지 않은 수준까지 내려갔습니다. 저는 삶을 되찾을 수 있었습니다. 아직 100% 회복된 것이 아니고, 아마도 마사지 일을 하는 한 100% 회복되기는 어려울 것입니다. 하지만 통증은 이제 더 이상 뇌리에 많이 남아 있지 않고, 더는 내 삶을 망가뜨리지도 않습니다. 테니스도 다시 하고 있습니다. MSM을 만나기 전에는 할 수 없었던 일이죠."

그는 수년에 걸쳐 많은 사람이 수술 후 MSM으로 빠르게 회복하고 있다고 우리에게 이야기해주었다.

플로리다주 인디언쇼어스에 사는 64세의 주부 캐럴 데이비스는 1998년 중반 무릎 인공관절 수술을 받은 뒤 회복 속도에 의사가 놀랐다고 말했다. 다음은 오랫동안 스키와 라켓 스포츠, 다른 여가 활동을 즐기면서 관절에 통증이 생긴 데이비스의 경험담이다.

"약 3년간 MSM을 복용해왔죠. 저는 약을 먹지 않는 사람인데, MSM은 내가 통증에 잘 대처할 수 있게 해주었어요. MSM이 정말 도움이 된다는 것을 알고 있었죠. 며칠만 안 먹어도 통증이 다시 왔으니까요. MSM 덕분에 고통을 참아낼 수 있었지만, 오른쪽 무릎은 연골 대부분이 사라질 만큼 악화돼 걷는 게 불가능해졌죠. 그래서 한동안 목발과 휠체어에 의지해서 다녀야 했어요. 1998년 2월에 먼저 관절경 수술을 했는데 효과가 없자 의사는 제게 관절 전체를 교체해야 할 거라고 말했어요. 의사가 강력한 진통제를 처방해줬지만 거절했어요. 제가 걷지 못하는 동안 MSM으로 충분히 통증 완화 효과를 얻었으니까요. 6월에 무릎 수술을 받았고, 수술 전후에 MSM을 아주 많이 복용했어요. 날마다 40g을 나눠서 먹었죠. 저는 병원에서 제공한 모르핀 진통제 펌프를 거의 쓰지 않았어요. 간호사들이 놀랄 정도였죠. 3주 뒤 진단을 받으러 병원을 찾았을 때, 정형외과 의사는 제 회복 상태가 마치 석 달쯤 지난 것 같다며 몹시 놀라워했어요."

수술한 지 석 달이 되었을 때, 데이비스는 이렇게 말했다.

"아주 잘 움직이고 있어요. 아직 춤은 못 추지만 곧 출 수 있을 것 같아요. 천천히 걷고 있고, 무릎이 90도까지 잘 구부러진답니다."

MSM과 통증완화에 대한 사람들의 질문

Q MSM이 어떻게 통증을 없애나요?
A 우리는 MSM이 적어도 다음 몇 가지 방법으로 통증을 완화시킨다고 생각합니다.

1. C-섬유라는 주요 신경 네트워크를 따라 통증 자극을 억제한다. 이 섬유는 신체의 손상된 조직이 있는 곳으로부터 통증 메시지를 뇌로 전달한다.
2. MSM은 또한 염증을 줄인다. 염증은 신경과 다른 조직에 압박을 가해서 통증의 원인이 된다.
3. MSM은 혈류를 촉진함으로써 치유 효과를 향상시킨다.
4. MSM은 통증 질환에 종종 관여하는 근육 경련, 곧 근육 조직의 수축을 줄여준다.

Q 외상을 입은 뒤 격심한 통증이 갑자기 발현하거나 악화될 때, 관절염 또는 다른 질병과 관련된 만성통증 모두에 MSM이 도움이 될까요?
A 보통은 양쪽 상황 모두에 도움이 됩니다. 급성통증은 거의 언제나 만성통증보다 빠르게 반응합니다. 발목을 삐거나 골절이 일어났을 때 MSM이 염증을 줄이는 데 도움이 될 것이고, 그 결과 약간의 통증완화 효과를 볼 수 있습니다. 몇 년간 통증 관련 질환을 앓아왔

다면 MSM이 통증 시스템에 들어가 제구실을 할 때까지 인내심을 가지고 기다려줄 필요가 있습니다.

Q 오랫동안 고통을 겪다가 하룻밤 사이에 극적인 효과를 보았다는 사람들의 이야기를 들었는데, 그게 가능할까요?
A 그럴 수도 있습니다. 우리는 개인적으로 사람들이 며칠 안에 큰 효과를 경험한 사례를 보아왔습니다. 이러한 극적 반응은 드문 일이 아니고, 의사와 환자 모두에게 매우 기쁜 일입니다. 하지만 우리는 몇 년간 만성통증을 앓아온 환자들에게 하룻밤 사이에 통증이 완화되리라는 기대는 하지 말라고 조언합니다. 물론 신속하게 효과가 날 가능성이 상당하지만, 완화의 첫 번째 징후가 나타날 때까지 한 달이 걸릴 수도 있고 두 달, 심지어는 몇 달이 걸릴 수도 있습니다. 혹시 MSM을 복용한 지 며칠 또는 몇 주 만에 효험을 보는 운 좋은 사람이 아니라고 해서 낙심하지는 마십시오. 그리고 인내심을 가지고 계속 유지하십시오. 즉시 고통이 줄어드는 것을 느끼지 못하더라도 MSM을 통해 몸에 힘이 더 나는 것을 느낄 수도 있고, 다른 부차적 효능을 경험할 수도 있습니다(MSM의 추가 혜택에 대한 부록 참조).

Q 아주 심각한 상태일 경우 완화를 경험하기까지 보통 얼마나 걸리나요?
A 많은 요소에 좌우되기 때문에 간단히 대답하기는 어렵습니다. 일부 심한 경우 몇 달이 걸릴 수도 있습니다. 문제가 오래될수록 충

분한 완화 효과를 얻기까지 시간이 더 오래 걸립니다. MSM은 종종 다른 어떤 것도 효과가 없고 가능한 효과적 치료법이 없는 경우와 환자에게 강한 약물 치료를 권할 수 없는 경우에 도움이 됩니다. 또 MSM을 사용하면 주요한 완화 효과를 제공할 수도 있지만 단지 의사가 약물을 줄이는 정도에 그칠 수도 있습니다. 의사가 약물을 줄일 수 있다면 부작용 위험도 줄어듭니다.

Q MSM의 통증완화 효과는 일시적인가요, 지속적인가요?
A 그것은 많은 요소에 좌우되기 때문에 이 또한 답하기가 어렵습니다. 많은 사람이 MSM을 복용하는 동안 완화 효과를 경험하고 복용을 중지하면 증상이 재발합니다. 이 책에는 이에 대한 사례가 많이 나옵니다. MSM을 중단하면 때로는 증상이 빨리 재발하기도 하고, 몇 주나 몇 달 또는 몇 년 뒤 재발하는 경우도 있으며, 다시는 재발하지 않을 수도 있습니다. MSM은 치유 과정에 속도를 붙입니다. 통증은 몸이 사고로부터 회복되고 나면 사라졌다가 종종 외상 여파로 생긴 퇴행성 관절염 형태로 나중에 다시 나타날 수 있습니다. MSM을 계속 복용하면 관절염 관련 통증의 재발을 지연시키는 데 도움이 될 수 있습니다. 우리는 환자가 루푸스와 간질성방광염 같은 심각한 질병에 차도를 보인 여러 사례를 관찰했습니다. 이들은 정기적으로 오랫동안 MSM을 복용해왔으며, 아마도 회복에 기여했을 것입니다. 만약 만성질환 통증으로부터 완화 효과를 얻고 있다면 일반적으로 MSM을 복용하는 동안은 완화 효과가 지속됩니다.

Q 통증이 악화되면 MSM을 복용해야 하나요?

A MSM은 많은 통증에 도움이 될 수 있지만, 통증이란 뭔가가 잘못된 것이고 주의가 필요하다는 것을 알리는 몸의 메시지라는 사실을 기억해야 합니다. 사소한 통증은 빠르게 왔다 지나가며, 일반적으로는 걱정할 문제가 되지 않습니다. 하지만 통증이 악화되거나 지속된다면 이는 주의해야 할 강력한 메시지입니다. 통증 전문가 벤 E. 벤저민 박사는 이렇게 설명합니다.

"신체의 조기 경보 신호에 귀 기울이지 않는 사람들이 많다. 그 결과 이들은 부상을 악화시키며 몇 달, 심지어는 몇 년 동안 자신을 불필요한 고통 속으로 내몬다."

사소한 통증이라도 느껴지면 주의하십시오. 무엇이든 통증 원인이 될 수 있는 반복 작업이 있는지 생각해서 바로 조치를 취한다면 약한 통증이 심한 만성통증으로 악화되는 것을 막을 수 있습니다.

지속적인 통증은 당신의 인생을 망칠 수도 있습니다. 이는 학습과 집중, 일상적인 작업 수행 또는 가정을 돌보는 능력에 영향을 미칠 수 있습니다. 최악의 경우 지속적인 통증은 불안, 약물치료 의존, 약물에 따른 부작용, 추가 건강 문제에서 더 나아가 자살 유혹으로 이어질 수도 있습니다.

어떤 이유로든 심각하거나 지속적인 통증을 경험하고 있다면 당장 건강식품점으로 뛰어가서 MSM 한 병을 사십시오. 다만 진통제처럼 통증을 완화시켜줄 것이라고 기대하지는 마십시오. MSM은 그런 식으로 작용하지 않습니다. 10분 만에 고통을 없애는 약리적 진통제가 아닙니다. 그러니 의사와 상담해서 진단을 받고 의사의 조언을 따르십시오.

찌르는 듯한 치통이 있을 때는 치과의사를 찾아가십시오. MSM이 통증을 누그러뜨리는 데 도움이 될 수는 있지만 통증 원인을 해결해야 합니다. 급성 맹장염이 발병한 경우 빠른 완화 효과를 위해 MSM에 의존하지 말고 즉시 의사를 찾아야 합니다. 머리가 깨질 듯 심한 두통이 있을 때 MSM 캡슐 복용을 시작하면서 애드빌 같은 효능이 있으리라 기대하지는 마십시오.

MSM은 많은 경우 신속한 완화 효과를 제공하지만, 이것이 약리학적 진통제와 경쟁할 수 있다는 뜻은 아닙니다. MSM은 건강보조식품입니다. MSM은 약물에 무한정 의존하기를 원치 않는 만성통증 질환자에게 가장 적합합니다. 만성통증 질환을 앓고 있다면 MSM은 어떤 치료 프로그램과도 함께 사용할 수 있습니다. MSM은 당신의 건강 전문가가 관리하는 약물이나 치료 절차를 방해하지 않습니다.

Q 통증완화를 위해 MSM을 얼마나 먹어야 할까요?
A 통증이 심한 경우 하루에 적어도 티스푼으로 수북이 두 스푼은 먹어야 할 수도 있습니다. 투여량은 매우 중요합니다. 일반 규칙은 가능한 한 적게, 하지만 원하는 통증완화 수준을 얻는 데 필요할 정도로 먹는 것입니다. 그런데 개인마다 필요한 양이 다릅니다. 한 사람에게 효험 있는 양이 조건이 매우 비슷한 다른 사람에게는 너무 적거나 많을 수도 있습니다.

개별적으로 유효한 용량을 찾는 방법을 알려주기 위해 우리 클리닉 중 한 곳을 관리하는 셰릴 브라운의 예를 들어보겠습니다. 46세인 브라운은 1998년 봄 MSM을 복용하기 시작했습니다. 그녀에게는 다음 세 가지 건강 문제가 있었습니다.

첫째, 몇 년 전 두 번의 자동차 사고를 겪은 뒤 생긴 퇴행성 질환으로 목에서 가시뼈가 돋으면서 생긴 골관절염.

둘째, 두 달에 한 번씩 도지는 편두통.

셋째, 손목의 불편함과 약간의 통증으로 컴퓨터 과다 사용과 관련된 손목터널증후군과 비슷한 질환.

브라운은 관절염과 편두통 통증 관리를 위해 몇 가지 약물을 복용했지만 위장 장애를 약간 경험했고, 약물을 장기간 계속 복용하는 것을 받아들이기가 어려웠습니다. 그녀는 MSM 750mg 캡슐을 아침 저녁으로 한 알씩, 하루에 두 알을 먹기 시작했습니다. 그리고 2주 만에 온종일 컴퓨터를 붙잡고 씨름해도 손목에서 통증이 느껴지지 않는다는 것을 알았습니다. 그래서 복용량을 매일 3g(3,000mg)으로 두 배 늘렸습니다.

"그 덕분에 통증완화 효과가 꽤 좋았지만, 그것만으로는 만족할 수가 없었어요. 우리 환자 중 일부는 놀라운 완화 효과에 대해 이야기했어요. 저도 그런 효과를 보고 싶었어요."

그래서 브라운은 매일 4.5g(4,500mg)으로 늘렸고, 이것이 지금 복용하는 양입니다. 그녀는 이렇게 말합니다.

"그렇게 양을 늘리니 큰 차이가 생겼어요. 그 정도가 제 몸에 필요한 용량인 것 같아요. 머리가 맑아지는 느낌이 들었고, 관절염 통증은 거의 사라졌죠. 목을 움직이는 범위가 향상되어 전보다 머리를 어깨 쪽으로 훨씬 많이 움직일 수 있게 되었어요. 어렸을 때와 같이 좋은 모습으로 다시 돌아온 느낌이에요."

브라운은 MSM을 3g으로 늘린 뒤로는 몇 차례 아스피린을 먹은 것을 제외하고는 어떤 진통제도 필요 없었다고 합니다.

펜실베이니아주 스쿨킬 헤이븐에서 척추지압사로 일하는 척추신경전문의 제프리 머로젤은 교정, 두통, 근육통, 관절염 환자에게 MSM을 사용합니다. 그는 보통 초기 개선 효과가 느리고 꾸준한 효과로 이어지는 것을 발견했다고 말합니다.

"그다음에는 개별 환자의 허용치에 따라 복용량을 상당히 올립니다. 그러면 종종 추가 효과를 더 빨리 얻게 됩니다."

캡슐로 먹든 결정으로 먹든 아무 차이가 없습니다. 하루에 몇 캡슐 이상을 먹을 필요가 있을 때는 결정이 더 편리할 수도 있습니다. 이때 MSM이 쓴맛이 있다는 점에 유의해야 합니다. 어떤 사람들은 맛에 신경을 쓰지 않지만 어떤 사람들은 신경을 씁니다. 그럴 때는 물이나 주스 또는 다른 액체에 결정을 넣어 먹으면 됩니다. 따뜻한 물, 뜨거운 물에는 결정이 더 잘 녹으므로 차나 커피에 넣어 먹을 수도 있습니다.

항상 적은 양으로 시작해 최대 통증완화 효과를 내는 개인별 용량까지 천천히 늘려가십시오. 한 번에 너무 많이 먹으면 위장 불편을 느낄 수 있으니 이를 피하려면 하루에 먹는 MSM 양을 줄이거나 횟수를 나눠서 복용하십시오.

　의사의 관리를 받고 있다면 당신이 무엇을 하는지 의사에게 말하십시오. 그러면 MSM 보충제를 먹어서 통증 관련 약물을 줄일 수 있다는 것을 의사가 알게 될 것입니다.

Q　MSM을 먹는 것 외에 통증을 줄이는 방법으로 또 무엇이 있을까요?
A　젤과 크림, 로션 형태로 시판되는 MSM을 국소 부위에 바르는 방법입니다. MSM은 조직을 통과하는 능력을 갖추고 있습니다. 피부를 통해 몸속 시스템으로 들어가죠. 통증 부위에 MSM을 추가로 바르면 통증 감소와 치료 효과를 높일 수 있습니다. 국소적인 항염증 효과를 내기 위해서는 몸에서 영향을 받는 부위에 국소용 MSM 제품을 바르십시오(MSM 젤·크림·로션에 대한 자세한 내용은 Chapter 3 참조).

Q　MSM을 복용하면 통증완화를 위해 사용 중인 처방약을 중단해야 하나요?
A　MSM은 많은 경우 상당한 진통 효과를 나타냅니다. 하지만 당신을 치료하는 건강 전문가와 상담하기 전까지는 정기적인 약물 복용을 중단해서는 안 됩니다.

Chapter 5

MSM과 염증

의사는 내게 다시는 걸을 수 없을 거라고 했다 _ 비버리 스펜서의 이야기

밤이 낮의 뒤를 따르듯 염증은 외상의 뒤를 따른다. 비버리 스펜서는 1986년 자동차 사고를 당한 뒤 엄청난 염증이 생긴 경우다.

오리건주 레이크 오스위고에 사는 스펜서는 운전 도중 정지 신호를 받고 멈춰 있었다. 그런데 갑자기 시속 112km로 돌진하던 차량이 뒤에서 들이받았다. 운전자는 코카인에 취해 있었다. 그 충격으로 스펜서의 허리와 목에 있는 디스크 여러 개가 부서져 여덟 달 동안을 누워 지내야만 했다.

스펜서의 이야기다.

"의사는 내게 다시는 걸을 수 없을 거라고, 내가 기대할 수 있는 최선의 상태는 다른 장애인들과 함께 단체 여행을 갈 수 있는 정도일 거라고 했어요. 사고 뒤 저는 몸의 어느 부분이든 아주 조금밖에는

움직일 수가 없었어요. 타박상과 혈액순환 저하로 검은빛과 푸른빛이 도는 회색 멍이 몸 이곳저곳에 있었어요. 조금이라도 움직이려고 하면 너무 아팠어요. 하지만 저는 아프더라도 움직이려 노력해야만 한다는 것을 알고 있었어요. 저는 아이가 넷이고, 항상 일하고 있었죠. 침대에 누워만 있는 건 참을 수 없었어요. 어떻게 하면 침대에서 일어나 다시 회복할 수 있을지를 궁리하며 시간을 보냈죠."

진단 결과 희망적인 내용은 없었고, 의사는 몸 기능이 정상으로 돌아올 것이라는 어떤 가능성도 내비치지 않았다. 스펜서는 허리와 목에 심각한 외상 후 염증과 근육 경련을 겪고 있었다. 그녀는 시련을 이겨내기 위해 몇 시간마다 진통제와 근육이완제를 복용해야 했다.

스펜서는 당시를 이렇게 회상했다.

"1987년이었죠. 침대에 누워서 지낸 지 몇 달이 지난 뒤 MSM에 대해 알게 되었어요. 그래서 하루에 두 번, 오렌지주스에 한 티스푼을 섞어서 먹기 시작했어요. 몇 주가 지나자 뭔가 느낌이 왔어요. 처음에는 혈액순환이 조금 나아지는 걸 느꼈어요. 피부 색깔이 나아졌죠. 마비되었던 부위의 느낌도 나아졌어요. 움직임이 천천히 늘어났죠. 처음에는 손과 팔이었어요. 통증이 줄어들어서 진통제를 전처럼 많이 쓸 필요가 없었어요. 결국 진통제를 완전히 끊었죠. MSM을 먹기 시작할 때까지는 별로 호전된 게 없었는데, 이제 천천히 나아지고 있다는 느낌이 들었어요. 3~4주가 지나자 정말로 침대에서 빠져나와 혼자 욕실에 갈 수 있었어요. 욕실까지는 2m도 안 되었지만,

왔다 갔다 하려면 두 시간이 걸렸어요. 저는 침대에 누워 있을 때나 일어날 때 끔찍한 고통을 겪었어요. MSM은 그 통증을 완화하는 데 도움이 되었어요. 정오와 다시 통증이 심해지는 오후 4~5시에 MSM을 먹었어요. 그 뒤 더 많이 먹었고, 2~3분 안에 기분이 나아졌어요. 통증 강도가 점점 줄어들었죠. MSM을 먹은 지 넉 달쯤 되었을 때는 천천히 거실을 걸어 다니고, 몇 분 정도는 앉을 수도 있었어요."

스펜서는 편안히 걷거나 간단한 집안일을 하게 되기까지는 1년 반이 걸렸다고 말한다. 의사는 그 정도만으로도 깜짝 놀랐다. 걸어 다닐 수 있게 되었지만, 스펜서는 고통 속에서 거의 중풍으로 마비된 사람처럼 걸었다. 사람들은 그 모습을 보고 고개를 돌리거나 다른 곳을 보는 척했다. 그녀는 당시를 이렇게 회상했다.

"움직이려면 다리를 옆으로 늘어뜨리고 원을 그리면서 움직이게 해야 했어요."

스펜서는 놀라운 회복을 보여주었다. 통증을 극복하고 위축된 근육을 회복하기까지는 3년이 걸렸다. 이제 57세가 된 그녀는 몬테소리학교를 운영하고 있으며, 스스로 인정하듯 '일중독자' 모습으로 돌아와서 1주일에 100시간을 일한다. 최근 스펜서와 친구들은 학교에 테라스를 만들기 위해 3천800개의 벽돌을 쌓았고 새로운 놀이기구도 설치했다. 그녀는 정기적으로 자신의 테이블과 캐비닛을 옮기고 있다.

스펜서는 시련을 떨쳐냈지만, 여전히 조심스러운 면이 있다.

"중상을 입었던 여자치고는 꽤 강한 편이지만, 몸을 숙여서 물건을 집을 수는 없어요. 쪼그려 앉은 뒤 팔을 뻗어 물건을 집고 다시 일어나야 하죠. 내 디스크는 으스러졌고, 잘못된 행동을 하면 침대로 돌아가야 해요. 몇 차례 재발했어요. 이야기를 하고 있는 지금은 통증이 없어요. 통증이 생기면 그저 MSM을 더 먹을 뿐이에요. MSM이 없었다면 제가 과연 어떤 상태일지 모르겠네요."

스펜서는 어떤 면으로 보든 치료된 상태가 아니다. 그녀가 입은 심각한 부상은 필연적으로 목과 허리의 퇴행성 관절염으로 이어진다. MSM은 관절염을 치료하지는 않지만 관련 통증을 완화하는 데는 도움이 된다. 염증이 질병을 앓는 과정에서 유래한 것인지, 외상으로 인한 것인지에 관계없이 MSM은 비버리 스펜서처럼 염증이 있는 사람에게 강력한 완화 효과를 제공한다.

MSM과 염증

염증은 질병 또는 부상으로 세포나 조직이 손상될 때마다 일어나는 신체의 복잡한 반응이다. 골관절염으로 약화된 관절 또는 류머티즘 질환과 관련된 근육 및 관절에는 시간이 지나면 만성 염증이 생길 수 있다. 화상, 방사선, 독 또는 감염으로 급성 염증이 생길 수도 있다.

염증은 고대 그리스부터 전해 내려온 여러 가지 특징적 증상과 관련이 있으며, 모든 의대 학생들은 학업 초기에 이를 배운다. 염증의 증상은 다음과 같다.

발적(피부가 빨갛게 됨) / 발열(열감이 남) / 비탄(통증) / 종양(부어오름) / 특정 신체 부분의 기능 상실

MSM은 진정한 항염증제로 신체에 존재하는 이와 같은 증상에 각각 영향을 미친다. 수백 가지 사례에서 우리는 환자의 부기가 가라앉고, 국소 열감이 정상화되며, 발적이 줄어들고, 피부 색깔이 정상에 가까워지는 모습을 목격했다. 환자 자신은 통증 감소와 신체 기능의 정상화로 이를 입증한다.

DMSO의 주요 특성 가운데 하나는 적은 양을 복용할 때 몸속의 자연적인 항염증 호르몬 효과를 높여주는 기능이다. 이 호르몬은 부신에서 생산되는 코티솔cortisol이다. 스테로이드 약물로 알려진 코르티손cortison은 의약품 버전의 코티솔이다. 연구자들은 오래전 실험실에서 코티솔의 농도가 정상보다 10분의 1에서 1,000분의 1밖에 안 될 때도 DMSO가 있으면 다양한 손상 요인에 취약한 세포 구성 요소를 안정화시키는 데 도움을 주는 것을 발견했다. 이는 DMSO가 들어오면 세포를 보호하기 위한 몸속 천연 항염증제가 상당히 적게 소모된다는 것을 뜻한다.

MSM은 또한 의학적으로 중요한 작용을 한다. 수년에 걸쳐 많은 염증성 질환에 MSM을 사용하면 부기를 억제하는 데 필요한 코르티손 투여량을 줄여준다. 우리는 의학계에 가장 잘 알려진 염증 질병 가운데 하나인 류머티즘 관절염에서 거듭 이러한 효과를 보아 왔다.

DMSO와 MSM이 염증에 대해 공통으로 보이는 또 다른 특징은 섬유모세포 증식을 억제하는 효과다. 섬유모세포는 결합 조직을 형성하는 몸의 1차 전지로서 몸속의 섬유조직, 지지조직, 결합조직을 만드는 특성화된 여러 가지 세포로 변환된다. 부기가 진행되는 과정에서는 과다한 섬유모세포가 만들어지며, 이는 결국 흉터로 이어질 수 있다. DMSO는 섬유모세포를 감소시키고, 부어오른 조직에서 체액과 결합해 몸 바깥으로 배출된다.

종종 염증과 근육 경련이 동반되는데, MSM은 경련을 감소시키는 근육이완 효과도 있다.

항염증 약물에 대한 주의

오랫동안 의료계는 특히 통증과 염증 질환을 완화하기 위해 수백만 명의 환자에게 쓰이는 비스테로이드성 항염증 약물로 인한 문제, 특히 위장관에서 일어나는 부정적 약물 반응 문제를 인식하고 있었다. 1991년 〈미국 의학 저널〉은 "이 약물과 관련된 위장관 병리가 미국에서 가장 널리 퍼진 심각한 약물 독성이라는 인식이 점점 늘어나고 있다"고 밝혔다.

1997년 7월, 미국 의학협회가 뉴욕에서 주최한 통증 관련 포럼에서는 처방전 없이 살 수 있는 항염증성 약물을 장기간 사용해서 발생하는 궤양 및 다른 의료 문제에 대한 경고가 나왔다.

"이는 공중보건의 문제입니다."

시애틀에 있는 워싱턴대학교 의료센터 소화기내과 의사 마이클 B. 킴미 박사의 말이다.

포럼에서 인용된 데이터에 따르면 관절염, 류머티즘 및 노화 의료 정보 시스템에서 비스테로이드성 항염증제NSAID 때문에 생긴 위장 합병증으로 미국에서 해마다 약 7만 6천 명이 입원하는 것으로 나타났다. 약 4만 1천 개 병원에서 해마다 NSAID로 인해 사망하는 노인 환자는 3천300명으로 추정된다.

킴미 박사에 따르면 위장관 출혈 입원환자 가운데 50~80%는 NSAID를 복용하고 있었다.

"이들이 출혈로 병원을 찾을 때마다 그중 10%는 사망 가능성이 있습니다. 사람들이 너무 늦게 문제를 알아차린다고 생각합니다."

가장 흔한 부작용은 복통, 소화불량, 궤양, 출혈, 천공이며 이로 인해 사망에 이를 수도 있다. 또 신장 손상은 NSAID를 정기적으로 사용할 때 자주 일어나는 부작용이다.

많은 나라에서 비아스피린계 NSAID는 가장 자주 사용되는 약물이다. 이 약물 사용은 나이에 비례해서 증가하며, 주로 관절염과 다른 만성 근골격계 문제와 관계가 있다. 연구에 따르면 노인 환자 중 10~20%는 NSAID를 처방받는다.

아스피린은 가장 친숙한 NSAID다. 그러나 더 강력한 NSAID에는 이부프로펜, 나프록센나트륨, 케토프로펜 같은 화합물이 있다. 이러한 제품은 처방약 또는 처방 없이 살 수 있는 의약품으로 판매된다.

킴미 박사는 NSAID 남용을 중요한 문제로 꼽는다.

"사람들은 처방전 없이 살 수 있는 NSAID를 충분한 이유도 없이 남용합니다. 이것은 사람들을 끔찍한 문제를 겪을 위험에 노출시키는 일입니다. 이 많은 약물은 의사가 복용을 권해서 사용되는 것이 아닙니다. 사람들은 광고를 보고 의사와 상의도 없이 약을 삽니다."

1996년, 캐나다의 한 연구는 특히 노인 및 다른 위험이 높은 환자들은 NSAID를 피해야 한다고 경고했다. 연구진은 "지금으로서는 심각한 독성을 일으킬 가능성이 적은 NSAID는 없다"고 말했다. 캐나다의 또 다른 연구에서는 많은 의사가 노인에게 NSAID를 너무 많이 처방한다고 지적했다.

1998년 우리 가운데 로렌스가 샌디에이고에서 열린 가장 유명한 정형외과 의사 콘퍼런스에 참석했는데, 이때 자주 오간 대화 주제는 NSAID 부작용이었다. 전문가 대부분은 이런 약물을 닷새 또는 엿새 이상은 절대로 써서는 안 된다고 믿었다.

스테로이드성 항염증제는 비스테로이드성 약물이 듣지 않는 경우 의사들이 공통으로 처방한다. 코르티손을 포함한 스테로이드성 약물은 짧은 기간 동안 아주 적은 양을 복용할 경우 정말 놀라운 약물이다. 의사들은 대부분 이 약물을 그런 방법으로 쓴다. 필요할 때 제대로 사용하면 스테로이드는 급성 천식·알레르기 환자를 위험에서 구하고 생명을 보호해줄 수 있다. 보통은 1주일 또는 그보다 짧게 쓰면 안전하다. 사실 일부 환자들은 스테로이드가 실제로 더 강하다고 느낀다.

만약 오랜 시간 복용할 경우 스테로이드는 문제가 된다. 심각한 부작용의 실제 위험에 노출되는 것이다. 이는 더 가벼운 약물로는 억제되지 않는 괴로운 통증에 시달리는 류머티즘 관절염이나 특정한 신경장애를 지닌 사람들이 직면한 딜레마이기도 하다. NSAID의 부작용도 나쁠 수 있지만 코르티손을 오래 쓸 경우 결과가 훨씬 더 나쁘다.

일반적으로 환자가 겪는 부작용에는 위장 자극과 출혈, 면역체계의 억제 및 감염, 체액의 정체와 부기, 혈관 파열과 검붉은 멍, 심신 약화, 당분의 대사 장애, 망상성 행동의 발현 경향 등이 있다. 많은 사람이 이런 부작용 때문에 스테로이드를 두려워한다.

1998년 8월 7일 금요일, 주요 언론에서는 가장 심한 염증성 관절염 질환인 류머티즘 관절염 치료를 위한 신약 '아라바$_{Arava}$'의 등장을 보도했다. 이 약물은 FDA 자문 패널에게 만장일치로 승인을 받았다. 보통 이런 권고 다음에는 정부가 이 약물을 의약품 시장에서 판매하고 환자에게 쓸 수 있게 승인한다.

그다음 날, 미국 전역 신문이 자세한 내용을 보도했다. 예를 들어 〈로스앤젤레스 타임스〉는 "관절염 희생자들을 위한 돌파구"라는 제목으로 이 약물에 대한 AP통신의 보도를 다음과 같이 게재했다.

- 아라바는 류머티즘 관절염에 대해 10년 이상 "새로운 치료법을 약속하며 시장에 다가가는" 시리즈 가운데 첫 번째다.
- 아라바는 류머티즘 관절염을 치료하는 것은 아니지만 '치료 기준', 곧 암 치료제인 메토트렉세이트처럼 '귀찮은 부작용'을 일으키며

시간이 지남에 따라 효과가 감소하는 약물만큼의 효과가 있는 것으로 보인다.
- 제조회사인 훽스트마리온루셀은 1년에 걸쳐 중 정도의 질환을 앓고 있는 환자 480명을 대상으로 연구를 진행했다. 그중 41%가 증상 개선을 경험한 데 반해 효과가 없는 위약을 복용한 환자는 19%만 개선을 경험했다.
- 질병 진행 여부를 판단하기 위해 골 침식 및 연골 소실에 대한 방사선 연구를 진행했다. 논문에 따르면 아라바 환자들은 '악화되지 않았다'고 답했지만, 위약을 먹은 환자들은 '네 배 더 빠르게 악화되었다'고 답했다.
- 아라바는 환자 중 4분의 1에서 설사 및 모발 손실을 포함한 부작용을 일으켰다. "그러나 아라바는 메토트렉세이트가 때때로 일으키는 신부전증과 같이 심각한 문제를 일으키는 경향은 보이지 않았다"고 AP통신은 연구 안전성을 검증한 한 의사의 말을 인용해 보도했다.
- 그러나 기사는 계속해서 이 약이 '중요한 문제를' 안고 있다고 말한다. 약물은 대부분 마지막으로 복용한 이후 빠르게 배출되는데, 아라바는 완전히 배출되려면 적어도 6개월이 걸릴 수도 있다.
- AP통신은 "또한 동물 연구에서는 이 약물이 수많은 선천성 장애를 일으킬 수 있다는 것을 시사했다"고 보도했다. 전문가들은 임신한 여성은 아라바를 복용하면 안 되고, 폐경 전 여성들이 약을 사용할 경우 피임을 해야 한다고 경고했다. 보도는 "더 성가신 점

은 이미 아라바를 복용했는데 아기를 갖고 싶어 하는 여성에게 이를 어떻게 말할 것인가 하는 문제"라고 덧붙였다.
- 마지막으로, 전문가들은 "메토트렉세이트와 마찬가지로 아라바는 간 손상을 일으킬 수 있으므로" 정기적으로 간 검사를 받을 것을 권고했다.

우리는 이 '유망한' 신약에 토를 달고 싶지는 않다. 이 기사가 모든 것을 말해주기 때문이다.

이에 비하면 MSM과 관련된 심각한 부작용은 없다. 류머티즘 관절염(Chapter 20 참조)을 비롯해 항염증 약물이 처방되는 거의 모든 질환에 MSM을 이용할 수 있다. 만약 외상이나 화상 또는 어떤 질환이든 그 결과로 염증이 생기면 MSM이 매우 유익한 추가 치료 수단이 될 수 있다. 입으로 복용하고, 또 염증이 생긴 어느 부위에든 젤이나 로션을 발라주면 된다.

경구용 MSM은 크론병과 궤양성대장염과 같은 염증성 장질환을 완화시킬 수 있다. 크론병은 일반적으로 소장 아래쪽 부분에 영향을 미쳐서 심한 통증과 설사를 동반한다. 설사에 이어서 항문과 성기 사이 회음부에 통증 자극과 염증이 생긴다. MSM은 위장 염증을 줄임으로써 통증과 설사를 줄일 것이며, 나아가 회음부 조직의 염증을 줄일 것이다.

궤양성대장염은 대장과 직장 안쪽 벽에 생기는 염증과 관련이 있다. 이에 대한 MSM의 효과는 크론병에서와 같다. 환자는 증상 완화와 아울러 대변의 더욱 일반적인 크기, 색상, 주기를 보고한다. 궤양성대장염은 대장암 위험 증가와 관련이 있다.

　이 질환은 모두 종종 관절에 2차 염증을 일으킨다. MSM은 관절 염증뿐만 아니라 내장 염증을 줄이는 데도 도움이 된다.

PART 2

MSM은
일반적인 통증완화에
어떻게 도움이 되는가

Chapter 6

관절염(골관절염)

수술 때문에 다시 만나게 될 겁니다 _ 엘렌 넬슨의 이야기

엘렌 넬슨은 콜로라도주 리틀턴에서 우편물을 배달한다. 그녀는 일주일에 닷새, 때로는 엿새 동안 최대 16kg짜리 자루를 운반한다. 그녀는 일을 잘 해냈다. 1997년 바쁜 크리스마스 우편 시즌 도중 오른쪽 무릎이 아프고 뻣뻣해지는 것을 느낄 때까지는 그랬다.

넬슨은 초과 근무를 한 데다 평소보다 물량이 많은 크리스마스 시즌의 소포와 카드 때문이라 생각하고는 대수롭지 않게 넘겼다. 그러나 시즌이 지나고 다음 달이 되자 뻣뻣한 느낌이 더 심해지고 아픔은 지독한 통증으로 변했다. 그녀는 주치의를 찾아갔다. 의사는 45세 우편배달부의 오른쪽 무릎을 검사한 뒤 퇴행성 관절염이라는 결론을 내렸다. 게다가 의사는 그때까지는 아프지 않았던 다른 한쪽 무릎이 오히려 더 나쁜 상태라고 말했다. 의사는 넬슨을 정형외과

전문의에게 보냈고, 그는 추가 방사선 촬영 및 검사를 한 뒤 확진을 했다.

"정형외과 의사는 물리치료와 무릎보호대 그리고 매일 이부프로펜 600mg을 처방했어요. 진료실을 나올 때 의사가 '무릎 수술 때문에 다시 만날 겁니다. 장담합니다' 하더군요."

넬슨은 약물을 복용하고 보호대를 차기 시작했다. 그것은 직업상 날마다 트럭을 오르내려야 하는 그녀에게는 힘든 일이었다.

"상태는 악화됐고, 곧 왼쪽 무릎이 오른쪽 무릎보다 더 아프기 시작했어요. 아침에 일어났을 때 통증과 뻣뻣한 느낌이 더 심했죠. 침대 가장자리에 서서 발을 위아래로 움직여야 했어요. 제대로 움직이기 위해서요. 걸어가다가 구멍에 발이 빠지거나 발가락을 스프링클러에 부딪히기라도 하면 통증이 전기처럼 찌릿찌릿하게 다리의 관절을 때렸죠. 일주일에 한두 번은 밤에 무릎과 정강이 통증으로 잠에서 깼어요. 가끔은 다리 경련 때문에 고통스러운 밤을 보내기도 했고요. 진통제가 몇 시간은 증상을 누그러뜨렸지만, 약효가 사라지면 통증과 뻣뻣함이 돌아왔어요."

넬슨은 이전에 처방전 약물을 먹어본 적이 한 번도 없었으므로 장기간에 걸쳐 진통제를 먹어야 하는 것에 마음이 불편했다. 의사는 약물이 몸에 끼칠 수 있는 부작용을 검사하기 위해 6개월 뒤 다시 오라고 지시했다.

"간이나 신장의 손상 같은 부작용을 생각하면 정말 불안했어요. 수술은 더 내키지 않았죠."

통증은 갑자기 들이닥쳐서 넬슨의 삶을 바꿔놓았다. 넬슨은 영화를 보러 가는 일도 포기해야 했다. 통증이 영화를 보기 위해 앉아 있는 것조차 허락지 않았기 때문이다.

1998년 봄, 넬슨은 우편물을 배달하러 가는 길에 어느 주민과 이야기를 나누었다. 그는 유명한 건강보조식품 회사의 세일즈맨이었다. 이야기를 나누던 도중 건강 문제가 화제로 올랐고, 넬슨은 관절염 이야기를 꺼냈다. 세일즈맨은 자신이 어깨 통증을 해소하기 위해 건강보조식품을 썼던 일을 이야기했다. 그는 넬슨에게 보조식품 샘플을 주면서 한 달 동안 시험해보라고 말했다. 그 보조식품이 바로 MSM이었다.

"나는 기본적으로 회의주의자예요. 그런 걸 사러 건강식품점에 가지는 않았겠죠. 하지만 그때는 이판사판이었어요."

넬슨은 MSM 1g(1,000mg) 캡슐을 하루에 세 개 복용하기 시작했고 통증 치료도 계속했다. 거의 한 달 동안은 차이를 느끼지 못했는데, 그 뒤로는 뭔가 나아지는 느낌이 들었다. 무릎의 뻣뻣함과 통증이 줄어든 것이다.

"계속해서 상태가 호전되었고, 얼마 뒤에는 문제가 시작되기 전처럼 다리를 굽혔다 폈다 할 수 있게 되었어요. 크게 호전된 느낌이었죠."

그렇게 통증 정도가 약화되면서 넬슨은 약을 줄여나갔고, 두 달 만에 약을 완전히 끊을 수 있었다.

"고통에서 해방된 거예요. 무릎 통증은 없어요. 경련도 없고요. 더 빨리 걸어 다니고 있어요. 어느 주말에는 오랫동안 차를 타고 가서 야구 경기를 봤고, 지붕에 올라가서 능금나무 가지치기를 했어요. 그전에는 절대로 할 수 없었던 일이죠. 다시 영화도 볼 수 있게 됐어요. 새로운 여자가 된 것 같아요."

골관절염에 대하여

몸의 관절이 마모되면 골관절염 또는 의학적으로는 퇴행성 관절염으로 이어진다. 미국 노인병학회에 따르면 이 병은 관절염의 가장 일반적 형태이고, 우리가 나이를 먹을수록 더 많은 고통을 안겨주며, 제1의 만성통증 질환인 근골격계 통증으로 이어진다.

관절은 시간이 지남에 따라 사용 능력이 퇴화하기 시작한다. 유전적 경향, 라이프스타일, 생화학 및 호르몬의 변화, 직업의 영향으로 퇴화는 일찍 또는 늦게, 빠르게 또는 느리게 진행된다.

관절에서 서로 마주 보는 뼈의 표면은 연골이라 하는 완충 조직의 층으로 둘러싸여 있다. 이 부드럽고 스펀지 같은 소재는 고통 없이 운동과 움직임을 즐길 수 있게 해준다. 연골은 부드러운 완충과 관절 부분의 마찰 없는 움직임을 보장하지만, 시간이 지나면 마모되어 손상을 입는다. 이러한 기능 저하는 조직을 더욱 손상시키는 효소의 생산을 불러온다. 그 결과 연골은 천천히 퇴화한다. 연골은 거칠고, 잘 부서지고, 마르고, 움푹 들어가게 된다. 염증이 발생하고 활막(관절을 감싸는 조직)뿐만 아니라 인접한 힘줄이나 인대에 영향을 미칠 수도 있다. 그렇게 되면 뻣뻣함, 근육 긴장, 피로, 관절 기능 감소, 통증을 경험하게 된다. 관절염이 생긴 것이다. 체중 부하를 가장 많이 받는 관절은 가장 일반적 문제의 진원지다. 유연한 척추뼈, 무릎, 골반이 이런 장소다. 어깨와 손발도 자주 영향을 받는다.

관절염 재단에 따르면 미국인 21만 명이 퇴행성 관절염의 영향을 받고 있으며, 대부분 45세 이상이다. 이 질병은 허리 통증, 암, 당뇨, 심장·폐질환을 앓는 65세를 넘긴 사람들에게서 장애 원인 1위를 차지한다. 2000년을 맞이하면서 이 숫자는 급격히 불어날 것으로 예상된다. 베이비붐 세대가 50대에서 60대가 될 것이기 때문이다.

기존 치료는 관절염과 관련된 통증을 누그러뜨리는 데 목적을 두고 진통제에 위험한 약리적 엄호사격을 명령하는 쪽으로 초점을 맞춰왔다. 아스피린과 아세트아미노펜에서 코르티손과 비스테로이드성 항염증제에 이르기까지 약물은 치료 효과도 예방 효과도 없다. 사실 이 약물을 일정 기간 이상 복용할 경우 환자 건강에 해로울 수 있다.

앞에서 이야기한 NSAID는 관절염에 널리 사용된다. 그러나 이 약물은 환자와 환자의 관절에 모두 위험하다. NSAID는 염증성 화합물의 생성을 돕는 효소 작용을 막음으로써 효과를 낸다. 그러나 동시에 연골 구성요소를 생산하는 효소까지 억제한다. 따라서 NSAID를 복용하는 동안에는 통증완화 효과를 볼 수 있지만, 수면 아래에서는 관절염 진행을 가속화할 수도 있다!

MSM과 관절염에 대한 3가지 임상 전망

전망 1 스탠리 제이콥 Stanley Jacob 박사

MSM은 다음과 같은 방법으로 관절염에 영향을 준다.

- 통증을 줄일 수 있다.
- 염증을 감소시킨다.
- 관절염이 있는 관절 주위의 근육 경련을 감소시키며, 이는 통증을 완화하는 데도 도움이 된다.
- 반흔조직의 형성을 줄인다.
- 통증이 있는 관절을 포함해 몸 전체의 혈액 흐름을 향상시킨다.
- 연골 퇴화를 늦출 수 있다.
- 신체에 생물학적 활성 유황을 제공한다.

지난 몇 년 동안 여러 의학 연구에서 관절염이 있는 관절은 유황 수치가 정상보다 낮은 것으로 나타났다. 1995년의 한 연구에서는 관절염이 있는 연골의 유황 농도가 정상 연골의 약 3분의 1로 나타났다. 이 수치는 이전에 관절염에 유황을 정맥 또는 근육 주사로 활용하는 방법을 설명했던 1930년대 미국 〈골격·관절 외과 저널〉과 〈남부의학협회 저널〉에서 발표한 측정치와 비슷하다. 이 연구에서는 관절염에 걸리면 손톱의 시스틴 함량이 25% 낮은 것으로 나타났다. 시스틴은 손톱과 머리카락의 단단한 조직을 구축할 수 있게 돕는 함황아미노산이다. 오래된 연구에서도 100명의 관절염 환자 그룹에 유황을 정맥에 주사하는 치료법이 적용되었을 때 많은 환자의 통증이 완화되었으며 손톱의 시스틴 검사 결과도 정상 수치로 돌아왔다.

MSM은 관절염에 주요 혜택을 제공한다. 이 시점에서 우리는 MSM의 유황이 몸에서 어떤 식으로 활용돼 관절염에 도움이 되는지, MSM이 예를 들어 연골과 관절의 유지 보수에 직접 기여하는지 여부를 정확히 알 수는 없다. 글리코사미노글리칸이라는 유황 함유 화합물은 연골과 관절 활액에 풍부하게 존재한다.

나는 멀리서 도움을 청하러 온 환자들의 심신을 병들게 하는 골관절염에 늘 MSM을 사용했다. 심각한 상태에도 종종 사용했다. 통증과 불편에 효과를 보이는 사례는 드물지 않다. MSM을 보충하면 눈에 띄게 호전된다. 통증과 뻣뻣함이 줄고, 운동성은 훨씬 향상된다.

몇 년 전 나는 MSM과 NSAID의 효과를 비교하는 임상실험을 했다. 이 연구에서 무작위로 선택된 12명의 여성 관절염 환자에게 매일 세 번, 적정 용량인 600mg의 모트린을 투여했다. 모트린은 인기 있는 NSAID다. 또 다른 12명의 여성에게는 매일 MSM 6g(6,000mg)을 투여했다. 한 달 뒤, 두 그룹 환자들은 통증 및 염증 감소 측면에서 거의 같은 수준으로 개선되었다. 모트린 그룹 가운데 세 명은 위산 과다로 가벼운 불편을 호소했는데, 위장 장애는 NSAID 사용자들 사이에서는 일반적 현상이다. MSM을 복용한 환자들에게서는 어떤 부작용도 보고되지 않았다.

이 소규모 임상 연구는 엄격히 통제된 실험은 아니었지만, 관절염에 안전하고 효과적인 비약물적 해결책이 있음을 보여준다.

내 환자의 대부분은 골관절염 치료제로 요즘 인기 있는 또 다른 황화합물인 글루코사민황산염에 대해 질문한다. 글루코사민은 결합 조직 및 연골의 유기 구성 요소다. 글루코사민황산염은 증상을 완화하고 새로운 연골 형성을 자극하는 데 도움이 되는 건강보조식품으로 알려져 있다.

여러 환자가 글루코사민황산염과 MSM을 비교한다. 이들은 글루코사민도 다양한 수준의 완화 효과를 보였지만 MSM이 그보다 더 완화 효과가 크다고 말했다. 글루코사민황산염은 분명 가치가 있지만, 내 경험에 따르면 증세가 심각할 때는 MSM이 더 효과적이다.

1997년 한 환자는 MSM과 글루코사민황산염을 모두 먹었을 때 더 나은 결과를 얻었다고 말했다. 그녀는 둘 중 하나만 먹었을 때보다 두 가지를 모두 먹었을 때 통증이 줄어들었다고 했다. 나는 그녀의 경험을 시험해보기로 하고 대략 24명의 골관절염 환자들에게 지금 먹고 있는 MSM 외에 보통 일일권장량인 1,500mg의 글루코사민을 먹어볼 것을 권했다. 결과는 매우 긍정적이었다. 환자들은 통증이 줄어들었다고 답했다. 따라서 이 두 보조식품을 결합하면 시너지 효과를 낼 수도 있다.

MSM 효능에 대한 경의 표시로 몇몇 건강식품 제조회사들은 이미 글루코사민황산염 제품에 MSM을 추가하기 시작했다.

환자들은 관절염과 관련해 또 다른 인기 건강보조식품 콘드로이틴황산염에 대한 의견을 종종 묻는다. 하지만 콘드로이틴황산염을 추가한 환자에게서는 개선 효과를 보지 못했다.

MSM은 약물 치료를 받는 환자들이 필요로 하는 진통제 수를 줄이거나 때로는 완전히 끊을 수 있게 해준다. 약물 치료를 받고 있다면 처방전을 바꾸거나 처방약을 끊기 전에 항상 의사와 상의해야 한다. 몇몇 사람들은 항염증 효과를 얻으려고 몇 년 동안 코르티손을 사용하고 있는데, 이때 의사의 지시 없이는 코르티손을 중단하지 않는 것이 좋다. 코르티손을 완전히 끊을 수 없을 수도 있다. 오랫동안 코르티손을 쓰게 되면 몸에서 자연적으로 만드는 코르티손, 다시 말해 항염증 호르몬인 코르티손을 만들 수 있는 능력이 떨어지고 영구히 억제될 수도 있기 때문이다. MSM이 복용량을 줄여줄 수는 있지만 자기 몸이 어떤 느낌이든 안전을 위해 코르티손 또는 다른 처방약을 마음대로 줄여서는 안 된다.

아주 심각한 경우 MSM은 엉덩이나 무릎관절 교체 수술의 필요성을 늦출 수 있다. 양쪽 무릎 관절염이 심한 70세 환자의 사례가 있다. 의사는 환자 상태가 불가피하다고 보아 양쪽 무릎관절을 모두 교체할 것을 권했다. 그는 앉아 있을 때도 통증을 느꼈고, 심지어 짧은 거리를 걷기만 해도 더 심한 통증을 겪었다. 그는 경구 및 국소 MSM 투여를 시작하고 2개월 만에 통증과 뻣뻣함이 훨씬 줄어든 상태로 걷기 시작했다. 그는 삶의 질이 전반적으로 크게 나아진 것을 느꼈다.

이 사례에서와 같이 MSM이 수술을 단지 1년 또는 2년 늦출 수만 있어도 그동안 기술이 발달할 것이고, 더욱 성공적인 결과를 거둘 가능성이 커질 것이다.

전망 2 로널드 로렌스 Ronald Lawrence 박사

MSM을 복용하기 시작한 나의 첫 번째 통증 환자는 전신에 관절염을 앓고 있던 80세 여성이었다. 그녀의 질환은 손가락, 손, 무릎, 목 그리고 허리까지 이어져 있었다. 몇몇 다른 관절염 환자들처럼 그녀는 1년 이상 글루코사민황산염을 복용하고 있었고, 글루코사민을 먹으면서 통증은 약 30%가량 줄어들었다. 그녀에게 MSM을 제공한 뒤 추가적으로 상당한 통증 감소가 있었다고 알려주었다.

MSM을 추천한 다른 관절염 환자들도 내게 같은 이야기를 들려주곤 했다. 2~4주 안, 때로는 그보다 빨리 환자들은 기분이 나아지기 시작했으며, 뻣뻣함이 줄어들고 통증은 훨씬 줄어들었다.

환자들 가운데는 이미 두 무릎관절을 교체한 75세 변호사도 있었다. 그는 양쪽 어깨와 발, 허리도 심한 관절염으로 고통받고 있었다. 나는 침술을 포함한 기존 치료 프로그램에 더해 MSM을 소개했다. 그는 약 4주 동안 전반적으로 상당한 통증 개선을 느꼈다고 알려주었다. 이 책을 쓰기 시작할 때 그는 7개월 동안 날마다 티스푼 3개 분량의 MSM을 먹고 있었다. 그는 통증이 크게 완화되고 유연해졌다고 말했다.

내 정원사인 톰 로드리게스는 로스앤젤레스 지역의 힘든 조경공사를 거의 40여 년이나 하면서 허리와 무릎에 육체적 손상이 누적돼 고통스러운 퇴행성 관절염을 앓고 있었다.

"돌아다니는 게 점점 힘들어지고 있습니다. 다리가 무거운 느낌이 들고 젊었을 때 같은 힘이 들어가지 않네요. 나이가 들면 그러려니 하고 생각하지만요."

69세 톰은 온종일 작업을 하고 난 뒤 통증을 누그러뜨리려고 아스피린 또는 타이레놀에 점점 더 의존하고 있다고 말했다. 나는 그에게 MSM을 제공하고 하루에 750mg 캡슐 3개를 먹어볼 것을 제안했다. 한 달 뒤, 톰은 통증이 거의 사라졌다고 말했다.

"박사님이 준 약이 많은 도움이 됐습니다. 무릎에는 약간 통증이 있지만 허리 통증은 사라졌습니다. 다리가 훨씬 더 유연하고 전처럼 무거운 느낌이 없습니다. 아스피린을 한 번도 먹지 않았어요. 정말 만족스럽습니다. MSM을 끊는 일은 없을 겁니다."

이처럼 긍정적인 결과가 나오면서 MSM의 통증 감소 능력을 측정하기 위한 소규모 임상 연구를 수행하고 싶어졌다. 통증은 매우 주관적인 문제다. 고통을 겪는 사람만 자신이 얼마나 아픈지를 제대로 알 수 있다. 통증이 어느 정도인지를 말로 표현하기는 어렵다. 이 실험을 위해서 환자들은 MSM 투여를 시작할 때 0에서 100(최악의 통증)에 이르는 통증 정도를 평가해달라는 요청을 받았다. MSM을 투여하고 4~6주가 지난 뒤 환자들은 다시 요청을 받았다.

〈국제노화방지의학회지〉에 발표한 이 실험에서는 55~78세 환자 16명을 무작위로 두 집단으로 나누었다. 10명으로 구성된 환자

집단에게는 매일 MSM 2,250mg을 투여했다. 이는 하루 세 번, 표준 750mg 캡슐을 복용하는 것과 같다. 다른 6명의 환자에게는 모양과 맛이 MSM과 일치하는 위약을 만들어 투여했다.

실험은 블라인드 모델로 실시되었다. 이는 환자도 실험을 감독한 나도 실험이 끝날 때까지는 누가 MSM을 복용하고 누가 위약을 복용했는지 몰랐다는 뜻이다. 기록은 독립 평가자가 진행했다.

참여한 환자들은 모두 방사선검사를 통해 퇴행성 관절 질환이 확인되었으며, 몇 달 또는 몇 년에 걸쳐 심한 통증을 앓고 있었다. 이들은 한 부분의 관절에 문제가 있는 경우에서부터 전신 질환까지 관절염의 대표적 단면을 보여준다. 대부분은 통증완화를 위해 NSAID나 아스피린 종류의 약물을 사용했다. 누구도 이전에 스테로이드를 쓴 적은 없었다. 환자들은 연구를 시작하기 전 모든 약물과 그 밖의 건강보조식품을 중단했다.

이 연구에 참여한 환자들은 한 명을 제외하고는 MSM을 복용했을 때 증상 호전을 보고했다. 4주가 지난 시점에서 MSM을 투여한 환자는 평균 60%가량 호전을 보였고, 6주가 지났을 때의 수치는 82%였다. 의학 연구에서는 전형적으로 위약을 먹은 사람들도 혜택을 보았다고 보고한다. 이 연구에서는 위약을 투여한 사람들이 4주가 지난 시점에서 20%가량 증세가 호전되었다고 말했고, 6주가 지난 시점에서는 18%가 호전을 보였다.

이 연구와 일반적 임상 경험을 통해 나는 MSM을 복용한 환자 중 일부는 며칠 안에 큰 효과를 보고했지만 많은 환자가 3~4주 안에 상당한 통증완화 효과를 느낀다는 것을 발견했다. 그 결과 나는 종종 비코딘같이 강력한 하이드로코돈 진통제의 사용량을 줄이고 때로는 아예 끊을 수도 있었다.

이렇게 제한된 실험과 스탠리 제이콥의 포틀랜드 클리닉에서 있었던 실험 그리고 잠시 뒤 읽게 될 한 브라질 의사의 또 다른 임상실험에서도 비슷한 결과가 나왔다. 따라서 퇴행성 관절염 통증완화와 관련해 MSM에 대한 집중적 실험 연구의 필요성이 더욱 제기되었다. 이 광범위한 연구는 대규모 관절염 환자 집단을 포함하고 운동범위 등을 고려한 추가 평가도 생각해보아야 할 것이다.

나는 45년 동안 통증을 치료해왔고, 1970년에는 UCLA 의대의 후원을 받아 최초로 입원환자 통증클리닉을 개설했다. 나는 표준으로 쓰이는 진통제의 한계를 절감하고 있다. 부작용은 끔찍하며, 그 약물이 오히려 치료하려는 질환보다 더 나쁠 수도 있다. 우리 의사들은 이러한 약물의 처방에 매우 신중해야 한다. 이런 이유로 나는 부작용 없이 상당한 통증완화 효과를 가져오고 약물 투여량을 낮춰줄 수 있는 MSM 같은 천연 물질을 만날 때 매우 흥미를 느낀다. 나는 MSM을 다른 처방약과 병행할 수 있다는 사실을 알고 있으며, 지금까지 어떤 해로운 반응도 보지 못했다.

MSM을 복용하기 시작한 뒤 수십 명의 환자가 내게 연락하거나 병원에 와서 기분이 얼마나 나아졌는지, 움직임 범위가 얼마나 많이 좋아졌는지, 얼마나 더 활동적으로 살 수 있게 되었는지 이야기할 때 통증 전문가로서 나는 가슴이 아팠다. 이들은 몇 년 동안 통증에 시달려온 사람들이었기 때문이다.

내 경험으로는 퇴행성 관절염에 대한 MSM의 인상적 통증완화 효과가 류머티즘 관절염에는 더욱 강력한 효과를 나타내는 것으로 보인다(Chapter 20의 류머티즘 관절염 부분 참조). 매우 심한 일부 만성질환에서는 극적 반응을 보였다. 환자들은 MSM이 통증과 염증을 얼마나 빨리 완화하는지에 놀랄 수도 있다. 일부 류머티즘 환자는 며칠 안에 완화 효과를 느끼기 시작했다고 말했다.

MSM을 사용하기 전 퇴행성 관절염 환자에게는 대부분 글루코사민황산염을 썼다. 나는 이 물질이 증상이 가볍거나 보통인 환자 중 약 35%에게는 도움이 되며 효과가 지속적이라는 사실을 발견했다. 그러나 심각한 관절염 환자에게는 그만큼 효과적이지 않은 것으로 보였다. 내 경험상 MSM은 가장 어렵고 힘든 환자에게서 더욱 강한 효과를 내며, 대체로 글루코사민보다 더 많은 환자에게 더 큰 완화 효과를 제공하는 물질인 듯하다. 또한 글루코사민에는 없는 여러 가지 이점도 있다. 나는 MSM을 썼을 때처럼 놀랍고도 극적인 효과를 글루코사민에서는 본 적이 없다.

나는 MSM을 권하기 시작할 때 이미 글루코사민황산염을 복용 중인 환자들에게 특정 보충제를 끊으라고 말하지는 않았다. 그들에게 MSM을 추가해보자고 제안했을 뿐이다. 약 2~4주가 지난 뒤 환자들은 눈에 띄는 호전을 보고했다. 이들은 6개월~1년 동안 글루코사민을 복용했으며, 그 효험은 정체 상태에 머물러 있는 것으로 보였다. 이들에게서 나타난 추가 완화 효과는 명백히 MSM의 효과를 나타내는 단서였다.

　나는 글루코사민은 효과가 시작되려면 보통 4~5주를 먹어야 한다는 것을 알아냈다. 글루코사민을 복용하는 환자 중 가장 빠르게 뚜렷한 반응을 보인 경우는 약 3주였다. 이 환자는 하루 세 번, 표준 용량인 500mg을 복용했는데, 복용량을 그 이상으로 늘려도 더 나은 결과가 나타나지는 않았다. 반면 MSM은 먹는 양을 늘리면 더 나은 혜택을 안겨준다. 일부에게는 MSM이 며칠 안에 완화 효과를 나타내지만 심각하고 만성인 경우에는 시간이 필요하다. 나의 임상 경험에 따르면 이런 인내심은 보답을 받는다.

　고관절 관절염은 심각한 문제가 될 수 있다. 이 부위의 심각한 관절 질환에서는 글루코사민의 효능을 발견하지 못했으며, MSM의 결과가 훨씬 우수했다. 무릎과 관련된 심각한 사례에서 글루코사민으로는 가벼운 효과만 볼 수 있었다. 당시 내 환자들에게서는 35%에 훨씬 못 미치는 수준이었다. MSM은 이때도 훨씬 도움이 되었다.

　나는 식사와 함께 먹은 글루코사민황산염은 효과를 보이지 않는다는 것, 즉 글루코사민황산염은 빈속에 복용할 때 더 효과적이라는 사실을 발견했다.

　우리는 이제 글루코사민에 추가된 MSM을 지켜보기 시작했다. 이 둘의 조합은 일부의 경우 시너지 효과를 내며 더욱 유익할 수 있다. 그런데 비용을 따져보면 내가 상점에서 조사해본 바로는 MSM이 글루코사민황산염보다 덜 비싼 것으로 나타났다. 내 경험상 또 다른 연골 보호용 건강식품인 콘드로이틴황산염으로 효과를 보려면 최소 3개월이 필요하다. 과학 연구에 따르면 이 물질은 잘 흡수되지는 않지만 분명히 관절에 도움이 되는 것으로 나타났다.

전망 3 에프레인 올지웨르 Efrain Olszewer 박사

브라질 상파울루에 있는 국제예방의학클리닉의 이사 에프레인 올지웨르 박사는 1년 넘게 관절염 환자에게 MSM을 테스트하고 있다.

"비스테로이드성 항염증제와 같은 약물 치료 없이 MSM만으로도 관절염을 관리할 수 있는지 알고 싶었습니다. 지금까지는 90% 사례에서 긍정적인 결과로 나타났습니다."

올지웨르 박사의 임상 연구에 참여한 환자들은 무릎, 엉덩이, 손, 어깨, 척추에 경증에서 중증까지의 관절염을 앓는 60명의 남성과 여성으로 나이는 40~82세다. 이들은 하루에 두 번, MSM 750mg을 처방받았다. 올지웨르 박사는 한 부분의 관절에만 질환이 있는 환자에게 약국에서 특별히 만들어준 MSM을 바르게 했다. MSM에 대한 박사의 평가는 다음과 같다.

"우리는 관련 관절의 기계적 움직임을 측정했고, 환자들에게 통증과 뻣뻣함에 대한 질문을 했습니다. 그 결과 관절의 움직임과 유연성이 더욱 커진 것으로 나타났습니다. 환자들은 통증과 뻣뻣함이 훨씬 줄어들었다고 말했습니다. 대체로 MSM을 사용한 지 14일 안에 통증완화가 시작되었으며, 몇몇 경우에는 이틀 안에 효과가 나타났습니다. 우리는 환자에게서 어떤 종류의 부작용이나 과민증도 발견하지 못했습니다. 그런 반면 몇몇 환자들에게는 MSM이 전혀 효힘이 없었습니다."

두 사람의 고통스러운 무릎

투손에서 건강식품점을 운영하는 더그 오마트는 왼쪽 무릎의 만성통증을 완화하는 데 도움이 될 만한 건강보조식품은 모두 시도해보았다고 말했다. 고등학교 체육 시간에 무릎을 심하게 다친 이후 관절염 통증은 계속 그를 괴롭혔다.

41세의 오마트는 이렇게 말한다.

"의사 말로는 내 연골이 곤죽처럼 되었답니다. 정말 심각한 퇴행성 관절염이죠. 항상 통증에 시달렸습니다. 대략 한 달에 두 번쯤 통증을 참을 수 없을 때 이부프로펜을 처방받았습니다. 그럴 때는 걸음도 겨우 걸을 수 있을 정도였습니다."

몇 년 전 글루코사민이 인기를 끌었을 때 오마트도 복용하기 시작했지만 별로 도움이 되지 않았다고 말한다.

"8개월 동안 글루코사민을 복용했는데, 글루코사민은 통증이나 무릎을 굽히는 것과 관련해서는 얘기할 만한 게 전혀 없었습니다."

그는 1997년에 MSM을 알게 돼 이를 복용하기 시작했다. 하루에 두 번, 자신이 규칙적으로 마시는 단백질 음료에 반 티스푼을 넣어 복용했다.

"믿을 수 없는 일이 일어났습니다. 이틀 만에 통증이 아주 줄어들었습니다. 어마어마한 일이었죠. 하늘의 선물 같았습니다. MSM과 글루코사민이 함께 작용했는지 아닌지는 잘 모르겠습니다. 제가 아는 건 MSM을 먹기 시작한 직후부터 크게 좋아졌다는 사실뿐입니다. 무엇보다도 예전에는 무릎을 구부리는 범위가 많이 줄어들었는데 이제 많이 회복되었습니다. 부상과 관절염 때문에 제 무릎은 정상으로 구부러지는 각도의 절반 이하밖에 움직일 수 없었습니다. MSM을 먹기 전에는 등을 대고 누워서 무릎을 가슴까지 끌어당긴 뒤 발목을 아래로 내려보면 엉덩이에서 약 60cm까지밖에 움직일 수 없었습니다. 그런데 지금은 약 25cm까지 좁힐 수 있습니다. 무릎을 구부릴 수 있는 범위가 많이 회복되었어요. 무릎 꿇고 앉을 수 있으리라는 기대는 헛된 바람이겠지만 말입니다. 아직 통증이 완전히 사라진 것은 아니지만, 통증으로 가장 끔찍한 날이라 해도 MSM을 먹기 전의 가장 좋았던 날과 비슷합니다. MSM을 먹은 이후로는 이부프로펜을 전혀 먹지 않았습니다."

1998년 초, 오마트는 게이 세브링에게 열정적으로 자기 경험을 설명했다. 세브링은 투손에 있는 전력공급회사의 경비원으로 일 때문에 6층 빌딩 두 곳을 정기적으로 순찰해야 했다. 오른쪽 무릎 관절염의 통증 때문에 그 일은 마치 고문과도 같았다.

다음은 세브링의 이야기다.

"통증 때문에 종종 다리를 절고, 한 걸음 한 걸음을 아주 느리게 내디디며 난간을 붙잡곤 했습니다. 다른 사람들이 주위에 있을 때는 괜찮은 척해야 했습니다. 지팡이를 짚을까 생각도 해봤지만, 지팡이 짚은 경비원을 좋게 봐줄 리 없어 단념했습니다. 무릎관절 교체 수술을 받아야 하는 건 아닌지 걱정되었죠."

무릎 통증은 1년 전에 시작되었고 시간이 지나면서 더 심해졌다고 한다.

"근무시간이 끝나면 귀가해서 통증과 함께 자리에 앉은 다음 가까스로 일어날 수 있었습니다. 내 모습 같지 않았어요. 낚시와 캠핑을 좋아하는데 더 이상 낚시 보트에 서 있을 수조차 없었고, 쉬지 않고 한 번에 산에 올라갈 수 있는 거리는 기껏해야 10m 남짓이었습니다. 통증 때문에 야외 활동을 중단할 수밖에 없었죠. 앞뜰에서 뒤뜰까지 걷는 데도 통증이 뒤따랐습니다."

세브링은 한 달 동안 글루코사민황산염을 먹어보았지만 별 효과가 없었고, 그런 그에게 오마트가 MSM 이야기를 들려주었다. 다음은 세브링의 말이다.

"그 이야기를 듣고 나서 저도 한번 먹어보기로 했습니다. 그래서 하루에 두 번, 티스푼으로 4분의 1에서 2분의 1 정도를 먹기 시작했습니다. 그러자 3~4일 만에 통증이 사실상 사라졌습니다. 상당히 놀라웠습니다. MSM을 먹은 지 8개월쯤 지났는데, 이제는 너무 많이 움직이면 약간 통증이 있을 뿐입니다. 직장에서도 아무 문제 없이 정기 순찰을 하게 되었고, 일주일에 몇 번씩 5km 정도를 운동 삼아 걷기까지 합니다. 전에는 할 수 없었던 일이죠. 다시 낚시와 캠핑을 다니고 개울둑을 오르내려도 아무런 문제가 없습니다. 정말 대단합니다. 제 무릎은 열여섯 살 때와 같지 않지만, 전과 비교하면 완전히 새로운 무릎 같습니다."

유황 온천과 MSM에
몸 담그기

태곳적부터 전 세계 관절염 환자들은 비록 냄새가 코를 찌르지만 유황과 다른 미네랄이 풍부한 뜨거운 미네랄 온천으로 치유 순례를 떠났다. 환자들은 아픈 관절을 완화하기 위해 온천에 몸을 담그고 온천물을 마신다.

뜨거운 유황 온천은 정말 관절염에 효과가 있을까? 당연하다. 1966년 발행된 독일 의학 저널 〈프락시스Praxis〉에 게재된 관절염에 대한 유황 온천의 과학적 평가는 효과를 단언하고 있다. 보고서에서 연구원 E. 마이바흐는 증세가 다양한 관절염 환자 120명을 관찰했다. 환자는 대부분 50~60세였다.

"가망 없는 척추의 퇴행성 관절염(9건)을 대상에서 제외하면 10회 온천욕을 한 결과 61%(68명)에게서 개선이 나타났으며, 17%(12명)는 증상이 완전히 사라졌다."

이렇게 결론을 내린 마이바흐는 통증이 줄어들었는지, 뻣뻣했던 관절의 움직임이 향상되었는지에 대한 주관적 보고와 영향받은 관절의 방사선촬영 증거 같은 사항을 증세 호전을 판단하는 기준으로 삼았다. 이 연구에서 참가자들은 유황이 풍부한 물을 마시기도 했는데, 이는 유황이나 다른 미네랄이 피부를 통한 침투뿐만 아니라 경구 투여로도 효과를 낼 수 있다는 점을 시사했다.

마이바흐는 연구 과정에서 의학 문헌을 검토했으며, 미네랄 온천에서 추출한 농축 유황이 인간과 하등동물의 피부를 모두 투과하는 것으로 밝혀진 이전 실험을 인용했다. 이는 젤, 로션 또는 크림 형태인 국소용 MSM이 피부를 통과해 몸속으로 침투한다는 것을 보여주는 임상 관찰과 일치한다. 이런 이유로 우리는 추가로 국소 및 전신에 효과를 볼 수 있는 국소용 제품의 사용을 권장한다.

최근에 목과 허리, 무릎 통증으로 경구용 MSM을 복용하던 캐나다의 한 사업가는 유황 온천 효과를 집에서 재현하기 시작했다. 그는 집에 특별한 온탕을 설치하고 여기에 MSM 결정을 넣었다. 그는 이렇게 말한다.

"건강보조식품으로도 상당히 효과를 보았지만, 미네랄 온천의 오랜 치유 전통을 생각해보니 MSM에 몸을 담그면 효과가 더 나을 것 같았습니다. 저는 젊은 시절에 하키를 많이 해서 관절을 상당히 많이 부딪혔습니다. 그 결과 퇴행성 관절염을 심하게 앓았고, 통증 때문에 5~6년 동안 조깅을 할 수 없었습니다. 그런데 이제 뜨거운 물로 목욕을 마친 뒤에는 조깅을 하러 나갈 수 있습니다. 아내 말로는 뜨거운 목욕이 제 증세가 호전되는 데 탄력을 붙였다는군요. 제 생각에 목욕의 가장 큰 혜택은 유연성이 증가하고 뻣뻣한 느낌은 줄어든다는 것입니다. 특히 허리가 그랬고, 모든 관절이 도움을 받았습니다. 지금은 날마다 MSM에 몸을 푹 담그고 있죠."

MSM에 대한 그의 개인 경험은 운동, 훈련, 물리치료, 재활 클리닉에서 'MSM에 몸 담그기'를 활용할 가능성을 제시한다(어느 운동 코치가 'MSM에 몸 담그기'를 활용하는 방법을 보려면 근육 통증에 관한 Chapter 10 참조).

MSM과 헤버덴결절

헤버덴결절은 손가락 관절에 나타나는 관절염 혹이다. 이 질환에는 MSM을 복용하면서 해당 관절에 하루 한두 번 MSM 젤도 발라보자. 상당한 시간이 걸릴 것이다. 어쩌면 몇 달 또는 1년이 걸릴 수도 있지만, 환자는 통증과 혹 크기 감소라는 보상을 받을 것이다.

젤이 없을 때는 미지근한 MSM 용액에 손가락을 담가보자. 이 용액은 MSM을 물에 15%가량 녹인 것이다. 즉, MSM 결정 1, 물 6의 비율로 녹이는 것이다. 이렇게 한 번에 30분 정도 담그면 되는데, 텔레비전을 보면서 할 수도 있을 것이다. 물 온도를 유지하기 위해 전기 족욕 장치를 사용하는 방법도 있다.

에너지 부작용

MSM을 복용한 사람들은 더 많은 에너지를 느낀다고 말한다. 콜로라도주 캐슬록에 사는 프리츠 메이어는 관절염 때문에 MSM을 먹는 노인들은 에너지가 솟아오르는 데 주의해야 한다고 말한다.

메이어는 1997년 추수감사절 즈음 어머니 밀드레드에게 MSM을 소개했다. 93세의 밀드레드는 무릎에 통증과 뻣뻣함을 느꼈고, 의자에서 일어나기 힘들어했으며, 걸을 때 불편을 느꼈다.

다음은 메이어의 말이다.

"약 6주 만에 어머니는 증상이 크게 호전됐어요. 날마다 750mg 캡슐을 세 개씩 드셨죠. 어머니는 무릎 느낌이 얼마나 좋은지 믿을 수 없다는 반응이었어요."

메이어의 어머니는 사실상 통증 없이 걸었고, 의자에서 일어날 때도 아프다고 하지 않았다.

"하지만 어머니는 엄청난 에너지까지 얻게 되었어요. 어머니는 기분이 아주 좋아져서 뭐든 하실 수 있을 것 같았죠. 어느 날은 에너지가 너무 넘친 나머지 무릎 꿇고 부엌 바닥을 닦으셨어요. 젊었을 때와 달리 탄성과 유연성이 없기 때문에 어머니는 인대가 늘어나고 무릎이 상해서 한동안 쓸 수 없었어요. 아주 오래 걸렸죠. 어머니는 MSM을 계속 복용하고 있어요. MSM이 어머니의 회복을 돕는다고 믿지만, 정말 단점도 있더군요."

이 이야기의 교훈은 관절이 나아지고 몸속 배터리가 충전되었다 해도 쉬엄쉬엄하라는 것이다. 천천히 움직이고, 무리하지 말아야 한다.

투손에 사는 루 샐리어 역시 무릎과 골반의 고통스러운 관절염 때문에 MSM을 시작한 뒤 에너지가 넘치는 것을 경험했다. 그녀도 나중에는 무리했다는 것을 인정하지만, 밀드레드와는 달리 자신을 다치게 하지는 않았다.

"한동안 지쳐 있었어요. 체력이 바닥나서 집안일을 억지로 해야 했죠. 그런데 MSM을 먹고 나서 이틀 뒤 에너지가 폭발하는 것 같았어요. 그래서 바깥으로 나가 그동안 미뤄온 잡초 뽑기를 해치웠어요.

그날이 다 지나갈 때쯤에는 녹초가 되었어요. 내가 할 수 있는 수준을 넘어선 거죠. 하지만 남편은 뇌졸중을 겪고 있었고 마당에는 뽑아야 할 잡초가 너무 많았어요. 저는 여전히 기분 좋은 상태였기 때문에 다시 나가서 일을 마무리하기로 했죠. 놀라운 것은 그다음 날 에너지가 다시 회복되었고 오히려 전보다 더 충만한 느낌이었다는 거예요. 하루에 반 티스푼을 먹는데, 지금 내가 얼마나 많은 일을 하는지 깜짝깜짝 놀라요. 이런 상태가 1년 동안 계속되고 있어요."

샐리어는 처음에 MSM을 먹은 이유였던 관절이 이후로는 거의 손상되지 않았다고 말했다.

Chapter 7

허리 통증

어느 헤어디자이너의 경험 _ 리즈 마이너스의 이야기

30년 넘게 헤어디자이너로 일해온 리즈 마이너스는 1주일에 5일 간은 고객들에게 헤어컷, 스타일링, 염색, 스트레이트펌, 웨이브펌 을 서비스하고 고객들이 안고 있는 문제를 들어주면서 장시간 서 있어야 했다. 결국 마이너스 자신도 문제를 안게 되었다. 바로 허리 통증이다.

올해 55세인 마이너스는 캐나다 온타리오주 토론토 남서부에 있는 벌링턴이라는 곳에서 헤어살롱을 운영하고 있다. 5년 전 그녀는 계속 심해지는 통증으로 인해 일을 줄여야 했다.

"의사 두 사람이 내가 오랫동안 서서 일하면서 퇴행성 관절염을 얻게 되었다고 했죠. 그것을 입증이라도 하듯 통증에 시달렸어요."

마이너스는 종종 통증 때문에 떠들썩하게 수다를 떠는 손님들 사 이에 앉아 있었고, 손님들은 그녀가 다시 일할 수 있을 때까지 기다

려야 했다. 마이너스는 그때를 이렇게 회상한다.

"긴 하루가 끝날 때면 통증이 정말 나를 못살게 굴었어요. 밤에 쉬고 나서 아침에는 상태가 나아졌지만, 미용실에서 한 시간 정도 서 있으면 다시 나빠지기 시작했어요. 일하기가 어려워졌고, 집으로 돌아올 때 차 안에서도 편안히 앉아 있을 수 없었죠."

마이너스는 항염증 약물을 먹어보았지만 위장 장애 때문에 며칠 뒤 중단했다. 그 뒤 정기적으로 물리치료 및 척추 교정 지압요법 치료를 받았다. 덕분에 증세가 조금 누그러졌지만 단지 통증을 줄여주었을 뿐이다. 그녀는 점점 심각해지는 통증 때문에 손님들 사이에서 쉬엄쉬엄 일해야 했다.

1996년 MSM에 대한 이야기를 들은 마이너스는 하루에 1~2티스푼씩 복용하기 시작했다.

"MSM은 어떤 치료법이나 의사도 주지 못한 효과를 내게 주었어요. 며칠 안에 통증이 눈 녹듯 사라지기 시작했고, 일주일에서 열흘 사이에 통증이 크게 완화되는 효과가 나타났어요. 그리고 두 달 만에 통증 85%가 사라졌죠."

이렇게 통증이 줄어들고 편안해졌지만, 마이너스는 자신을 잘 보살피면서 일을 예전보다 줄인 상태로 유지하고 있다. 그녀는 이렇게 말한다.

"제 허리가 다시 100% 정상으로 돌아올 거라고는 생각지 않아요. 휴식 없이 여섯 시간 정도 일하면 허리에 찌릿찌릿한 통증이 미미하게 느껴져요. 하지만 예전과는 비교도 할 수 없는 수준이죠. 저와 같은 처지에 놓인 사람들과 비교하면 저는 굉장히 상태가 좋은 거예요. 일을 좀 덜 하거나 가끔 쉬면서 하면 전혀 불편함이 없으니까요. 하지만 MSM 없이 지내고 싶지는 않아요."

허리 통증에 대하여

허리 통증은 당신에게만 있는 것이 아니다. 언제나 700만 명이 허리 통증 때문에 일을 잠시 쉬며, 성인의 80%는 결국 언젠가는 허리 통증을 경험한다. 1980~1990년의 미국 외래환자조사에 따르면 허리 통증은 고혈압, 임신, 건강진단, 상부 호흡기 감염에 이어 의사를 찾는 다섯 번째 이유다.

심지어 슈퍼스타도 예외는 아니다. 엘리자베스 테일러는 오랫동안 되풀이된 허리 통증으로 고생했다. 유명인이든 아니든 만성 요통 그리고 종종 그에 동반되는 다리 통증은 단일 질병으로는 가장 비싼 의료 문제이며, 45세 미만 사람들에게 장애를 일으키는 가장 흔한 원인이다. 워싱턴대학교 허리 통증 전문가 리처드 A. 데요 박사에 따르면, 허리 통증 관련 치료 및 장애 보상을 합한 연간 비용은 미국에서만 500억 달러에 이른다. 이는 정말 역동적으로 성장하는 산업인 셈이다. 12년 전에는 허리 통증으로 지출된 비용이 200억 달러였는데 이만큼 상승했기 때문이다.

또 성인만 영향을 받는 것도 아니다. 미국 어린이의 절반이 12세가 될 때까지 허리 통증을 겪은 바 있다!

사실 흥미로운 것은 '모순'이다. 1998년 〈사이언스 아메리칸〉에 실린 허리 통증 관련 기사에서 데요 박사는 중노동은 줄어들고 자동화는 늘어나는 후기 산업 경제가 발달함에 따라 작업 장애도 계속 늘어났다고 말한다.

만성 허리 통증의 원인에는 다음과 같은 것들이 있다.

- 마모 결과로 나타나는 관절염성 척추 변화.
- 척추 스트레스, 외상, 영양과 유전적 요인, 특히 마모 결과로 발전되는 칼슘 침착(혹). 이는 주위의 부드러운 조직에 파고들어 통증을 일으키는 원인이 될 수 있다.
- 디스크 탈출증(디스크 파열 또는 이탈이라고도 함).
- 등뼈에 근육을 연결하는 인대의 염좌.
- 등뼈를 골반에 연결하는 관절인 척추 관절 또는 천장 관절의 잘못된 정렬(척추지압사들은 불완전 탈구, 허리 통증을 다루는 전문가인 정골 의사는 병변이라 부름). 잘못된 정렬은 출산 때의 척추 외상, 나쁜 자세, 사고, 오랜 시간 앉아서 생활하는 습관 같은 원인으로 살면서 어느 때든 일어날 수 있다.
- 반복 작업에 따른 스트레스성 장애RS는 수년에 걸쳐 신체조직에 미세한 외상이 축적되는 것으로서 대부분 사람들이 반복해서 수행하는 활동이나 직업과 관련이 있다. 예를 들어 반복되는 비틀기, 들기, 당기기, 조깅, 달리기는 허리 통증의 원인이 될 수 있다.
- 많은 경우 일상생활을 통해 축적된 심리적 스트레스는 근육 경련

과 통증의 원인이 된다.

기존 치료는 진통제, 소염제, 수술 요법과 같은 방법에 초점을 맞추고 있다.

최근 몇 년 동안 우리는 돌출되거나, 이탈하거나, 퇴화한 디스크를 포함해 척추에 문제가 있는 사람들 대부분이 허리 통증을 느끼지 못한다는 것을 밝힌 연구를 주요 의학 저널에서 보았다. 이러한 문제는 종종 MRI 및 다른 정교한 영상 기술을 통해 발견되며, 환자들은 불필요한 수술을 받게 된다.

흥미롭게도 1994년 〈뉴욕타임스〉가 미국 버몬트대학교 존 프로이메이어 박사의 말을 인용해 보도한 기사에 따르면, 미국인은 다른 서방 국가 사람들보다 거의 10배 이상 척추 디스크 수술을 많이 받는다. 기사는 이렇게 쓰고 있다.

"아마도 우연은 아닐 것이다. 미국에는 훨씬 더 많은 신경외과 와 정형외과 의사가 있으며, MRI 기계도 훨씬 더 많다."

프로이메이어 박사는 이렇게 말한다.

"MRI 판독 결과는 종종 오해를 일으키며 불필요한 수술로 이어지고 결과는 별로 좋지 않습니다."

또 다른 전문가로서 보스턴 매사추세츠 종합병원 정형외과 의사인 로버트 보이드 박사는 이렇게 말한다.

"수술이 새로운 척추를 안겨주는 것도 아니며, 장기적으로 더 나은 결과를 가져다주지도 않습니다. 통증이 보존요법에 반응하지 않을 때는 신경근의 압박과 명백히 관련이 있다는 것을 뜻합니다. 이런 경우에는 수술 결과가 좋습니다."

그러나 보이드 박사는 허리 통증이 있는 사람 가운데 아주 낮은 비율만 이 범주에 속한다고 말한다.

최근 몇 년간 요통을 척추 교정 지압요법으로 치료하는 방법은 미국·캐나다·영국 정부당국으로부터 강력한 지지를 받았다. 예를 들어 캐나다에서는 1993년 온타리오 보건부의 만화 형식 보고서에서 요통에 대한 척추 교정 지압요법을 효율, 안전, 과학적 타당성, 비용 효율 면에서 강력히 지지했다. 1년 뒤, 미국 정부의 보건의료 정책 및 연구 기관에서는 요통에 대한 1차 치료로 손을 사용한 척추 치료를 지지했다.

스탠리 제이콥 박사의 의견

두세 번의 수술을 받고 이전보다 더 큰 고통에 시달리는 환자들을 너무 많이 보았다. 나는 신경이 너무 많이 압박을 받아서 몸의 기본 기능에 장애가 있는 경우가 아니라면 가능한 한 보존적 치료법이 쓰여야 한다고 믿는다.

MSM은 만성 요통의 비수술적 치료에서 중요한 역할을 하며, 척추 교정 지압술이나 침술과 같은 보존적 치료법의 파트너로 고려되어야 한다. MSM은 돌출된 디스크 크기를 줄이거나 근본 문제를 없애주지는 못하지만 디스크 주위의 염증을 완화한다. 이 염증은 척수에서 나오는 신경근을 압박하고 자극한다.

나는 관절염, 요추 협착증, 디스크 변성, 척추 정렬 불량, 사고로 인한 2차 질병인 허리 통증을 겪는 수백 명의 환자를 만났다. 보통 이런 통증 관련 질환에는 MSM이 유익하다. 사실 그보다 더 나은 약물 치료는 없다. 물론 약물은 심각한 부작용을 일으킬 수 있다.

내 경험으로는 허리 통증을 완화하려면 일반적으로 MSM 용량을 보통 때보다 높여야 한다(투여량에 대한 권장 사항은 Chapter 3 참조).

로널드 로렌스 박사의 의견

나는 근육 긴장, 인대의 염좌, 척추 관절 및 디스크와 관련된 조기 퇴행성 변화를 포함한 허리 통증의 초기 단계에서 MSM이 매우 도움이 된다는 것을 발견했다. 내 경험에 따르면 후기 단계 디스크 질환의 경우에는 그만큼 도움이 되는 사례를 보지 못했으나 어쨌든 보조 수단으로서는 가치가 있다고 믿는다. MSM이 신경섬유를 따라 통증 자극 전달을 억제해 염증을 감소시키고 근육 경련을 줄인다는 점을 염두에 두자. 염증, 통증, 근육 경련은 모두 종종 이러한 증상과 연관이 있으므로 나는 심각한 경우에도 MSM이 몇 가지 추가 이점과 완화 효과를 제공할 수 있다고 믿는다.

이러한 이유로 나는 MSM을 허리 디스크 환자의 치료 프로그램 중 일부로 포함시켰다. 내가 추천하는 것으로는 가벼운 운동, 초음파, 침술, 뜨거운 목욕, 마사지, 타이레놀과 필요한 경우의 가벼운 근육 이완제 등이 있다.

골프를 치는 사람은 스윙할 때 허리에 강한 힘이 들어가므로 종종 허리 디스크 문제가 생긴다. 나는 허리에 심한 통증을 앓는 열렬한 골퍼 한 사람을 치료했다. MRI 판독 결과 그의 디스크는 5mm 돌출돼 있었으며, 이는 보통 수준의 탈출증이었다. 수술을 피하려고 찾아온 그에게 나는 다면적 치료 프로그램을 제안했다. 3개월 만에 그의 통증은 가벼운 아픔으로 줄어들었고, 이후 점차 사라졌다.

디스크가 8mm 돌출돼 있던 또 다른 환자도 이 프로그램으로 계속 치료를 받았다. 6개월 뒤 그는 다시 MRI를 찍어보았고, 돌출 정도는 4mm로 줄어 있었다. 이런 경우에는 MSM이 유용한 치료 효과를 보이고 실제로 전반적인 치료를 돕는다고 생각한다.

통증완화에 대한 2가지 추가 사례

사례 1 인내를 보상받다

"번개 채찍을 내려치는 것 같은 타는 듯한 고통을 느꼈어요."

그로부터 몇 달 동안 에르민 저브코는 간헐적으로 심한 허리 통증을 겪었다. 그녀는 약을 먹지 않고 버텼다. 그 이유는 그녀가 고통을 무척 잘 참는 사람이었기 때문이다.

그러나 시간이 지나도 통증은 지속되었고 종종 그녀를 꼼짝하지 못하게 만들었다.

"극심한 통증을 견디지 않고는 앉거나 몸을 굽히거나 서거나 걸을 수 없을 때가 많았어요. 통증 때문에 종종 잠을 잘 수도 없었어요. 한번은 영화를 보고 난 뒤 발을 들어 올릴 수가 없어서 극장에서 실려 나온 적도 있어요."

캘리포니아주 뉴베리 파크에 살던 저브코는 미용실 사업을 포기해야만 했다. 통증이 너무나 심해서 항염증제를 먹지 않을 수 없었다. 그녀는 2년 동안 약을 먹었다 끊었다를 반복했다.

"하지만 그 약은 위통과 설사를 유발했어요. 더는 그런 일을 겪고 싶지 않아 어느 날 모두 내다 버렸어요."

저브코의 척추 미세 골절은 몇 년 동안 현대 방사선이나 다른 진단 방법으로는 탐지되지 않았기 때문에 그녀는 원인도 모른 채 고통을 겪었다. 두 명의 의사는 그저 심리적 문제일 뿐이라고 단호하게 말했다. 다른 의사들이 저브코를 상대로 여러 가지 검사를 해보았지만 아무 도움도 되지 않았다.

나중에야 MRI 및 더욱 정교한 의료 진단 방법을 통해 저브코의 몸속 원래 외상 부위에서 중증 관절염과 염증, 두꺼운 반흔 흉터 조직을 찾아냈다. 퇴행성 관절염은 종종 허리 통증과 관련이 있다. 저브코의 경우 관절염은 척추뼈 조직의 손상뿐만 아니라 노화로 생긴 것이었다.

진단이 나오자 정형외과 의사는 물리치료와 함께 일주일에 세 번 코르티손 주사를 놓는 치료 프로그램을 시작했다. 하지만 이 프로그램은 실패했고, 통증은 계속되었다. 또 다른 전문가는 약간 완화시킨 아스피린을 처방했지만, 근본적으로 아무 소용이 없었다.

저브코는 결국 1980년대 중반부터 15년 이상을 고통 가운데 지냈다.

"거의 모든 희망을 잃었어요. 계속되는 통증을 참을 수 없어 죽고 싶었죠."

그런 고통에서 저브코를 구원해준 것은 물리치료를 받던 도중에 나눈 대화였다. 물리치료사는 심한 통증에 시달리다가 포틀랜드 DMSO 클리닉에서 도움받은 사람들 이야기를 들었다고 말했다. 그래서 저브코는 1984년 4월에 연락해 예약했고, 우리는 규칙적으로 MSM을 쓸 경우 유익한 결과를 가져올 수 있으리라 생각했다. 다음은 저브코의 말이다.

"저는 MSM 결정을 하루에 여러 차례 주스에 타서 마셨어요. 처음에는 티스푼으로 4분의 1 정도, 다음에는 2분의 1이었고 그다음에는 한 티스푼이었죠. 시간이 걸렸지만 제이콥 박사님은 포기하지 않게 격려해주었어요. 박사님은 시간이 걸릴 거라고 했어요. 어떤 사람에게는 결과가 빨리 나타나는데 또 어떤 사람에게는 시간이 오래 걸린다고요. 개인마다 상태마다 다르다는 거였죠."

저브코의 경우 8개월이 필요했다.

"1985년 1월 어느 날, 아침에 일어났는데 놀랍게도 통증이 사라졌어요. 그때쯤에는 차도가 약간 있긴 했지만, 전날에는 여전히 통증이 좀 있었죠. 사실 크리스마스 직전 MSM 결정을 또 한 번 샀지만, 처음 먹기 시작했을 때와 비교하면 많이 나아졌다는 생각은 별로 들지 않았어요. 그런데 정말 하룻밤 사이에 뭔가 바뀐 거였어요. 어느 날에는 통증이 있는데 그다음 날에는 통증이 없는 거죠. 믿을 수가 없었어요. 갑자기 앉을 수도, 걸을 수도, 몸을 구부릴 수도 있게 된 거예요. 기적과도 같았죠. 다시 일을 하게 되었고, 내 삶을 되찾았습니다."

저브코는 장기간에 걸쳐 중증 관절염을 앓았다. 많은 경우 관절염을 오래 앓을수록, 증상이 심각할수록 MSM이 결과를 가져오기까지 시간이 오래 걸린다.

MSM을 먹고 나서 몇 달이 지난 어느 날 갑자기 고통이 사라져버리다니, 어떻게 그런 일이 있는지 궁금할 것이다. 저브코의 경우, 아주 점진적으로 염증과 통증이 줄어들어서 마침내 어느 날 이런 개선을 뇌가 알아차릴 수 있는 임계점을 넘었을 가능성이 있다. 저브코는 여전히 퇴행성 관절염이 있지만, MSM을 복용하는 동안은 통증 없는 생활과 몸의 기능을 즐길 수 있었다.

사례 2 속 쓰림이 개선되고 허리 통증은 사라지다

52세의 폴 리섹은 매사추세츠주 애머스트의 마케팅 회사 사장이다. 리섹은 친구에게 역류성 식도염과 속 쓰림에 관련된 질환에 도움이 될 것이라는 말을 듣고 MSM을 복용하기 시작했다. 리섹은 식사 후 '가슴이 무거워지는' 불편한 느낌을 받았는데, 이 느낌은 매운 음식을 먹은 뒤 가장 두드러지게 나타났다.

리섹은 MSM을 먹고 얼마 지나지 않아 그런 통증이 가라앉는 효과를 느끼기 시작했는데, 그가 가장 크게 감동한 이유는 허리 통증에 미치는 영향이었다.

"저는 몇 년 전 가을에 부상을 당했고, 45세 이후로는 허리 통증이 시작되었습니다. 의사는 아마도 부상과 마모가 복합되어 통증이 나타났을 거라고 말했습니다. 게다가 저는 일하면서 운전을 많이 하죠. 모든 것이 허리 통증으로 쌓여 발작과도 같은 아픔을 만들었습니다."

리섹이 척추 교정 지압요법 치료를 받으러 간 시점에도 통증이 심해지고 있었다. 리섹은 자신의 경험담을 이렇게 털어놓는다.

"척추 교정 지압요법은 도움이 되었습니다. 시술을 많이 받았죠. 하지만 계속해서 통증이 찾아왔고, 허리를 써야 하는 일이라면 무엇이든 주저하게 되었습니다. 그런데 놀랍게도 속 쓰림 때문에 먹었던 MSM이 허리에도 놀라운 작용을 하는 것 같았습니다. 허리가 갑자기 나아졌고, 지난 3개월 동안은 예전에 늘 겪어왔던 어떤 고통이나 압박감도 느끼지 않았습니다. 저는 몇 년 동안 다른 보충제를 복용해왔는데, 여기에 MSM을 추가하고 나니 분명 차이가 있었습니다."

Chapter 8

두통

두통에 대하여

　　　　　　　　　두통은 앓는 사람뿐만 아니라 치료를 요청받는 의사들에게도 골칫거리다. 1994년 〈컨슈머리포트〉에서 실시한 설문조사에서 두통 치료는 환자의 불만이 가장 큰 단일 범주로 뽑혔다. 거의 25%에 이르는 비율이었다.

　이러한 불만 비율은 엄청난 수가 경험했다는 것을 의미한다. 모든 미국인 가운데 거의 절반이 적어도 한 달에 한 번은 두통을 경험하며, 1천만 명은 여러 형태의 두통으로 평균에서 중증 정도의 장애를 가지고 있다.

　두통은 대부분 목 뒤쪽의 근육 경련과 머리에 혈액을 공급하는 혈관의 변화가 복합되어 나타난다. 긴장이 종종 근본 원인으로 작용하고 정신적 스트레스와 피로, 목뼈 정렬 불량, 생리 전 통증, 영양결핍, 눈 질환, 약물로 인해 생길 수도 있다.

전문가들은 많은 두통과 편두통이 이런 현상을 제거하기 위한 바로 그 약물 때문에 일어난다고 말한다. 이 현상은 '진통제의 반동'으로 알려져 있다. 이는 아스피린, 아세트아미노펜, 이부프로펜과 그 외 다른 진통제를 과다 복용할 때 일어날 수 있다. 이는 환자가 진통제를 갑자기 중단하면 금단 증상과 두통 악화를 경험하는 약물 의존과 분명 비슷하다.

1997년 의학 저널 〈병원의학〉 기사에서는 다음과 같이 밝히고 있다.

"진통제에 대한 요구가 증가하면서 반동 두통 증가에 대한 의혹을 불러일으키고 있다."

아스피린이나 다른 진통제를 복용하면 종종 신속하게 증상 완화를 경험한다. 그런데 MSM을 진통제와 같은 즉효성 약물로 생각해서는 안 된다. 아마도 복용한 지 10분 만에 완화 효과가 나타나지는 않을 것이다. 일부 환자는 그렇게 이야기했지만 말이다.

MSM이 두통에 미치는 영향은 다음과 같다.

- MSM은 주로 긴장 및 근육 경련과 관련된 만성두통에 유용하다.
- 편두통은 기본적으로 혈관이 원인이다. 우리는 MSM이 편두통을 완화한다는 믿을 만한 결과를 발견하지 못했다. 그러나 편두통은 종종 근육 경련 및 목의 긴장과 상당히 관련이 있으며, 이는 통증에 영향을 미칠 수 있다. MSM은 근육 경련을 줄일 수 있는 능력이 있으므로 써볼 만한 가치는 있다.

- 건강보조식품으로서 규칙적으로 먹는다면 MSM은 신체의 특정한 통증 자극을 억제할 뿐만 아니라 염증을 줄여준다. 우리는 아직 정확한 메커니즘을 모르지만 MSM은 항긴장 특성도 보인다.
- 통증완화를 위한 추가 국소 요법으로 MSM의 사용을 과소평가 해서는 안 된다. 긴장감을 느끼는 목 뒤쪽 부위에 MSM 크림, 젤, 로션을 발라보자. 자주, 대략 한두 시간마다 되풀이해보라. MSM은 이를 바른 부위의 피부 아래 골격근 조직의 경련을 줄일 수 있다. MSM 일부는 피부 조직 내에서 기능을 수행하며, 일부는 혈류로 들어가 신체를 순환하는 것으로 보인다. 많은 목뼈 손상 환자는 두통 완화 효과를 얻으려고 MSM을 이런 방식으로 활용한다. 다시 말해, 먹을 뿐만 아니라 피부에도 바른다. 목의 근육 경련은 **목뼈와 관련이 있다**(다음에 나오는 수 와트슨의 이야기 참조).

다음에 이어지는 사례들은 광범위한 원인으로 유발된 두통에 MSM이 완화 효과를 제공할 잠재력이 있다는 것을 보여준다. 이 사례들과 우리가 임상적으로 관찰해온 결과는 MSM을 복용하거나 국소적으로 사용하는 사람들이 종종 만성두통 강도를 줄일 수 있음을 시사한다.

더 이상 바이스는 없어요 _ 린 천시의 이야기

포틀랜드에 사는 57세 주부 린 천시는 MSM을 가장 오래 사용한 사람 중 하나다. 그녀는 1978년 자궁 절제에 따른 폐경 후유증으로

1년 동안 심한 긴장성 두통과 식은땀, 폐경기 열감을 앓아왔다. 천시는 당시를 이렇게 기억한다.

"누군가가 바이스vice로 내 머리 꼭대기를 죄는 것 같은 두통을 느꼈어요. 어떤 패턴 같은 게 있지는 않았지만 두통이 늘 있었고, 아주 작은 정신적 스트레스도 상황을 더 악화시켰어요. 심지어 레스토랑에서 뭘 먹을지 결정할 때, 수프를 먹을지 샐러드를 먹을지 고민할 때조차 통증이 더 심해졌어요. 완화된 아스피린을 많이 먹었지만 크게 도움되지는 않았어요. 종종 머리를 쿵쿵 두드리는 느낌 때문에 땀에 흠뻑 젖어서 한밤중에 깨곤 했죠."

그런데 천시의 한 친구가 막 MSM을 복용하기 시작했고 위장 불편함이 완화되는 것을 경험했다. 친구는 천시에게 결정을 먹어보고 그녀에게도 도움이 될지 지켜보자고 권했다. 다음은 이후 천시의 경험담이다.

"결정을 먹어봤어요. 그다음에 일어난 일은 제가 꿈도 꾸지 못했던 일이죠. 첫날 밤에 식은땀도 열감도 더 이상의 통증도 없었어요. 아마도 제게 이상한 몸의 생리가 있어서인지는 모르지만, 결정을 먹는 동안은 다른 문제를 절대 겪지 않았어요. 제게 효과적인 복용량은 매일 아침 결정 1티스푼이에요. 만약 어떤 증상 또는 알레르기가 도지면 더 많이, 대략 하루에 1티스푼씩 세 번 먹게 될 거예요. 저는 꽃가루알레르기가 심해서 축농증, 재채기, 눈 가려움증, 콧물, 마른 기침이 나곤 했어요. 봄마다 그런 문제를 겪어왔죠. 또 가을에는 곰팡이 때문에 심한 알레르기를 겪었고요. 지금도 가끔 눈이 가렵지만, 이제는 어떤 감염도 다른 심각한 증상도 없어요. 처음엔 정말 기분이 좋아서 MSM 먹는 걸 잊을 때도 있었어요. 하지만 곧 MSM을 계속 먹어야 한다는 생각이 들었죠. 열감이나 바이스로 죄는 것 같은 압박이 관자놀이에서 느껴지기 시작하니까요. 결정을 다시 먹으면 그런 증상은 사라졌죠. 그래서 이제 MSM은 제 일상생활의 한 부분이 되었고, 떨어지지 않게 해야 한다는 것을 알고 있어요."

그날은 메리 크리스마스가 아니었다 _ 수 와트슨의 이야기

1997년 크리스마스는 오리건주 레이크오스위고에 사는 수 와트슨에게 '메리 크리스마스'가 아니었다. 그녀는 집에서 고통스러운 두통에 시달렸고, 목에는 보호대를 했고, 전신이 욱신거렸다. 두 차례 목뼈 부상의 후유증이었다. 이틀 전, 39세의 사무 관리자 와트슨은 친구에게 선물을 전해주고 돌아오는 길에 차 뒤쪽을 한 번도 아니고 두 번이나 들이받히는 사고를 당했다. 좌회전을 하려고 신호를 기다리던 그녀의 차를 뒤에 있던 차가 들이받았고, 그 차를 또 다른 차가 뒤에서 들이받으면서 그녀는 또 한 번 큰 충격을 받았다. 와트슨의 머리는 첫 번째 충격 때 뒤로 확 젖혀졌고, 두 번째 충격으로 다시 한번 젖혀졌다.

"목에서 텅 하는 소리를 느꼈고, 뭔가 문제가 생겼다는 걸 알았어요. 두통이 순식간에 생겨 머리 옆과 뒤로 퍼졌죠."

와트슨은 심하게 망가진 차를 겨우 운전해 집으로 돌아올 수 있었다. 이 사고는 결국 보험회사로부터 거부당하고 말았다. 다음은

이후 상황에 대한 와트슨의 이야기다.

"집에 도착했을 때는 정말 흠씬 두들겨 맞은 것 같았어요. 몸의 모든 근육이 아팠어요. 다음 날에도 두통은 여전했고 전신이 아팠어요. 잘 움직일 수가 없었죠. 진찰을 받으러 갔고, 목 보호대와 진통제 비코딘을 처방받았어요. 제게는 정말 필요한 것들이었어요. 뭔가 고통을 누그러뜨려주는 약 없이는 편안해질 방법이 없었으니까요. 그러다가 크리스마스 휴일 모임에서 제이콥 박사님을 만났고, 박사님은 제 상태에 대해 물었어요. 무슨 일이 있었는지 이야기하니 박사님은 MSM을 먹어볼 것을 권했어요. 박사님의 말씀대로 크리스마스 다음 날부터 MSM을 먹기 시작했고, 친구가 아픈 목에 젤을 발라주었어요. 저는 MSM의 쓴맛을 좋아하지는 않았지만 다른 약은 더 이상 먹지 않게 되었어요.

저는 살면서 몇 차례 수술을 받았고, 진통제를 상당히 많이 써봤기 때문에 그것에 익숙해지는 게 얼마나 쉬운지도 알고 있어요. 목뼈에 부상을 입고 나서는 진통제가 정말 큰 도움이 되었죠. 하지만 며칠 뒤에는 다른 약으로 바꾸고 싶었어요. 보통 알약이나 비타민제는 신경을 안 썼지만 MSM은 효과가 곧바로 느껴졌어요. 사흘에서 닷새 사이에 상당히 완화되었죠. 사흘째 되던 날에는 두통이 40%나 나아졌고, 열흘 만에 예전의 저로 돌아간 것 같았어요. 아직은 조금 쑤시고 머리를 너무 빨리 돌리면 통증도 있지만, 그런 경우 외에 강렬하게 오는 두통은 거의 사라졌어요. 그리고 이후로는 아무 문제가 없었죠. MSM이 목뼈 부상에 빠르게 작용했다는 건 의심할 여지가 없어요. 저는 정말 운이 좋았어요. 정형외과 의사도 제 회복에 무척 감동했고, 효과가 있는 동안은 MSM을 계속 복용해도 좋다고 했어요."

전문가에 따르면 자동차 추돌 사고로 입은 목 부상은 종종 몇 주 또는 몇 달에 걸쳐 지속되는 목 통증과 목뼈 골절 두통의 원인이 된다. 두통이 말끔해지기까지는 그보다 더 오래 걸릴 수도 있다. 환자에게는 일반적으로 진통제, 근육 이완제, 물리치료가 필요하다. 와트슨은 이중으로 타격을 받아 이중 목뼈 부상을 입었는데도 MSM을 복용하고 나서 몇 시간 안에 두통이 줄어들기 시작했고 2주 안에 사라졌다고 말한다.

목뼈 부상은 1886년 의학 문헌에서 처음 문서로 만들어졌으며, 철도 사고가 일어날 때 등지고 있던 방향의 열차 승객들과 관계가 있어 '철도척추'라 불렀다. 자동차가 출현하면서 뒤를 들이받히는 사고가 늘어났고, 그 결과 1923년에는 '신호등병'으로 알려지게 되었다. 오늘날 목뼈 부상은 미국에서만 해마다 100만 명에게 영향을 미치는 것으로 알려져 있으며, 그중 최대 40%가 만성 증상으로 발전하고 증상 목록 가운데 상위에 있는 것이 두통이다.

목뼈 부상은 목 뒤쪽 염증과 근육 경련의 원인이 되며, 이는 많은 경우 두통으로 이어진다. 의사는 영향을 받는 부위를 촉진觸診해 목의 압박감을 느낄 수 있다. MSM을 경구 투여하거나 젤 또는 로션으로 국소 투여하면 의사는 근육이 이완되는 것을 느낄 수 있을 것이고, 환자들은 쓰라림이 줄어들었다고 말할 것이다.

건강보조식품으로서 MSM을 규칙적으로 복용하지 않는 사람에게 우리가 할 수 있는 권고는 추돌 사고나 어떤 식으로든 사고를 당해 부상을 입었을 때 가능한 한 빨리 MSM을 쓰기 시작하라는 것이다. 우리의 임상 경험으로 볼 때 그렇게 하면 통증이 줄어들고 목뼈 부상 증후군과 관련해 장기간 지속되는 문제의 심각성을 줄일 수 있을 것이다. 먼저 많은 용량의 MSM으로 시작하는 것이 편하고, MSM 젤이나 로션을 해당 부위에 발라주면 좋다. 그러나 부상을 입은 경우에는 반드시 의학적 치료를 받아야 한다.

화학물질과민증으로 인한 통증 _ 크리스 두건의 이야기

뉴욕주 가디너에 사는 29세 크리스 두건은 건강식품점에서 영양보충제 부서 관리책임자로 새 일을 시작했을 때부터 문제 징후를 느꼈다. 두건은 살아가면서 대부분의 시간 동안 화학물질과민증 때문에 어려움을 겪었다. 그녀는 특히 새 건물의 합성소재 카펫과 건축자재 화합물을 괴로워했다. 새 건물에 들어가면 몇 분 만에 눈이 부어올랐다. 그녀는 어질어질해졌고, 그에 뒤따르는 두통은 하루이틀 지속되거나 한 달 동안 간헐적으로 오락가락했다.

두건은 2년 동안 두통에서 자유로웠는데, 그 뒤 신축건물에 있는 가게에서 새로운 일을 시작했다. 그때부터 문제가 생겼다.

"새로운 환경이 내 삶에 악영향을 미칠 것이라는 사실을 깨닫기까지는 그리 오래 걸리지 않았어요. 눈 주위가 붓기 시작했죠. 피로가 덮치는 걸 느꼈고, 두통도 생겼어요. 저는 제 몸을 알아요. 건물에

반응한 거죠. 가게에서 30분쯤 있으면 몸이 아팠고, 그날 하루는 남은 시간 동안 그냥 우두커니 있을 뿐이었어요."

두건은 그즈음부터 MSM을 하루에 세 번, 1g씩 복용하기 시작했다. 그리고 시간이 지남에 따라 약 10g까지 천천히 양을 늘려나갔다. 다음은 당시 상황에 대한 두건의 이야기다.

"첫 주에는 별 차이가 없었는데, 둘째 주에는 좀 더 나은 느낌이었어요. 두통이 줄어들고 피로도 덜했죠. 그리고 셋째 주 어느 날 근무 시간이 끝날 때, 두통이 사라지고 기분이 꽤 좋다는 걸 깨달았어요. 지금은 가게에서도 신체적으로 문제가 없어요. 저로서는 정말 놀랄 일이죠. MSM이 없었다면 일을 그만둘 수밖에 없었을 거예요."

Chapter 9

섬유근육통

하나님이 내려주신 선물이에요 _ 조이스 스코트의 이야기

애리조나주 파운틴힐스에 사는 조이스 스코트는 5년 동안 죽은 것이나 마찬가지였다고 고백한다.

"저는 상상할 수 있는 한 가장 활동적인 사람이었어요. 아이 다섯을 키웠고, 에어로빅을 했고, 인형을 만들어서 팔았어요. 그런데 인형 쇼에서 돌아온 어느 날 아침, 침대에서 일어날 수가 없었어요. 피로 그 이상이었죠. 거의 움직이지 못했는데, 이유를 알 수 없었어요."

의사는 그 이유를 만성피로로, 나중에는 섬유근육통으로 진단했다.

"밤낮으로 아팠고, 얼마 뒤에는 통증 때문에 밤중에 잠에서 깨곤 했어요. 통증은 몸 전체로 옮겨갔고 한꺼번에 무릎 또는 어깨에서,

아니면 왼쪽 엉덩이나 허리에서 악화됐어요. 두통도 계속되었고요. 모든 뼈대가 머리에서 발끝까지 상처를 입은 것 같았어요. 심지어 손가락도 아팠죠. 어떨 때는 너무 심해서 숨이 멎을 것 같았어요."

62세의 스코트는 이런 몸 상태가 정신에도 영향을 주었다고 말한다.

"유리잔을 집 안 어디에 두었는지, 은행은 물론 내가 25년 이상 살아온 장소까지 어떻게 차를 몰고 가야 하는지 기억이 나지 않았어요. 정신이 혼란스러워서 운전을 그만두어야 했죠. 상태가 괜찮을 때는 친구들이 저를 데리고 마작을 하러 갔어요. 그러지 않았다면 저는 5년 동안 죽은 것이나 마찬가지였을 거예요."

더 이상 사는 것 같지가 않아 스코트는 항우울제를 복용했다. 그러나 위장 장애 때문에 진통제를 복용할 수는 없었다. 그녀가 시련을 겪는 동안 친구들은 여러 가지 건강보조식품을 권했고, 거기에는 MSM도 포함되어 있었다.

"저는 아주 신중한 사람이에요. 모든 것을 바로 결정하지 않죠. 하지만 칸디다증(칸디다균의 감염으로 일어나는 염증 질환으로 피부는 물론 각종 장기와 생식기 안에도 생길 수 있다 – 역자 주)이 있던 친구가 MSM을 먹고 증상이 누그러지는 것을 보고는 나도 한번 먹어보기로 결심했어요. 그때가 1998년 7월이었죠. 맛은 별로 좋지 않았지만, 곧장 무슨 일인가가 일어나기 시작했어요. 그래서 계속 먹게 되었죠."

스코트에게는 딸기코 증상도 있었는데 그것도 며칠 만에 말끔해지기 시작했다. 딸기코는 코, 이마, 뺨의 피부를 붉게 만드는 만성질환이다. 스코트는 자신이 겪은 이야기를 들려주었다.

"딸기코 증상이 사라진 게 처음 일어난 변화였어요. 그리고 에너지가 생기기 시작했죠. 둘째 주에는 하루는 나빴지만 나머지 시간 동안은 더 나아졌고, 셋째 주에는 훨씬 더 많은 에너지를 얻었어요. 통증이 점점 사라져서 3주가 지난 다음에는 크게 완화되었어요. 한 달 보름이 지난 지금은 대부분의 시간 동안 통증에서 자유로워요. 이것이 MSM을 하나님이 내려주신 선물이라고 부르는 이유예요. 집 가까이에 수영장이 있는데, MSM을 복용하고 한 달 보름 뒤부터는 이전 5년보다 더 자주 가요. 이제는 계단을 편하게 오르내리고, 언덕을 올라가서 우편물을 받을 수도 있어요. 전에는 그럴 수 없었죠. 다시 운전을 하고 일상생활을 해나가고 있어요. 이제는 아주 기분이 좋아졌고, 다시 인형 일도 시작했어요. 5년 동안 손을 놓고 있었던 일이죠."

스코트는 MSM을 시작할 때에는 아침저녁으로 MSM 결정을 반 티스푼씩 먹었고, 천천히 하루 두 번, 3티스푼까지 늘려나갔다고 말한다. 그 결과 기분이 더 좋아졌고, 먹고 있던 다른 보충제의 양도 줄일 수 있었다.

섬유근육통에 대하여

섬유근육통은 이전에는 연조직 류머티즘, 결합조직염, 비관절 류머티즘이라고 부르던 일반 류머티즘 질환에 대한 비교적 최근의 용어다. 관절염재단에 따르면 섬유근육통은 두 번째로 많은 관절염 관련 질환이며, 미국 류머티즘학회에 따르면 300만에서 600만 명의 미국인이 영향을 받는다. 캐나다 관절염협회에서는 섬유근육통 유병률이 인구의 2.1~5.7%이며, 여성이 남성보다 네 배 더 많이 걸리는 것으로 추정했다. 발병률은 나이에 따라 증가하고 50세 이상 여성에게서 가장 많이 나타나는 것으로 알려졌다.

일반적인 퇴행성 관절염은 몸의 관절과 관련이 있다. 섬유근육통은 부드러운 조직인 근육, 힘줄, 인대를 공격한다. 증상으로는 지속적인 전신의 열감, 쑤심, 통증, 뻣뻣함, 독감과 같은 느낌, 두통, 과민성대장 증상, 피로, 불면증, 불안 및 우울증이 있다. 증상의 심각도는 오락가락하지만 환자들은 대부분 날마다 불편함을 경험하고 약간의 통증이 항상 존재한다.

섬유근육통은 증상의 대부분이 다른 질병들과 비슷하므로 진단이 쉽지 않다. 미국 류머티즘학회는 특정 진단 기준을 개발했다. 주요 증상으로는 허리 위아래 양쪽과 몸 양쪽에 3개월 이상 이어지는 광범위한 통증, 특정한 18곳의 부위 가운데 적어도 11곳에서 느껴지는 따가움으로 여기에는 목, 척추, 어깨, 엉덩이 같은 부위가 포함된다.

섬유근육통의 원인은 알려져 있지 않다. 일부 환자는 증상이 일어나기 전 바이러스, 세균, 기생충 감염을 겪었거나 자동차 사고, 낙상, 운동 부상과 같은 육체적 외상을 입은 것으로 보고되었다. 가능성 있는 원인으로는 나쁜 식습관, 스테로이드, 피임약, 항생제, 식품 알레르기, 영양결핍, 화학물질과민증 같은 것이 있다. 섬유근육통은 피로와 체력 저하를 일으키는 혈류 감소와 같은 근육 대사의 변화와도 관련이 있을 수 있다. 국립 관절염·근골격계 연구소의 지원을 받은 최근 연구에서는 항염증 호르몬인 코르티솔의 수치가 낮은 것과도 관련이 있다는 결과가 나왔다.

MSM은 주요한 통증 질환을 치료하지는 못하지만, 안전하고 실질적인 완화 효과가 있는 훌륭한 원천이다. 섬유근육통으로 진단받고 MSM을 복용한 한 여성은 전에 시도해본 어떤 방법보다 상태가 더 나아졌다고 말했다.

이 커다란 혜택은 MSM이 지닌 통증 감소, 항염증, 혈액 공급 증가의 특성에서 오는 것이지만 아직은 결론을 내리기 어려운 다른 메커니즘이 있을 수도 있다.

통증완화에 대한 3가지 추가 사례

사례 1 고통과 알레르기가 함께 사라지다

오리건주 리치랜드에 사는 56세의 사업가 게일 린드에게 알레르기 철은 소나무와 잔디 꽃가루를 피해서 3개월 동안 하와이에 머물러야 할 만큼 고통스러운 시기였다.

"저는 콧물과 눈물을 줄줄 흘렸고, 긴장과 피로가 극도로 심해졌어요. 꽃가루는 말 그대로 저를 잠에 빠뜨렸어요. 녹초로 만들었죠."

린드는 1998년 초 알레르기에 도움이 된다는 말을 듣고 MSM을 복용하기 시작했다.

"제게는 대성공이었어요. 20년 만에 처음으로 꽃가루가 날리는 환경을 피하지 않아도 됐으니까요. 전혀 증상이 없었죠. 그리고 지금은 꽃가루가 아주 많이 날리는 계절이에요."

린드의 이야기는 여기서 끝나지 않는다. MSM은 알레르기를 완전히 누그러뜨렸을 뿐만 아니라 1년 동안 그녀를 괴롭히고 있던 극심한 섬유근육통도 지워버렸다.

"섬유근육통은 뭔가 경험해보지 못한 거였어요. 그 병은 1997년 마치 트럭이 달려들듯 저를 덮쳐서 망가뜨렸어요. 얼마나 심각했던지 믿을 수가 없었어요. 저는 꽤 의지가 강한 편인데, 오후 서너 시가 되면 통증 때문에 울었어요. 통증은 저를 지치게 만들었어요. 목에서 시작되어 어깨를 타고 내려갔고, 두 달 만에 팔꿈치와 손목, 엉덩이 그리고 몸 전체를 뒤덮어버렸죠. 뭔가 제 몸속이 꼬이고, 당기고, 눌리고, 부스러지는 것 같았어요. 통증이 오면 그대로 남아서 어떻게 움직여도 악화됐어요. 팔을 들어서 어깨를 돌리려고 하면 마치 수천 개의 칼과 핀이 찔러대는 것 같았어요. 얼마나 심각한지 계단을 올라갈 수조차 없었죠. 어디든 차를 몰고 갈 때는 두 번 생각해야 했어요. 차에 타거나 내릴 때 통증이 극심했기 때문이죠. 저는 무척 활발하고 바쁜 사람이에요. 운동도 많이 하죠. 그런데 통증이 저를 일에서 완전히 멀어지게 만들었어요. 통증은 제가 생각하는 과정도 모조리 잠식했어요. 제 바람은 단 하나, 온종일 일할 수 있는 거였어요."

린드는 약을 복용하고 싶지 않았지만 자포자기하는 마음으로 인기 있는 진통제 비코딘을 처방받았다. 이 약은 그녀에게 도움이 되지 않았다. 그런데 알레르기 문제를 극복하기 위해 MSM을 하루에 약 5g씩 복용하기 시작할 무렵 놀라운 일이 벌어졌다. 린드는 당시를 이렇게 회상한다.

"무슨 일이 일어난 건지 믿을 수가 없었어요. 통증완화는 전혀 기대하지 않았는데 하룻밤 사이에 통증이 50%나 가라앉았어요. 말 그대로 뛸 듯이 기뻤죠. 정말 뛸 수 있었으니까요! 그래서 MSM을 계속 먹었고, 통증은 점점 줄어들고 또 줄어들었어요. 그리고 모든 통증이 거의 사라졌어요."

통증 정도가 줄어들자 린드는 완벽한 완화 효과를 위해서 필요한 수준의 MSM을 실험해보았다. 그 결과 하루에 30g이 가장 효과가 좋다는 사실을 알게 되었다.

린드의 경험은 매우 일반적이다. MSM은 적은 양으로도 종종 빠른 효과를 내지만 대부분의 저항성 통증을 없애려면 복용량을 상당히 늘려야 할 수도 있다. 복용량을 늘릴 때는 언제나 천천히 늘려야 하고, 물이나 그 밖의 액체에 결정을 혼합하는 것이 더 많이 복용하기에 가장 편리한 방법이다. 하루 동안 복용량을 여러 차례로 나누되, 식사와 함께하면 좋을 것이다. 복용할 때는 속이 편해야 한다. 뭔가 위장에 불편한 느낌이 들면 복용량을 줄일 수 있다(MSM을 먹는 방법에 대한 자세한 내용은 Chapter 3 참조).

복용량과 관련해 린드는 이렇게 이야기한다.

"복용량을 높은 수준으로 유지할 필요가 있습니다. 그러지 않으면 차이를 느낄 수 없으니까요. 어떤 통증은 슬금슬금 다시 찾아오지만, 그래도 저는 감사해요. MSM이 통증을 막아주었고, 제게 문제의 원인을 찾을 수 있는 시간을 벌어주었으니까요. 지금 저는 하루에 8km를 걷고 뛰어요. 게다가 무척 바쁘게 비즈니스 생활을 하고 있죠. 정말 깜짝 놀랄 일이에요. MSM으로 일석이조의 효과를 얻은 셈이죠. 통증과 알레르기가 함께 사라졌으니까요."

사례 2 내년에 봅시다

온타리오주 벌링턴에 사는 72세의 샬럿 칼란은 도움 없이는 옷을 입을 수도, 코트에 팔을 넣을 수도, 침대를 정돈할 수도, 자동차나 욕조에 오르내릴 수도 없었다. 손을 머리 위로 올릴 수도 없었고 걸을 때는 구부정한 자세였다. 그녀는 섬유근육통으로 끔찍한 고통과 뻣뻣함에 시달리고 있었다.

1988년, 가족주치의는 코르티손을 처방했다.

1996년, MSM을 복용하기 시작한 뒤로 칼란은 아주 기분이 좋아져서 코르티손 연고를 끊을 수 있었다. 칼란은 이렇게 말한다.

"정말 기뻤어요. 코르티손의 부작용 때문이었죠. MSM은 내게 잘 들었어요. 계속 더 나아지고 나아졌죠. 이제는 뭐든 할 수 있어요. 아직 좀 뻣뻣한 느낌은 있지만, 내 나이에 그 정도는 예상할 수 있는 일이죠. 너무 오래 앉아 있으면 약간 뻣뻣한 느낌이 드는데, 예전과는 비교도 할 수 없을 만큼 괜찮아요. 지금은 약간의 통증과 많은 에너지를 느껴요. 예전에 얼마나 지독했는지 기억하고 싶지도 않을 정도예요. MSM은 참 놀라워요. 이전에는 할 수 없었던 것을 지금은 뭐든 할 수 있으니까요. MSM은 제 삶을 살아갈 가치가 있게 유지해주고 있어요."

칼란은 매일 아침 주스에 MSM을 약 10g 섞어 마신다.

"정기적으로 건강검진과 정밀검사를 받으러 가요. 결과는 아주 정상으로 나오죠. 염증 검사 결과도 정상이에요. 저를 검사하고 진료하는 류머티즘 전문의는 '부기도, 고통도, 아무것도 없네요. 내년에 봅시다'라고 말한답니다."

사례 3 MSM이 삶의 방향을 바꾸다

"저는 기본적으로 늘 전신에 쓰라린 통증을 안고 있었어요."

바버라 레드먼드는 섬유근육통으로 겪은 시련을 이렇게 표현한다.

테네시주 루이스버그에 사는 40세의 레드먼드는 1986년 섬유근육통 진단을 받았다. 병은 그녀가 두 아이를 키우던 시기에 갑자기 몰려왔다. 그녀는 당시를 이렇게 회상한다.

"남편은 평소라면 제가 했을 많은 일을 하게 되었어요. 제 몸이 제구실을 하기가 정말이지 너무 힘들었기 때문이죠. 접시를 닦는 데 두 시간이나 걸렸어요. 중간에 쉬었다가 다시 일어나 일을 끝내야 했죠. 머리 빗질도 힘들었어요. 다리에 근육 경련이 생기기도

했는데 정말 끔찍했어요. 걷는 것도 문제여서 때때로 지팡이를 써야 했어요. 고통이 너무 심해서 종종 말하기조차 힘들었어요. 통증은 진을 빼놔서 그저 자러 가야 했죠. 그런 내 모습을 아이들에게 보이는 건 너무 힘든 일이었어요. 그때 여덟 살이었던 아들은 집에 남아서 저를 돌보고 싶어 했죠. 통증이 너무 심해서 때로는 죽음이 나를 데려가주기를 기도하기도 했어요."

레드먼드는 밤에 잠을 자기 위해서 항우울제 에라빌을 복용했고, 진통제도 사용했다. 섬유근육통 진단을 받기 전에도 류머티즘 관절염 때문에 코르티손과 금을 투여받았다.

레드먼드는 그 모든 약이 그녀를 어떤 방법으로 약하게 만들고 섬유근육통을 도지게 했다고 생각했다. 그런데 그녀는 섬유근육통으로 여러 해 동안 고생하는 대부분의 사람들보다는 운이 좋았다. 진단받은 지 3개월 만에 포틀랜드 클리닉에 와서 매일 MSM 5g을 경구 투여하기 시작했기 때문이다.

"MSM은 내 삶의 방향을 바꾸었어요. 약 일주일 만에 통증이 줄어들고 천천히 몸 기능이 정상으로 돌아오는 것을 느꼈거든요."

그녀는 MSM과 함께 근육 치료를 받았고, 천천히 운동을 시작하면서 식습관을 살펴보았다. 필요할 때는 진통제를 복용했으며, 대부분은 초기 단계였다. 가끔 근육 경련이 일어나면 근육 이완제를 복용한다. 그녀는 지금 상황에 만족을 표한다.

"기본적으로 MSM은 제가 다시 제구실을 할 수 있는 수준까지 통증을 낮춰주었어요. 예전에 비해 증상도 약 10% 정도까지 낮아졌죠. 저는 만족합니다. 가족을 돌보고 제가 즐기는 일을 할 수 있게 되었어요."

현재 재고 전문가로 일하고 있는 레드먼드는 때로는 큰 상점에서 사다리를 타고 오르내리면서 재고 목록을 조사한다고 말한다.

"전에는 그런 육체적 일을 절대 할 수 없었지만, MSM을 계속 먹는 동안에는 일을 할 수 있습니다."

Chapter 10

근육 통증 및 운동 부상

근육통에 대하여

선수 및 활동적인 사람들은 다양한 방법으로 자기 몸을 손상시키고 통증을 일으킨다. 있는 힘껏 들어 올리기, 밀기, 당기기, 달리기, 자전거, 높이뛰기, 던지기, 때리기, 태클, 발차기를 할 때는 스포츠와 운동의 특성과 관계 있는 근육, 힘줄, 인대, 뼈에 심한 손상을 입을 위험이 당연히 존재한다.

어떤 활동이든 스포츠든 계속되는 타격, 외상과 관련돼 있다면 시간이 지날수록 큰 부상으로 발전할 가능성이 있다. 예를 들어 지구력이 필요한 일과 관련된 극단적 노력과 피로는 신체 조직을 계속 혹사하며, 어느 날 다리 또는 허리에 고통스러운 문제를 일으킬 수 있다. 또 근육 조직에 반복되는 미세 외상은 누적되어 강도 및 운동 제한 유착과 반흔조직으로 이어질 수 있다.

체육관에서 폭발적으로 근육을 쓰면 기분이 끝내주겠지만, 다음 날에는 비명이 나올 정도의 고통 없이는 근육을 움직이기 힘들 수도 있다. 그 아픈 근육은 부분적으로 죽은 근육이다. 너무 열심히 근육을 쓰면 손상을 입게 되고 종종 섬유(세포)를 완전히 파괴하게 된다.

스트레스의 타격을 받는 주요 근육은 가장 크게 피해를 입는다. 그 결과 말 그대로 조직이 찢어지고 구조 단백질과 그 아미노산 구성요소가 혈류 속으로 흘러 들어간다. 이는 순환하는 단백질 자원의 일부가 되어 조직 복구와 새로운 근육의 성장에 쓰인다.

전력을 기울인 노력의 고통스러운 결과는 지연발생근육통DOMS으로 알려져 있다. 주말 활동에 열을 올리는 사람들도 몇 달, 몇 년 동안 활동을 안 하다가 갑자기 운동 프로그램에 뛰어들어 너무 심하게 운동한 사람과 똑같은 증상을 겪는다. 그 뒤 하루 이틀은 정말 지옥처럼 아프다. 사실 갑작스럽고 무리한 스트레스는 결합조직, 곧 근육과 기관을 지지하는 세포와 섬유에 미세 외상을 일으킨다. 이러한 손상은 국소 신경 말단을 자극하는 가성 효소를 만들고 통증을 일으킨다. 작은 혈관의 국소 파열 및 그에 따른 염증은 불편함을 더한다.

MSM과 운동 부상

MSM은 부상, 긴장 또는 경련을 일으킨 근육, 이상 확장된 관절과 관련된 통증, 쓰림, 염증을 줄이기 위해 운동선수와 보디빌딩 및 피트니스 애호가들이 널리 사용하고 있다.

우리는 몇 년 동안 운동 후 근육통 문제를 종종 겪었던 많은 운동선수를 치료했고, MSM은 다수에게 많은 도움이 되었다.

브라질 상파울루 국제 예방의학클리닉의 에프레인 올지웨르 박사와 동료들은 스포츠와 관련된 많은 염좌 및 건염을 치료했다.

"보통 우리는 이런 부상을 DMSO로 치료해왔고, 언제나 잘 듣습니다. 하지만 MSM도 역시 좋은 결과를 내며, DMSO의 악취가 없습니다."

올지웨르 박사의 이야기다. 그는 종종 환자들에게 약사가 특별히 만들어준 MSM 연고를 제공한다. 그는 환자에게 연고를 하루 두 번, 몸에서 영향을 받는 부위에 바르라고 지시한다.

"발목과 팔꿈치 및 어깨를 삐었을 때, 근육 부상 및 근육통에 모두 훌륭히 반응합니다. 일반적인 통증과 염증 그리고 신체 부위의 기능 저하가 많이 줄어든 것으로 나타났습니다."

그는 자신이 치료하는 부상은 대부분 운동 애호가, 역도 선수, 무술가와 관계가 있다고 말한다. 일부 나이 든 사람들이 너무 무리를 했을 때도 MSM으로 비슷한 효과를 얻는다.

4가지 완화 효과 사례

사례 1 쿼터백 통증

미식축구 애틀랜타 팔콘 팀의 쿼터백을 지냈고 지금은 샌디에이고 차저스 팀의 수석 코치인 준 존스는 MSM을 복용해왔으며, MSM이 고질화된 미식축구 부상의 통증을 줄이는 데 도움이 되었다고 말한다.

"손가락, 손, 팔꿈치, 어깨까지 다 쑤시고 아팠습니다. 주스에 결정을 섞어서 마셨을 뿐인데, 제 몸이 기름칠 잘된 기계처럼 느껴지더군요."

사례 2 다리 통증

29세의 기업 변호사 조 더키는 포틀랜드의 체육 클럽인 '레드 리자드'에서 두세 차례 장거리 경주를 벌였다. 마라톤과 철인 3종 경기는 그의 특기였다. 둘 다 길고, 극히 힘들고, 살인적인 경기다.

더키는 여러 해 동안 이 경기에 참가했고 정기적으로 고된 훈련을 했다. 거기에는 언덕이 많은 도시공원을 날마다 13km씩 뛰는 훈련도 포함되어 있었다. 계속된 충격으로 발에, 특히 발뒤꿈치와 발볼 부분에 만성통증이 생겼다. 달리기 선수들은 이런 질환을 보통 족저근막염이라 부른다.

"원래는 얼음찜질을 했지만 효과가 오래가지는 않았습니다. 통증이 다시 찾아오곤 했죠."

그 뒤 더키는 MSM을 알게 되어 일주일에 세 번, 따뜻한 물에 MSM을 약 60g 녹여서 15~20분 동안 발을 담갔다. 그는 이 족욕이 매우 효과적으로 통증을 없애고 지속적인 효과를 가져온다고 말한다. 아울러 MSM을 약 8g 경구 투여했다.

"저는 정말 MSM 중독자입니다. 때때로 심한 운동이나 경기를 하고 나면 목이 따끔거리는데, 그때마다 MSM으로 샤워하고 양치질을 합니다. 목이 심하게 따끔거리는 날엔 하루에 몇 번씩 MSM으로 양치질을 합니다. 그러면 아픔이 사라집니다. 놀라운 일이죠. 또 코가 막힐 때는 MSM을 바른 면봉으로 콧구멍을 닦습니다. 그러면 코막힘이 사라져요. MSM은 정말 대단합니다."

목 통증에 대한 더키의 경험은 몸을 극심하게 쓰는 운동선수나 운동 애호가들에게는 특별한 사례가 아니다. 운동은 혹사하지 않는 수준에서는 몸의 면역력을 향상시키지만 몸을 너무 많이 쓰면 파괴적으로 변한다. 약물도 이와 같은 방식으로 기능한다. 조금 쓰면 도움이 될 수 있지만, 너무 많이 쓰면 병이 나거나 심지어는 죽을 수도 있다.

몇 년 전 연구진은 설치류 동물실험을 진행했다. 이 연구에서 첫 번째 집단은 체력이 바닥날 때까지 달리게 했고, 두 번째 집단은 덜 힘든 운동을 시켰다. 그런 다음 양쪽 동물을 바이러스에 노출했다. 그 결과 첫 번째 집단에서는 바이러스가 걷잡을 수 없이 퍼졌고, 두 번째 집단에서는 저항력이 증가했다.

MSM은 종종 지나친 훈련으로 근육이 쑤시고 아픈 증상에 도움이 되는 것은 물론, 뛰어난 선수의 잘 가다듬어진 몸을 괴롭히는 감기와 독감에 대한 몸의 저항력을 강화해주는 것으로 알려져 있다. 정밀한 메커니즘은 알 수 없지만, MSM은 여러 감기와 독감을 어느 정도 방어해주는 효과를 포함해 면역 체계에 긍정적인 정상화 효과를 발휘하는 것으로 보인다. 많은 환자가 MSM을 복용하기 시작한 뒤로는 이전보다 감기에 잘 걸리지 않는다고 우리에게 이야기 해주었다.

사례 3 무릎 통증

46세의 물리치료사 프랭크 J. 스미스는 캘리포니아주 아구라힐스에 있는 캔우드패밀리 물리치료·스포츠의학센터 사무실 계단을 걸어 올라가는 게 여간 힘든 일이 아니었다. 그는 젊은 시절 여러 해 동안 장거리 달리기를 하면서 받은 충격이 무릎 통증의 원인이라고 생각했다. 항염증제가 도움이 되었지만, 부작용 이야기를 들은 탓에 그는 항염증제를 경계했다.

온종일 환자들에게 시술을 많이 하는 날이면 무릎 통증은 더 격렬해졌다. 스미스는 수년에 걸쳐 여러 가지 건강보조식품을 써봤지만 효과가 거의 없었다. 어느 날 한 환자가 그에게 MSM 이야기를 했고, 스미스는 회의적이었지만 그래도 한번 써보기로 했다. 다음은 스미스의 경험담이다.

"저는 집 주변에서 미스터 만능으로 통했습니다. 주말에는 그림 그리기, 정원 가꾸기, 배관을 비롯한 집 보수를 했습니다. 그래서 월요일이면 전신이 쑤시고, 피로하고, 거의 독감에 걸린 것 같은 상태가 점점 심해졌습니다. 그런데 MSM을 먹기 시작한 직후부터 이런 느낌이 사라졌습니다. 쑤시지도 않고 피로하지도 않습니다. 일요일 밤에 MSM을 먹으면 월요일에 일어날 때 느낌이 정말 좋았습니다.

MSM을 계속 복용하면서 무릎 통증이 줄어들고 있다는 것을 알았습니다. 이제 더 이상 주차장에서 사무실이 있는 건물까지 가는 오르막, 그다음 계단도 기우뚱거리면서 올라가지 않습니다. 또 병원에서 무릎 통증을 걱정하지 않고 환자들에게 훨씬 더 많이 시술하게 되었습니다. 추가적인 보너스는 근무 시간이 끝날 때쯤이면 밀려오던 피로가 오후에 MSM을 먹고 난 뒤로는 더 이상 느껴지지 않는다는 것입니다. 밤늦게 잠들어도 아침에 일어날 때 개운하다는 것도 알았습니다."

스미스는 MSM이 통증 없이 10대 아들과 농구도 하고 축구도 하면서 놀 수 있을 만큼 무릎을 회복시켜주었다고 말한다.

"예전에는 그런 일은 하지 못했거나 만약 하더라도 무릎을 무척 조심하면서 무리하지 않아야 했습니다. 그런데 이제는 아이들과 제대로 한 판 붙을 수 있습니다."

사례 4 정강이부목

매기 프레더릭은 인디애나주 볼주립대학에 다니는 19세의 7종 경기 선수다. 7종 경기는 높이뛰기, 멀리뛰기, 포환던지기, 창던지기, 800m·200m 달리기, 100m 장애물달리기를 소화하는 만능 육상 종목이다. 위대한 올림픽 금메달리스트 재키 조이너-커시는 7종 경기 선수였다. 이런 다양한 경기를 한꺼번에 하면 몸에는 큰 압박이 된다.

프레더릭의 경우 격렬한 운동이 두 다리에 고통스러운 정강이부목을 가져왔다. 정강이부목은 정강이 근육에 생기는 질병의 일종이다. 표준적인 치료법은 냉찜질, 마사지, 진통제 그리고 이상적으로는 다리가 치유될 수 있게 한 번에 며칠 정도씩 휴식을 취하는 것이다. 그러나 특히 고강도 훈련을 하면 휴식을 취한 뒤에도 종종 통증이 몰려온다.

프레더릭은 MSM을 만나기 전의 상황을 이렇게 말한다.

"고등학교 때 심한 정강이부목에 걸렸고, 마지막 학년 때는 트랙 경기 때 대부분을 그냥 쉬어야 했어요. 대학교에서도 문제가 계속되었고, 여러 경기가 있다 보니 훈련을 쉬기가 정말 힘들었어요. 운동 뒤에는 꽤 지속적으로 다리가 쿡쿡 쑤셨지만 그냥 굳세게 견디고 참아야 했어요."

그런데 MSM이 엄청난 변화를 가져왔다고 한다.

"정강이부목은 한번 걸리면 언제나 안고 살아야 해요. 하지만 저는 2주 만에 완화 효과를 느끼기 시작했고, 한 달 뒤에는 아주 열심히 운동해도 거의 통증이 없었어요. 또 근육이 사소하게 쑤시고 아픈 것도 완화되었어요. 육상경기팀에 있는 친구도 MSM을 복용하기 시작했는데, 근육 통증뿐만 아니라 입안이 허는 데도 도움이 되었죠."

프레더릭은 하루에 MSM을 1g씩 먹는다. 그녀는 어느 땐가 MSM이 떨어졌을 때 정강이부목이 천천히 다시 돌아왔는데, 복용을 재개하면서 통증이 다시 사라졌다고 말한다.

권고 사항

일반적인 규칙으로는 권장하는 복용량 범위(Chapter 3 참조)를 따라야 한다. 이 양으로 근육 통증이 완화된다면 아마 더 복용할 필요는 없을 것이다. 강도 높은 훈련을 하는 많은 선수와 보디빌더들은 운동 전후에 상대적으로 높은 용량의 MSM을 복용하며, 일반적인 통증이 많이 줄었다고 보고한다. 여전히 운동이나 경기 후에 아프고 쑤시는 느낌이 있다면 MSM 추가 투여가 추가적인 완화 효과를 가져오는지 확인하기 위해 운동 및 경기 전후에 복용량을 서서히 늘리고 싶어 할 수도 있을 것이다.

얼마나 많이 먹어야 할지 의심이 든다면 언제나 적은 용량으로 시작해 서서히 늘려나가야 한다. 한 번에 MSM을 너무 많이 복용하면 가벼운 위장 장애나 두통이 올 수도 있다.

MSM과 웨이트트레이닝

다음 기록은 강도 높은 훈련 프로그램을 소화하는 한 건강한 선수의 경험을 바탕으로 한다. 그가 사용한 MSM 양은 당신에게 적절할 수도 적절하지 않을 수도 있다.

캘리포니아주 어바인에 사는 34세의 스코트 머저스는 개인 트레이너이며, 전에는 고등학교와 대학교 야구 코치로서 보디빌더와 운동선수들에게 영양에 대한 교육을 해왔다. 그는 거의 1년 동안 MSM을 복용 중이다. 다음은 머저스의 이야기다.

"저는 1979년부터 고강도의 웨이트트레이닝을 해왔고, 부하가 많이 걸리는 다리 운동을 하고 난 다음 날에는 뻣뻣하고 쑤시는 느낌이 없었던 적이 한 번도 없었습니다. MSM을 만나기 전까지는 말입니다. 불과 하루 이틀 뒤 근육통이 상당히 줄어드는 것을 경험했습니다. 이런 커다란 혜택은 계속 이어졌고, 지금은 MSM을 제가 먹어본 가장 효과적인 건강보조식품으로 꼽습니다. 지금까지 아주 많은 건강보조식품을 먹어봤는데 말이죠. 통증이 없어졌기 때문에 심혈관 훈련을 포함해서 훈련 강도를 더욱더 높일 수 있었습니다. 저는 하루걸러 한 번 훈련을 하는데 웨이트 리프팅에서 오는 뻣뻣함이나 젖산 축적은 더 이상 없습니다.

MSM은 때때로 운동을 하지 않아도 느껴지던 후유증을 정말 크게 줄여주었습니다. 저는 180kg의 무게로 스쿼트, 런지, 데드리프트 같은 운동을 합니다. 아주 높은 강도로 운동을 하면서도 통증이 없어진 커다란 변화는 제가 지금까지 웨이트트레이닝을 해온 이래 가장 큰 돌파구였습니다. 운동 1세트를 되풀이하는 경우 4세트, 5세트 또는 6세트를 하고 나면 화끈거리는 느낌이 듭니다. 그런데 그조차도 많이 줄어들었습니다. 화끈거리는 느낌은 젖산이 축적되기 때문에 나타나는데, 화끈거리는 느낌이 없어서 추가로 1~2세트를 더 할 수 있습니다. 저는 많은 선수에게 MSM을 추천했고, 그 결과는 한결같았습니다. 무릎과 어깨 또는 다른 관절에서 쑤시고 아픈 느낌과 지연발생근육통이 많이 줄어듭니다. 젖산 사이클의 영향이 줄어들고 다음 날 자유롭게 운동할 수 있죠."

생화학의 절묘한 작동 방식이 이루어지는 당신의 '엔진실', 다시 말해 움직임을 만들어내는 몸 전체의 수십억 근육세포를 자세히 살펴보자.

신체 에너지의 주원천으로서 유기화합물인 아데노신삼인산ATP은 운동을 시작할 때 빠르게 소모되며, 근육세포는 글리코겐(저장된 당분)으로부터 더 많은 ATP를 만들어내야 한다. 이때 젖산이 생성된다. 젖산이 쌓이면 근육의 수축 과정을 지연시킨다. 이때 근육세포가 시드는 것을 막기 위해 산소가 개입한다. 산소는 젖산과 결합해서 글리코겐을 만들어내며, 이는 다시 ATP로 변환된다. 이 생화학 과정은 충분한 산소만 공급되면 무제한으로 근육이 수축할 수 있게 해준다. 그러나 계속해서 격렬한 운동을 하면 순환계는 충분한 산소를 공급할 수 없다. 젖산이 쌓이면 피로, 근육통, 수축 정지, 호흡 곤란이 일어나 운동을 계속하기 힘들어지는 원인이 된다.

머저스는 자신을 극한으로 몰고 가는 엘리트 선수뿐만 아니라 주말에 여가를 즐기는 사람들에게도 다음 날 크든 작든 통증을 겪고 싶지 않다면 MSM을 복용할 것을 권한다. 그는 MSM을 처음부터 고용량으로 복용한 선수들은 약한 두통을 느끼지만 2~3일이 지나면 기분이 상쾌해진다고 말한다. 또 이전에 스테로이드나 다른 약물을 복용한 경험이 있는 일부 선수들은 처음부터 MSM을 고용량으로 복용할 경우 처음 하루 이틀은 끙끙 앓는다고 하면서 자신의 생각을 이야기한다.

"뭔가 해독 과정이 진행되고 있을지도 모르죠."

신장 180cm, 몸무게 88.5kg에 체지방이 6%인 머저스는 MSM의 인상적인 효과가 더 있다고 말한다.

"피부입니다. 피부가 매끄럽고, 깨끗하고, 거의 아기처럼 부드러워졌어요."

그는 운동 직전과 직후에 일반적인 양인 MSM 3~5g(3,000~5,000mg)을 복용하며, 특히 무거운 무게를 든 날에는 양을 늘린다고 말하며 이렇게 지적한다.

"이 양이 제 몸에는 아주 잘 듣지만, 다른 사람에게는 적합하지 않을 수도 있습니다."

머저스는 많은 운동선수와 보디빌더가 일반적인 양보다 더 많은 양의 MSM을 복용한다고 덧붙인다.

"여러 해 동안 먹어온 대부분의 건강보조식품에 대해서는 별로 이야기할 만한 차이점이 없습니다. 하지만 이 녀석이라면 차이점을 이야기할 수 있죠."

운동선수를 위한
MSM에 몸 담그기

앞에서 골관절염에 대해 다룰 때 우리는 통증을 완화하기 위해 뜨거운 욕조에 몸을 담그는 방법으로 MSM을 활용하는 법을 언급했다. 미국 최고의 육상 코치 중 한 사람인 오리건주 코벅의 딕 브라운 박사는 더 나아가 운동선수를 위해 몸을 담그는 개념을 연구하고 있다. 그는 이 방법이 격렬한 훈련 뒤 근육 회복 속도의 증가와 부상 예방 및 치료 지원에도 '굉장한 잠재력'을 제공할 것으로 생각한다.

"MSM은 일정 시간이 지나면 피부에 스며들어 조직을 포화시키고 염증 과정을 감소시키는 것으로 보입니다."

브라운 박사의 말이다. 그는 건강 관리법으로서 온탕 목욕 모델을 실험하고 있는데, 온도를 섭씨 34.4도로 유지한 물 530리터를 욕조에 채우고 MSM 결정 142.8kg을 녹이는 것이다. 그는 열 사람(절반은 운동선수이고 절반은 운동 애호가)에게 6~8주 동안 1주일에 5일, 최대 한 시간까지 욕조에 몸을 담그게 했다. 실험 참가자들은 족저근막염과 무릎 부상을 포함한 여러 가지 운동 관련 부상을 안고 있었다.

브라운 박사는 이 실험에 대해 이렇게 말한다.

"관찰 결과 이 방법은 효과가 있었습니다. 통증과 염증이 줄어들었죠. 특정 부상이 있는 경우 몸을 담그면 회복 시간을 줄여주고 부상의 심각성도 어느 정도 줄여주는 것으로 보입니다. 물론 어떤 부상은 수술이 필요할 만큼 심각하지만, 근육이 긴장했거나 건염이 생겼을 때는 목욕을 하는 것과 하지 않는 것의 차이가 상당할 수 있습니다."

브라운 박사는 또 MSM이 강도 높은 훈련을 한 선수의 회복 시간에 상당히 기여할 수 있다고 생각한다.

"사람들은 열심히 운동할 때 종종 육체적인 도전과 몸의 회복 과정 사이에서 균형을 맞춰야 한다는 사실을 이해하지 못합니다. 회복 과정에는 많은 것이 포함됩니다. 언제 몸이 발달하는 걸까요? 회복 모드에 있을 때만 몸이 발달하거나 적응되는 것입니다. 도전은 그저 몸에 더 나아져야 할 필요성을 말해줄 뿐이죠. 당신이 할 수 있는 모든 것이 회복을 증진합니다. 예를 들어 제대로 먹고, 충분히 휴식하고, 아마도 욕조에 몸을 담그면 운동의 도전에서 훨씬 더 빨리 회복할 수 있을 것이고, 부상 가능성도 줄어들 것입니다. 또 부상을 당했을 때는 목욕이 부상 회복을 촉진해줄 것입니다."

브라운 박사는 프로 스포츠팀이 높은 연봉을 받으면서 부상을 자주 입는 선수들을 위해 목욕 요법의 잠재력을 검토해야 한다고 말한다.

"선수들을 운동 후 15분 또는 20분, 아니면 단 10분이라도 욕조에 앉아 있게 하는 겁니다. 목욕한 지 몇 시간이 지나면 통증이 일시적으로 완화됩니다. 하지만 며칠 그리고 몇 주에 걸쳐 목욕을 되풀이하면 MSM이 쌓이고 몸속에 머무르며 계속해서 부상을 고쳐주리라 믿습니다. 이런 목욕은 운동시설 바로 옆에 치유의 유황 온천을 가져다놓는 것이나 마찬가지입니다."

MSM 목욕과 일반 목욕의 차이점은 무엇일까? 뜨거운 욕조에 몸을 담그는 방법은 부상의 급성기가 지난 뒤에만 쓸 수 있다. 하지만 부상을 당한 선수는 부상 직후 MSM 목욕을 할 수 있다. 체온보다 낮기 때문이다.

또한 뜨거운 목욕은 당신을 지치게 하지만, MSM 목욕은 휴식과 스트레스 감소 및 회복 효과가 있다고 브라운 박사는 믿는다. 그는 하루 중 언제든지 MSM에 몸을 담그면 휴식과 수면을 증진한다는 사실을 발견했고, 그의 실험에 참여한 사람들은 피부가 매끄러워졌다고 평가했다.

브라운은 또 일반적인 부상의 치료를 향상시키기 위해 병원과 재활 클리닉에서 MSM 목욕을 활용할 가능성이 있다고 보지만, 자신의 경험이 제한적이라는 점도 알고 있다.

"통제된 과학 연구를 한 것은 아닙니다. 특정한 부상을 살펴보고 MSM 목욕을 하지 않은 비슷한 부상자와 비교해서 MSM이 어떻게 도움이 되는지 관찰했습니다. 하지만 제가 지금까지 관찰한 바는 인상적이었으며, 따라서 자금이 지원되어 연구가 수행돼야 한다고 믿습니다."

Chapter
11

건염

　MSM은 힘줄, 인대와 관련된 대부분의 염증성 근골격계 질환에 대해 가치 있는 자연치료법이다. 이 문제의 대부분은 직장 또는 스포츠와 관련된 반복적이고 스트레스가 많은 움직임 때문에 일어난다. 국립 보건통계센터에 따르면 약 400만 명의 미국 근로자들이 건염으로 고통을 겪고 있다.

　힘이 들어가고 반복적인 움직임은 뼈에 근육을 연결하는 힘줄이나 뼈와 연골을 연결하는 인대의 손상 및 염증을 일으킬 수 있다. 이러한 섬유조직의 튼튼한 끈이 손상을 입으면 심각한 통증, 만성통증, 반흔조직, 뻣뻣함, 운동 기능 상실로 이어질 수 있다.

　MSM은 다음과 같은 문제에 효과적인 완화 효과를 제공한다.

　　　테니스 엘보(이는 또한 야구의 '피처스 엘보' 또는 볼링의 '볼러 엘보'로도 알려짐) / 골퍼 엘보 / 어깨·팔·다리·발의 건염 / 아킬레스

건 구축 / 활액낭염

우리는 일반적으로 6~8g의 MSM 경구 투여가 통증과 부기를 줄여준다는 사실을 알아냈다. 어떤 사람들은 더 적은 양으로도 효과가 있었고, 또 어떤 사람들은 더 많은 양이 필요했다. 추가 혜택을 위해서는 15% MSM 젤 또는 크림을 하루에 여러 번 영향을 받는 부위에 발라준다. MSM 경구 투여와 국소 투여를 동시에 하면 치료 시간을 더 줄일 수 있다.

다시 통증 없는 마사지로 _ 페카 메로의 이야기

로스앤젤레스 근처 칼라바사스에 사는 42세의 페카 메로는 신장 188cm, 체중 88.5kg의 마사지사로 육체적으로 힘이 가장 많이 들어가는 지압식 경락 마사지 전문가다. 이 일은 마치 찰흙 덩이를 반죽하는 것처럼 힘든 일이다. 통증, 긴장, 피로를 완화하기 위해 근육층을 마사지해서 그 아래 연부조직의 깊은 층까지 영향을 미친다. 압력을 많이 줘야 하지만 동시에 멍이 들지 않게 특별한 방법으로 몸을 어루만져야 한다.

메로는 이 목표를 충족시키기 위해 웨이트트레이닝을 하고 강한 몸 상태를 유지한다. 그는 거의 20년 동안 이 일을 해왔지만 1주일에 20시간 이상 하다 보니 손과 손목, 팔이 아플 수밖에 없었다.

최근에는 긴 하루가 끝날 때 느껴지던 쑤시는 듯한 아픔이 밤잠을 이루지 못할 정도의 통증으로 변했다. 메로는 팔뚝에 생긴 건염 때문에 자신의 기술을 바꾸어야 했다고 말한다.

"더 많은 고통을 참아내지 않고서는 평소와 같은 마사지를 전혀 할 수 없었으니까요."

메로는 항염증제를 복용했다. 통증은 누그러졌지만 사라지지는 않았다. 그는 약물을 중단했고, 마침 한 친구가 MSM에 대해 이야기를 해주었다. 메로는 하루 두 번, 따뜻한 물에 결정을 1티스푼 섞어 마셨다. 이틀 후 통증의 절반 이상이 사라졌다.

"마사지를 다섯 번이나 한 굉장히 힘든 하루를 보내고도 며칠 전과 비교하면 통증이 겨우 25% 정도밖에 느껴지지 않았습니다."

그 뒤 며칠 만에 남아 있던 통증도 사라져서 손목을 돌리기가 쉬워졌다. 그는 마사지를 할 때 다시 예전처럼 압력을 넣을 수 있게 되었으며, 열흘 뒤에는 고통이 거의 없는 정도가 되었다고 말한다.

"이 녀석은 정말 효험이 있습니다."

다시 통증 없는 삽질로 _ 켄 마이너스의 이야기

온타리오주 벌링턴에 사는 53세의 켄 마이너스는 자신의 별장 휴양지에 도로를 내기 위해 자갈밭에서 몇 시간 동안 삽질을 한 뒤 지속적인 팔꿈치 건염을 앓게 되었다. 과거에 격렬한 운동으로 짧은 근육통을 앓았던 적이 있었지만, 이번에는 통증이 심각했고 몇 달 동안 지속되었다.

마이너스는 당시를 이렇게 설명한다.

"이번에는 양쪽 팔꿈치가 뻣뻣하고 고통스러웠습니다. 그리고 몇 달 동안 계속되었습니다. 팔꿈치를 구부리면 통증이 더 커졌습니다. 팔꿈치 바깥쪽 뼈 부분에 염증이 생겨 문을 지나다가 팔꿈치를 부딪히면 몹시 아팠습니다. 고통은 때때로 밤새 깨어 있어야 할 만큼 심했습니다."

수자원 개발을 하는 마이너스는 MSM을 복용해 허리 통증이 완화되었던 아내에게서 MSM 정보를 들었다. 그래서 복용을 시작한 지 며칠 만에 그는 통증이 줄어들었다는 것을 알았다.

"3주 만에 통증이 완전히 사라졌습니다. 정상적인 움직임으로 돌아왔죠. 지금은 오랫동안 심하게 삽질을 하거나 몸을 쓰면 쑤시는 느낌이 생기기도 하지만, 이전과 비교하면 상대적으로 가벼운 정도고 언제나 하루 정도면 가라앉습니다."

마이너스는 MSM 결정을 정기적으로 1~2티스푼씩 복용하고 있다.

다시 통증 없는 달리기로 _ 댄 드로운의 이야기

1997년 여름, 댄 드로운은 요세미티 산길의 가파른 40km 순환 코스에 도전했다. 캘리포니아주에서 활동하는 56세의 변호사이자 미국 수구 대표팀 주전으로 올림픽에 참가하기도 했던 그는 정기적인 달리기 습관으로 몸 상태를 최상으로 유지하고 있었다. 그래서 어떤 문제가 생길 것이라고는 전혀 생각지 않았다. 그런데 그만 내리막길에서 다리가 풀려버렸다.

드로운은 당시를 이렇게 회상한다.

"가파른 오르막길에서 다리 힘이 얼마나 빠졌을지를 생각지 못했

던 겁니다. 저는 뭔가 맞은 듯 쓰러졌습니다. 그래서 등산용 지팡이 두 개를 사용하고 자주 앉아서 쉬어야 했죠."

쉬고 나서 일어났을 때 드로운은 다시 쓰러졌고, 다리에 힘이 거의 없다는 것을 깨달았다. 그 뒤 그는 쉬었다가 다시 일어나면서 가장 낮은 곳까지 이어지는 나머지 코스를 투혼을 발휘해 끝마쳤다.

"괜찮다고 생각했습니다. 하지만 그렇게 가파른 오르막길은 평지에서 달릴 때와는 달리 다리에 극도로 무리가 간다는 것을 깨닫지 못했죠."

이틀 동안 통증이 있었던 것을 제외하고는 다른 악영향이 없었고, 2주 뒤 짧지만 격렬한 하이킹에 나설 때는 마음이 편안했다. 사실 원래의 외상은 치유되지 않았고, 두 번째 하이킹의 물리적 스트레스는 양쪽 무릎의 힘줄과 건초, 인대의 상태를 상당히 악화시키고 염증을 일으키는 원인이 되었다.

"이번에는 고통이 강하게 몰려와서 4개월 동안 계속되었습니다. 아무리 짧은 거리도 전혀 걷거나 뛸 수 없었고, 아침에 서 있는 것조차 굉장히 힘들었습니다. 제구실을 하기 위해 아스피린에 의존해서 살기 시작했습니다. 아침에 두 알, 저녁에 두 알을 먹었죠. 약을 먹지 않으면 걸을 수 없었으니까요. 저는 일주일에 50km 가까이 뛰던 사람에서 우편함까지도 걸어가지 못하는 사람이 되었습니다."

드로운은 우리 중 로렌스 박사를 만나기 위해서 예약을 했고, MSM 복용을 권유받았다. 그는 당시 상황을 이렇게 말한다.

"박사님의 조언을 따랐습니다. 그리고 다음 날 큰 차이를 느꼈죠. 2주 뒤 모든 고통이 사라졌고 다시 달리기를 시작할 수 있었습니다. 처음에는 하루에 세 번, 수북이 2티스푼을 먹었습니다. 그러고 나서는 하루 두 번, 정확히 1티스푼으로 줄였습니다."

그러다가 잠시 MSM을 끊었을 때 그는 다시 통증이 돌아오는 것을 알았다고 한다.

"지금은 달리기를 하는 날마다 MSM을 먹으면 문제가 없습니다. 그리고 1주일에 5일, 8km씩 뛰고 있죠. 달리기를 하지 않을 땐 1주일에 3~4일 정도 먹습니다. 무릎이 예전 같지 않지만, 여전히 달릴 수 있습니다. 통증은 없지만 운동을 하면 약간 뻣뻣한 느낌이 들기는 합니다. 그래도 이 정도로 나은 것에 감사할 뿐입니다."

로널드 로렌스 박사의 의견

최근의 한 가지 사례는 축구를 하다가 무릎 뒤 힘줄에 부상을 입은 16세 소년의 치료였다. 보통 그 정도의 부상을 입으면 얼음찜질 또는 냉찜질에 자석 치료를 결합해서 치료하고, 열흘에서 2주 정도 시간이 걸린다. 그런데 MSM을 더하니 이 젊은 선수는 1주일 만에 깨끗이 나아서 경기장으로 돌아갔다.

그 선수는 날마다 MSM 3티스푼을 복용했다. 간단한 활액낭염이나 건염 환자 가운데 60~70%는 MSM이 매우 잘 듣는 것으로 나타났다.

스탠리 제이콥 박사의 의견

상과염 上顆炎은 보통 반복된 부담 때문에 입게 되는 부상 유형으로 아래쪽 팔과 팔꿈치 근처의 힘줄에 염증이 생기는 것이며, 극도로 고통스러울 수 있다. 나는 가장 심각한 상과염 환자를 치료해왔다. 매우 심각한 염증인 경우 빨리 치료되는 사례는 거의 없고 1년 또는 그 이상이 걸릴 수도 있다. 몇 주 이내에 MSM을 국소 및 경구 투여하면 어느 정도 증상이 완화되지만, 이런 심각한 문제가 하룻밤 사이에 사라질 것이라고 기대해서는 안 된다.

초기 완화 효과의 모든 징후는 힘줄과 관련돼 있다. 연한 조직은 뼈의 단단한 조직보다 더 빨리 반응한다. 진짜 상과염은 팔꿈치 위 뼈인 상완골하단부와 관련돼 있을 수 있으며, 이 지점은 바로 통증이 지속될 수 있는 부위다. 시간이 필요하다. 물리치료, 코르티손 연고, 침술이 자주 사용되지만 문제를 어떻게 치료하든, 시간이 필요하다.

Chapter 12

손목터널증후군

손목터널증후군에 대하여

                손목터널증후군(수근관증후군)은 직장에서 발생하는 반복성 긴장 장애Repetitive Strain Injury로는 가장 널리 보고되는 질병이다. RSI는 몇 달 또는 몇 년 동안 똑같이 반복되는 움직임으로 일하는 근로자의 손, 팔, 어깨, 목, 그리고 허리에 영향을 미친다. 이러한 움직임에는 잡기, 비틀기, 휘기, 들기, 뻗기, 자르기, 절단 그리고 키보드 입력이 있다. 미국 국립 직업안전·건강연구소 NIOSH에서는 최근 자동화와 분업화로 하나의 직무가 하루 근무 시간 동안 몇 가지 조작을 수천 번 되풀이하는 방식으로 바뀌면서 RSI가 증가했다고 밝히고 있다.

    수근관증후군은 손목에 있는 8개의 뼈, 수근골carpals에서 따온 이름이다. 이 뼈들은 손가락 움직임을 제어하는 힘줄 및 손과 신경 자극을 주고받는 정중신경으로 속이 차 있는 터널 같은 통로를 이루고 있다. 손목을 되풀이해서 굽히거나 늘이면 신경 주위의 보호 피복에 염증을 일으키는 원인이 되며, 이 때문에 수근관증후군이 생긴다.

일반적으로 문제는 밤사이에 한쪽 또는 양쪽 손이 따끔따끔 아픈 것으로 시작한다. 가장 일반적으로는 엄지, 검지 및 약지가 영향을 받는다. 그 뒤 따끔거리는 통증이 낮에도 일어나며, 손기술과 쥐는 힘이 떨어지는 증상이 함께 나타난다.

노동통계국에 따르면, 여성은 전체 직원의 45%에 불과하지만 업무와 관련된 전체 손목터널 질환과 반복성 긴장 장애의 거의 3분의 2를 차지한다. 이 주제에 대해『반복성 긴장 장애의 치료서』(워커앤코)를 비롯해 두 권의 책을 쓴 데보라 퀼터 Deborah Quilter는 여성의 감수성이 더 큰 것이 그 이유라고 말한다. 남성보다 손목터널이 더 좁고 작으며 약한 데다가 임신, 폐경, 산부인과 수술에서 오는 호르몬 변화가 부기의 원인이 될 수 있다는 것이다. 그녀는 "다수의 여성이 손과 팔의 반복적 움직임이 있는 데이터 입력 오퍼레이터, 전화 교환원, 계산원과 같은 직업에 종사하는 것도 높은 비율의 원인이라 볼 수 있다"고 말한다. 퀼터는 또 처음 증상이 나타났을 때 즉시 유능한 의사를 만나라고 권고한다.

예방과 증상 감소 전략으로는 도구와 도구의 손잡이를 작업자가 손목을 더 자연스러운 위치로 유지할 수 있게 재설계하고, 작업장 구성을 수정하며, 손목을 간단하게 구부리는 동작 및 머리를 이쪽 저쪽으로 돌리는 동작과 요가 자세를 포함한 특별한 운동 같은 것들이 있다.

지난 몇 년 동안 의학 연구자들은 많은 손목터널 환자가 여러 의료 질환을 동시에 가지고 있다는 사실을 발견했다. 당뇨병, 갑상샘 질환, 손목 관절염과 손목 관절이나 건초에 영향을 미치는 어떤 형태의 염증이든 종종 손목터널과 관련이 있다. 일부 연구자들은 직업 활동뿐 아니라 건강 요인이 증상을 촉진하거나 악화시킬 수 있다는 점을 시사한다. 1998년 미국 의사회 〈내과학회지〉의 연구에서 연구진은 손목터널 환자 213명 중 40%가 '증상의 원인이 될 수 있는' 대사성·염증성·퇴행성 질환을 앓고 있다는 사실을 발견했다. 그럼에도 불구하고 연구진은 이 질환들이 손목터널과 직접적인 인과관계가 있는지는 입증되지 않았다고 지적했다.

손목터널에 대한 기존 치료법에는 손목 보호대, 부종을 줄이기 위한 항염증 약물, 스테로이드 주사 같은 것들이 있다. 이 치료법이 실패할 경우 여러 가지 수술법으로 정중신경의 압력을 줄여줄 수 있다. 그러나 NIOSH에 따르면 이런 치료는 "특히 영향을 받는 사람이 같은 작업 환경으로 돌아갈 때는 엇갈린 결과를 낳는다".

MSM과 손목터널증후군
및 관련 문제

우리는 심한 손목터널 환자를 많이 보아왔다. 종종 환자들은 이미 수술을 받았고 일부는 두 번이나 수술을 받았지만 여전히 똑같은 불편함과 통증, 장애가 있었다. 간혹 수술 후에 문제가 더 나빠지는 경우도 있다.

우리는 이런 질환과 관련해 수술적 접근에는 마음이 가지 않는다. 우리는 MSM 경구 및 국소 투여가 보존적 치료법만큼 좋을 수 있다고 생각한다. MSM을 정기적으로 복용한 사람 중 약 70% 이상이 통증이 현저히 줄어들었다고 보고했다.

상태의 심각성과 환자가 계속해서 손목을 악화시키는지 여부에 따라 증상 호전은 빠르게 올 수도 있고, 2개월 정도까지는 확실히 느낄 수 있을 만큼의 효과가 나타나지 않을 수도 있다. 근육이 쑤시고 아파서 MSM을 복용하기 시작한 어느 여성은 몇 주 만에 손목터널 관련 통증이 줄어들기 시작해서 '사라졌다'고 알려주었다. MSM이 손목터널을 사라지게 했다고 말할 수는 없지만 많은 사례에서 고통 수준을 완화하는 데 도움이 된 것은 사실이다. MSM은 여러 가지 방법으로 도움이 될 수 있다. 두 가지 주요한 방법은 다음과 같다.

- MSM은 염증을 줄일 수 있다. 손목에 있는 모든 염증 조직이 손목터널을 지나가는 정중신경에 영향을 미칠 수 있으므로 이 특성은 중요하다. 이런 염증은 직업상 반복적인 작업을 수행한 것이 원인일 수도 있고, 앞에서 시사한 대로 근원적인 염증 질환 때문에 생겼을 수도 있다.
- MSM은 통증을 감소시킨다.

이러한 효과에 더하여 MSM은 해당 부위로의 혈액 공급을 증가시키며, 정중신경을 둘러싸고 압박하는 주변 반흔조직을 연성화시킴으로써 도움이 될 수 있다.

고통은 사라지고 에너지는 회복되다 _ 수 엘렌 앤드러스의 이야기

캘리포니아주 몬트로즈에 사는 사업가 수 엘렌 앤드러스는 작은 키에도 불구하고 스스로 말하듯 남자들에게 뒤지지 않는 데 항상 자부심을 느껴왔다.

그녀의 말이다.

"저는 항상 치열하게 경쟁했고, 넘치는 에너지로 바깥 활동을 하고 몸을 쓰는 타입이에요. 지난 몇 년 동안 저는 망치를 휘두르고, 마른 풀을 퍼내고, 트랙터를 운전하고, 덤불을 자르고, 또 리모델링 작업을 하는 친구를 돕기도 했어요."

그런데 몇 년 전, 앤드러스의 튼튼한 손이 반항하기 시작했다.

"처음에는 마비 증상이 나타나더니 나중에는 아프기 시작했어요. 통증은 주로 밤에 나를 괴롭혔고, 때로는 통증 때문에 잠에서 깰 정도였어요. 팔뚝도 쑤셔왔고요."

그녀는 정상적인 에너지를 잃고 만성피로 상태에 빠졌다.

"저는 한 시간 남짓 쓸 수 있는 에너지만 남은 피곤한 상태로 일어나서 진이 빠진 느낌이었어요. 두세 시간 낮잠을 자야 했지만, 그 뒤에도 여전히 진이 빠져 있었죠. 제 마음은 안개처럼 뿌옇게 변했어요. 정신적으로나 육체적으로나 넋이 나가 있었고, 정말 걱정스러웠

습니다."

1997년 초, 어느 지인이 앤드러스에게 MSM 이야기를 했다. 그녀는 당시를 이렇게 설명한다.

"하루에 두 번, 오렌지주스에 분말을 반 티스푼쯤 타서 마셨어요. 그러고는 깜짝 놀랐어요. 그다음 날 더 많은 에너지가 생겼고 숨쉬기가 더 나아졌거든요. 정말 흥분됐지만 조심스러웠어요. 다른 건강보조식품도 처음에는 내 에너지를 끌어올렸지만 금세 꺼져버렸으니까요. 그런데 놀랍게도 에너지가 거의 사라지지 않았어요. 그다음 몇 주 동안은 피로가 개선되었고, 더는 오후에 긴 낮잠을 자지 않아도 됐어요. 그리고 무엇보다도 정신이 다시 맑게 돌아왔어요."

MSM 복용을 시작한 지 2개월쯤 뒤에 앤드러스는 더 이상 손목과 손 때문에 시달리지 않게 되었다.

"더 이상의 통증도, 더 이상의 마비도 없었어요."

앤드러스는 MSM을 1년 반 동안 계속 복용했다. 그 뒤로 몸속의 에너지는 계속 높은 수준을 유지했고, 더는 손의 통증도 없다고 말한다.

"저는 손과 에너지를 되찾았어요."

방아쇠손가락의 놀라운 회복 _ 알론드라 오브레의 이야기

샌디에이고에서 의학 연구원으로 일하는 알론드라 오브레 박사는 손을 고통스럽고 약하게 만드는 건초염을 얻었다. 엄지손가락이 특히 영향을 받았다. 그녀는 또 드퀘르뱅건초염으로 알려진, 힘줄 부상의 한 유형인 '방아쇠손가락' 진단을 받았다. 이 문제는 2년 이상에 걸쳐 악화되어 직장에서 컴퓨터 키보드를 다루는 능력에 심각한 영향을 미칠 지경이었다고 한다.

"가끔 아침에 엄지손가락이 똑바로 또는 구부러진 채 아주 뻣뻣하게 움직이지 않았고, 이걸 풀어주려면 뜨거운 물에 손을 담가야 했어요."

오브레는 한 손은 수술을 받았고 스테로이드 주사를 여러 번 맞았지만 여전히 통증과 장애가 재발했다. 그녀는 부작용으로 악명 높은 비스테로이드성 항염증 약물은 피하고 싶어서 여러 가지 건강보조식품, 동종 요법, 국소 진통제도 써보았다. 그리고 상당히 증세가 완화되었다고 느꼈다. 특히 동종 요법과 국소 진통제는 컴퓨터 앞에서 조금이나마 더 열심히 일할 수 있게 해주었다.

"하지만 여전히 제한을 받고 있었어요. 무리하면 그 대가로 통증을 얻었죠."

그러던 중 한 지인이 MSM이 자신의 어깨 건염에 어떻게 도움이 되었는지를 이야기해주었다. 오브레도 MSM을 복용하기로 마음먹었다.

"하루에 두 번, MSM 750mg을 복용하기 시작했어요. 3~4일 뒤 증상이 호전되는 것을 느꼈고, 일주일 뒤에는 크게 호전되었어요. 그리고 2주 후에는 정말 놀라웠어요. 제가 그동안 다른 모든 치료법으로도 약간 효과를 보긴 했지만, MSM 효과는 새로운 차원이었어요. 지금은 전혀 통증 없이 하루를 보내죠. 더 이상은 주사가 필요 없으리라 생각할 만큼 통증이 완화되었어요. 바로 제가 바라던 바죠. 지금은 최소한의 통증만으로 키보드를 쓸 수 있어요. 통증이 올 때마다 잠깐 쉬면 금방 괜찮아진답니다."

Chapter 13

턱관절증후군

턱관절증후군(TMJ증후군)에 대하여

한 손가락 끝으로 귀 한가운데 바로 앞의 살갗을 누르고 입을 몇 차례 벌렸다 다물었다 해보라. 관절이 움직이는 것이 느껴질 것이다. 이것이 턱관절 또는 악관절 Temporomandibular Joint로 입을 열고, 깨물고, 씹고, 말하고, 소리칠 수 있게 해주는 경첩이다. 당신의 손가락이 있는 곳은 몸에서 가장 전략적인 관절이자 뇌를 오가는 주요 신경의 교차로이며, 미국 치과협회에 따르면 인구의 거의 30%가 큰 문제를 겪는 부위다.

TMJ장애 또는 TMJ증후군은 알려진 대로 턱관절이 조화롭게 맞물려 함께 동작하지 못할 때 발생하는 증상이며, 잠재적으로 다양한 종류의 심신 쇠약 증상과 관련이 있다. 관절에서 딱딱 또는 삐거덕거리는 소리가 나며, 입을 자유롭게 여닫을 수 없고, 씹고 삼키는 데 어려움을 겪는 문제도 종종 눈에 띈다. 보스턴에 있는 비영리 교육기관 '턱관절 및 연합근골격계 질환 재단'에 따르면, 증상은 귀 앞쪽의 둔한 통증에서부터 몸 전체에 걸친 엄청난 고통과 장애에 이르기까지 범위가 다양하다. 재단은 TMJ증후군을 "오늘날 존재하는 가장 크게 만연된, 그리고 가장 적게 이해된 논란이 많은 건강 장애"라고 말한다.

재단에서 지적하듯 치료와 증상 및 원인에 대해서는 현시점에서 일치된 결론이 별로 없지만 수백만 명의 미국인이 TMJ를 암시하는 머리, 얼굴, 턱, 목, 어깨의 장애나 통증을 호소한다. 이에 더해서 허리 통증, 다리 경련, 메스꺼움과 같이 겉으로는 관련이 없어 보이는 문제도 TMJ가 원인일 수 있다. 통증과 장애는 일시적이거나 만성(6개월 이상 지속) 또는 난치성(절대 사라지지 않음)일 수도 있다.

TMJ장애는 가장 흔하게는 부정교합(치아와 턱관절이 제대로 맞물리지 않는 것), 관절염으로 인한 조직 변화, 목뼈 부상이나 머리의 타격과 같은 외상, 잘못된 치과 치료, 스트레스로 이를 갈거나 악무는 것이 원인으로 알려져 있다. 다음에 나오는 린다 딕터의 경우는 아마도 사는 동안 내내 무의식적으로 밤마다 이를 가는 습관이 원인이었을 것이다.

다시 고음으로 노래하다 _ 린다 딕터의 이야기

린다 딕터는 56세 여성으로 매사추세츠주 브루클린에서 비영어권 사람들에게 영어를 가르쳤다. 통증은 1994년 딕터의 얼굴 왼쪽에서 시작되었다. 1년 반 뒤에는 음식을 제한해야 할 지경까지 이르렀다. 열심히 뭔가를 씹으면 극심한 통증이 있었기 때문에 이유식, 잘 불린 시리얼, 푹 익힌 채소만 먹어야 했다. 딕터는 "샐러드나 치킨을 먹으면 대가를 치러야 했다"고 말한다.

전문가들은 그녀의 문제를 몸의 유동적인 부분이 석회화되는 활액막연골종이라고 했다. 이는 가장 심각한 TMJ장애 가운데 하나다. 쉽게 설명하자면, 딕터는 심하게 이를 가는 압력이 수년 동안 계속되면서 턱관절의 완충 소재가 약화되었고, 여기에 더해 딱딱한 칼슘 덩어리들이 생긴 것이다. 그녀의 왼쪽 귀 앞에는 탁구공 반만 한 크기의 뭔가가 튀어나와 있었다.

"입을 열 때면 항상 극심한 고통에 시달렸고, 입을 다물고 있을 때조차 통증이 있었어요. 통증이 느껴지지 않은 날이 하루도 없었죠. 끔찍한 통증 때문에 종종 한밤중에 깨어나기도 했어요."

딕터는 통증을 완화하고 해법을 얻기 위해서 여러 의사를 만났다. 전문가들은 항염증제를 처방해주는 것 말고는 별 도움이 되지 않았고, 약물도 도움도 되지 않을뿐더러 속만 불편하게 했다. 일주일에 네 번 침술 치료를 받으면서 진통제를 먹으면 어느 정도는 통증을 견딜 수 있었다.

TMJ 문제는 종종 척추교정 지압요법에 반응하지만, 척추지압사는 그녀를 진찰한 뒤 그 방법으로 치료하기에는 상태가 너무 심각하다고 말했다. 한 치과의사는 관절의 연부 조직을 제거하고 얼굴 다른 곳에서 근육 조직을 가져와 경첩을 새로 만들어보자고 제안했다. 딕터는 자신의 질환과 같은 사례에 대한 이전 수술 기록을 살펴보았고, 그동안 이루어진 수술 대부분이 그 이전에 이루어진 수술을 바로잡기 위한 재수술이었다는 사실을 발견했다.

닥터는 말한다.

"믿음을 줄 만한 통계가 아니었어요. 그래서 그냥 넘어갔죠."

야간학교 수업을 진행하는 닥터는 종종 학생들에게 충분히 들릴 만한 에너지로 말하기 위해 입을 벌리는 것이 어려운 이유를 설명해야 했다. 그녀는 당시의 상황을 이렇게 기억한다.

"최선을 다했어요. 수업하는 두 시간 동안 통증이 심해졌어요. 통증으로 고생하다가 집에 가서는 얼음 팩을 대고 약도 먹었죠."

닥터는 노래를 부르기가 힘들어 합창단 활동도 곤란해졌다. 그녀는 지역 공연장에서 세미프로 수준으로 활동하는 브루클린합창단의 퍼스트 소프라노다. 퍼스트 소프라노는 가장 높은 음을 노래하는 사람을 뜻한다. 고음을 낼 때는 최대 효과를 위해 입을 크게 열어야 하는데, 닥터는 극심한 통증 없이는 입을 열 수 없어 문제가 되었다.

"이러다가는 합창단에서 퇴출당할 수도 있겠다 싶었어요. 제대로 노래를 부를 수 있을 만큼 입이 열리지 않았으니까요. 저는 될 수 있는 대로 최선을 다했고, 지휘자와 동료 가수들은 이해심이 무척 많았어요. 저는 스스로를 죽이지 않을 방법으로 입을 움직이려고 노력했어요. 최대한 열심히 노력했지만 그래도 극심한 고통에 시달렸고, 가끔 찬물로 턱을 적시기 위해서 화장실에 다녀와야 했죠."

그즈음 침술사가 닥터에게 MSM을 복용해보라고 권했다. 그녀는 우리 중 제이콥 박사가 펜실베이니아에서 강연 중이라는 사실을 알고는 MSM에 대해 더 많이 알아보기 위해서 딸과 함께 찾아왔다. 제이콥 박사와 만난 뒤 딕터는 MSM 경구 투여 프로그램을 시작해볼 용기를 얻었다.

그녀는 뭔가 천천히 나아지는 것을 느꼈다고 말한다.

"요술 지팡이는 아니었어요. 시간이 걸렸죠. 서서히 통증이 줄어들기 시작했어요."

몇 달 뒤, 딕터는 더 편안하게 이야기하고 식사를 할 수 있었다. 그녀는 반년 만에 통증이 예전의 4분의 1 이하로 줄었다고 믿었다. 부종은 거의 1년 만에 대부분 사라졌다.

"1년이 조금 지나서부터는 다시 보통 사람처럼 먹을 수 있게 되었어요. 지금, 그러니까 1998년에는 MSM을 먹는 동안은 대부분 통증이 없고 특별한 불편도 느끼지 않아요. 만약 MSM 복용을 하루라도 또는 이틀 정도 잊으면 다시 불편한 느낌이 돌아오기 시작하죠. 육체적인 상태는 그대로예요. 하지만 통증은 대부분 사라졌고, 저는 제 생활로 다시 돌아왔어요."

회복은 딕터의 음악 인생을 연장해주었다. 상태가 나아져서 가장 힘든 고음을 처리할 때 필요한 만큼 입을 다시 움직일 수 있게 되었다. 그녀는 바흐의 '칸타타 191번 D장조'를 공연할 때의 초월적 순간을 회상했다.

"잊을 수가 없어요. 그때 저는 고음을 내고 있었고 음악이 마치 내 머리끝에서 발끝까지 전기 충전을 하는 것 같은 느낌이었어요. 음이

내 안에서 부르르 떨고 있는 듯했고, 아무런 통증도 없다는 것을 깨달았어요. 통증 없이 노래할 수 있었죠."

MSM은 TMJ 문제에 좋은 효과를 나타낼 수 있다. 매일 건강보조식품으로 경구 투여하고 영향을 받는 관절에 젤과 로션을 바르면 된다. 이렇게 하면 항염증 및 진통 작용을 하고, 반흔조직을 부드럽게 하며, 혈액 공급을 증가시키고, 근육 경련을 감소시킨다. 린다 딕터만큼 악화된 상태에도 도움이 될 수 있다면 TMJ로 고통받는 다른 사람들에게도 도움이 될 것이다.

딕터의 증상 완화 사례는 MSM을 고용량으로 복용해야 한다는 것을 뜻한다. 딕터는 하루에 약 40g을 복용했는데, 대부분의 환자는 그녀만큼 심각하지 않으므로 훨씬 적은 용량으로도 효과가 있다.

Chapter 14

치통

　치은염은 MSM으로 도움받을 수 있는 잇몸 염증 질환이다. 방치하면 치주염으로 발전해 염증이 심해지고, 잇몸과 치아를 이어주는 작은 인대를 잃게 되며, 뼈가 침식되고, 치아가 흔들린다. 이 질환에 어떤 방법을 쓰고 있든 MSM을 추가하는 것이 좋다.

　MSM 결정 또는 캡슐은 '곧바로' 쓸 수 있다. 다른 건강보조식품처럼 입으로 먹되, 일반적인 권장량인 하루 2~8g을 따르면 된다.

　구강 건강에 직접 도움이 되게 하고 플라크의 작용으로 생기는 염증을 완화하기 위해서 양치질할 때 MSM을 사용할 수도 있다(MSM 결정과 물의 혼합 지침은 Chapter 3 참조). 하루 세 번 혼합 용액으로 입을 헹구면 된다.

　MSM은 잇몸에 직접 발라도 효과를 볼 수 있다. 많은 환자가 잇몸 조직에 MSM 결정을 되풀이해서 발랐더니 치은염의 염증을 줄이는 데 도움이 되었다고 말했다. 우리는 치과의사들이 일반적인 치료에

MSM을 추가로 경구 및 국소 투여함으로써 얻을 수 있는 가치를 잘 생각해볼 것을 권한다.

MSM과 치아의 민감성

버지니아주 프론트 로열의 전체론자 (부문별로 세분화되는 의학에 반발해 인체를 수많은 요소가 통합돼 분해할 수 없는 하나의 생명 단위로 보는 의학적 접근법 – 역자 주) 치과의사 크레이그 정카 박사에 따르면 MSM은 치과 환자의 치아 민감성에 도움이 될 수 있다.

다음은 정카 박사의 설명이다.

"치아를 치료할 때, 이를테면 치아 안을 갈아내고 충전재로 채우거나 겉을 크라운으로 씌울 때 치아는 때때로 쑤시고 신경이 극도로 과민해집니다. MSM은 이렇게 쑤시는 통증을 줄이고 민감성을 누그러뜨립니다. 먼저 MSM 캡슐을 열고, 작은 접시에 내용물을 쏟은 다음 물을 약간 넣어서 반죽을 만듭니다. 그리고 아픈 치아의 뿌리 위에 있는 잇몸에 그 반죽을 바릅니다. MSM 일부는 곧바로 조직에 흡수되는 것으로 보입니다. 나머지는 입속으로 녹아들어 가죠."

정카 박사는 자신의 환자 중 50명 이상이 이 간단한 방법을 통해 불편한 느낌이 줄어들었다는 것을 알아냈다. 그는 치료 후 하루 이틀 동안 이런 식으로 MSM 반죽을 하루에 두 번 발라볼 것을 권한다.

사우스캐롤라이나주 스파턴버그에 사는 치의학박사 존 L. 테이트는 치과 치료 후 염증과 치아 회복에 도움을 주고 치아의 민감도를 줄여주기 위해 환자들에게 일일 MSM 3g을 권한다. 다음은 테이트 박사의 설명이다.

"MSM이 치과 치료를 많이 받고 전반적으로 치아 민감도가 더 높은 환자들에게 아주 유익하다는 것을 발견했습니다. MSM은 통증과 민감도를 감소시켜서 치수(신경)의 염증 비율을 통제합니다. 또 제 의견으로는 근관(치아 안쪽의 치수신경을 신경치료로 제거하고 남은 공간으로, 치수를 제거한 뒤에는 근관을 충전재로 메꾸고 금과 같은 크라운으로 치아 겉을 씌운다 – 역자 주)에서 이후 나타날 수 있는 위험도 줄여줍니다."

MSM과 치아 민감도의 관계에 대한 더 자세한 이야기

- 치아를 금으로 씌우면 치료 후 경우에 따라 장기간에 걸친 통증의 원인이 되며 뜨거움이나 차가움에 민감해질 수 있다. 이때 치과의사는 치아를 씌우기 전 단순히 치아 표면에 15% MSM 용액을 소량 바르는 것만으로 위험을 줄일 수 있다.
- 이와 비슷하게 이를 뽑은 자리의 잇몸에 15% MSM 용액 또는 약간의 MSM 결정을 즉시 바를 수 있다. 이는 해당 부위의 드라이 소켓(이를 뽑고 난 자리에는 피가 고이고 응고돼 이 부위를 보호해주어야 하는데 피가 고이지 않거나 응고된 피가 일찍 떨어져나감으로써 생기는 염증을 말한다 – 역자 주)을 막는 데 도움이 될 것이다. 또한 환자는 치아를 뽑은 부위의 바깥쪽 표면이나 그 근처의 뺨 또는 아래쪽 턱에 MSM을 국소 투여할 수도 있다. 이렇게 하면 염증 완화에 도움이 되며 통증을 줄일 수 있다.

일석이조의 치유

우리는 최근 치아 3개에 발생한 고질적이며 고통스러운 감염을 치료하기 위해 끈기 있게 MSM을 사용해 온 마거릿 이토우와 이야기를 나누었다.

로스앤젤레스에 사는 80세 노인, 이토우 할머니의 이야기를 들어보자.

"윗니 세 개가 감염돼 정말 아팠어요. 25년 전 신경치료를 받았던 바로 그 녀석들이었죠. 이가 욱신거려 밤잠을 설쳤어요. 치과의사는 나한테 감염을 누그러뜨리기 위한 항생제를 주고 전문의에게 가보라고 권했지만, 수술은 내키지 않았어요. 항생제를 먹는 동안에는 효과가 있었지만 약을 끊으면 다시 통증이 왔어요. 그런 일이 두 번 더 있은 뒤 아구창(칸디다균이 구강점막에서 증식하는 병 - 역자 주)이 생겼어요. 그 무렵 관절염 때문에 편하게 걷지도 못했던 내 차 정비사가 통증이 없는 사람처럼 뛰어다니는 걸 봤어요. 무슨 일이 있었던 거냐고 물어봤더니 MSM을 먹고 있다더군요. 나는 MSM이란 건 처음 들어봤지만, 몸이 아프고 손가락 관절염이 있었기 때문에 MSM에 대해 자세히 물어봤어요. 정비사는 나한테 MSM 관련 기사를 보여주고는 한번 써보라면서 MSM 결정을 약간 주더군요. 기사에는 MSM으로 치조농루를 치유한 어느 여자 이야기가 나와 있었어요. 나도 MSM으로 감염을 치료해보자고 마음먹었죠. 그 뒤 MSM 결정을 날마다 3티스푼씩 먹었고, 거기에 더해 밤낮으로 결정을 잇몸에 발라보았어요."

우리가 이토우 할머니와 이야기를 나눈 시기는 그녀가 MSM을 정기적으로 쓰기 시작한 지 6개월 뒤였다.

"통증과 염증이 날마다 줄어들었어요. 2주 만에 푹 잘 수 있었죠. 감염 증세가 점점 더 나아졌고, 지금은 통증이 없어요. 치료가 됐다니까요!"

이토우 할머니를 정말 놀라게 한 사건은 MSM을 쓰기 시작한 지 이틀째 되던 날 벌어졌다. 잠에서 깨었을 때 손가락 통증이 사라졌다는 사실을 확인한 것이다.

3년 전, 할머니의 오른쪽 검지 첫 번째 관절에 염증이 생겼다. 손가락은 점점 심각하게 아파왔고, 35도 각도로 구부러졌다. 그런데 그 손가락의 통증이 사라진 것을 확인하고 이토우 할머니는 몹시 놀랐다고 한다.

"손가락 때문에 날마다 아팠어요. 그래서 얼음찜질을 한 다음 뜨거운 물에 담그곤 했지만, 통증에는 크게 도움이 되지 않더군요. 그런데 MSM을 먹기 시작한 지 이틀 만에 손가락이 곧게 펴지고 더 이상 아프지 않은 거예요. 정말 믿기지 않는 놀라운 사건이었죠."

MSM과 치아 미백

나이가 들면 치아도 나이가 든다. 이 과정에서 치아의 색깔이 짙어지는 경향이 있다. 그런데 환자 여러 명이 MSM으로 이를 닦으니 치아가 하얗게 되었다고 이야기했다.

이 이야기가 우리의 호기심을 자극해서 몇몇 환자에게 시험해볼 것을 요청했다. 반응은 긍정적이었다.

하얀 치아를 보게 될 때까지 2주 동안 꾸준히 해보자. 먼저 날마다 하는 칫솔질을 똑같이 한 다음 칫솔을 헹군다. 그리고 나서 젖은 칫솔 위에 MSM 결정을 칫솔모 끝이 충분히 덮이도록 올려놓고 결정이 좀 더 부드러워지도록 기다렸다가 입안에 칫솔을 넣고 녹인다. 그리고 나서 보통 때처럼 칫솔질을 한다. 하루에 한두 번 이렇게 해준다.

MSM은 이제 치약의 성분표에 나타나기 시작했다

MSM과 구강 편평태선

구강 편평태선(피부와 점막에 발생하는 아프고 가려운 느낌이 심한 염증성 질환 - 역자 주)은 구강점막 조직의 경화와 관련이 있다. 이 경우에도 MSM 결정으로 구강 세척제를 만들어서 하루에 두세 번 양치질을 하면 몇 개월 안에 증상이 개선되는 것을 확인할 수 있을 것이다.

Chapter 15

속 쓰림과 위산과다

속 쓰림에 대하여

씹고 삼킨 다음 모든 게 정상이라면 죽처럼 된 음식 덩어리는 곧장 식도로 내려간 다음 소화 과정을 위해 위로 들어간다. 모든 게 정상이라면….

속 쓰림은 가슴 위쪽 또는 목 아래쪽에 느껴지는 작열감으로 때로는 심장마비로 잘못 해석되기도 한다. 이는 종종 위산이 위에서 식도로 올라오거나 때로는 입까지도 올라올 수 있는 만성질환인 역류성식도염GERD의 징후이기도 하다. 역류성식도염이 발병하는 비율이나 이로 인해 생기는 속 쓰림은 종종 과소평가된다는 것이 전문가들의 의견이다. 이들은 원인을 알 수 없는 가슴 통증, 만성이 된 쉰 목소리, 천식으로 고통받는 환자 가운데 절반 정도가 역류성식도염으로 고통을 겪고 있다고 말한다.

역류성식도염은 이런 문제가 일어나지 않도록 설계된 식도의 하단 밸브가 약화된 결과로 생길 수 있고, 속 쓰린 느낌은 식도의 염증 및 출혈과 관련이 있을 수 있다.

증상은 보통 식사 후 한 시간 안에 시작된다. 식도 역류는 가슴과 복부를 나누는 근육 횡격막에 식도를 통과시키기 위해 뚫려 있는 구멍인 열공을 통해서 위가 튀어나온 열공탈장과 관련이 있을 수도 있다.

많은 사람이 때때로 속 쓰림을 느끼지만, 잦은 속 쓰림은 역류성 식도염의 징후일 수도 있으므로 의사에게 진찰을 받아야 한다. 미국인의 약 10%는 매일 속 쓰림을 경험하고, 그중 많은 사람이 펩시드, 타가메트, 잔탁같이 처방전 없이 살 수 있는 약물을 쓴다.

위산과다에 대하여

위에서는 음식물이 안에 들어오면 염산HCl과 소화효소인 펩신을 뿌린다. 이 화학물질의 작용으로 단백질이 분해되고 음식물은 작은창자에서 이루어지는 소화 과정의 다음 단계를 위한 준비가 이루어진다.

과식하거나, 튀김 및 기름진 음식을 지나치게 많이 먹거나, 커피를 너무 많이 마시거나, 담배를 피우면 위에서 위산이 지나치게 많이 분비될 위험이 있다. 지속적인 위산과다는 시간이 지남에 따라 '헬리코박터 파일로리'라는 특정 세균과 복합돼 위 또는 장 위쪽 궤양을 일으킬 수 있다. 관절염 질환에 처방되는 비스테로이드성 항염증 약물을 정기적으로 쓸 경우 궤양의 또 다른 주요 원인이 된다. 궤양의 공통된 증상은 속 쓰림, 위 부위의 타는 듯한 통증, 누워 있을 때나 한밤중에 오는 통증이다.

궤양에 대한 표준 치료에는 제산제, 무자극 식사, 항생제 및 항궤양 약물 같은 것이 있다. 이러한 방법 중 일부는 단기간으로 보면 효과적일 수 있지만 자주 재발한다.

스탠리 제이콥 박사의 의견

몇 년 동안 우리 클리닉에서 MSM을 사용한 뒤인 1982년, 나는 〈뉴욕 과학아카데미 연보〉에 실린 보고서에서 다음과 같이 간단한 의견을 달았다.

"다양한 제산제와 히스타민 H2 수용체 길항제(H2 길항제는 위산 억제제다)의 만성 사용자로 보이는 피험자들은 MSM을 선호했으며, 이는 심각하거나 예기치 못한 부작용 없이 완화 효과를 얻었기 때문이다."

그다음 몇 년 동안 환자들은 계속해서 MSM이 타가메트나 펩시드 같은 약품에 견줄 만큼 속 쓰림을 완화시키는 효과가 있다고 말해주었다. 이 환자들은 제산제 및 항궤양 제제를 복용해온 사람들이다.

임상 관찰에 근거해 MSM 복용은 종종 환자들에게 더욱 강한 처방약의 복용을 줄이게 해준다. MSM은 많은 경우 통증과 불편을 완화하는 데 도움이 된다.

MSM은 궤양에 저항하는 잠재력을 제공하며, 위산 장애의 치료에 유용한 보조 수단이 될 수도 있다. 이와 관련해 그 효과의 정확한 메커니즘은 지금으로서는 알려져 있지 않다. 이 중요하고 자세한 내용을 판단하기 위해서는 연구가 필요하다.

내 아들 스티븐은 역류성식도염을 앓았으며, MSM을 복용하면서 강력한 위산 분비 방지제인 프릴로섹을 끊었다. 스티븐은 위통을 호소했고, 속 쓰림으로 한밤중에 자주 잠에서 깼다. 그 뒤 1997년에 역류성식도염 진단을 받았다. 스티븐이 먹은 모든 음식이 문제를 일으킬 수 있었지만 특히 너무 늦게, 너무 많이 먹고 아이스크림으로 식사를 마무리한 것이 그 가능성을 더 크게 만들었을 것이다.

프릴로섹은 잘 들었다. 그러나 스티븐은 이 약물을 계속 복용하기를 원치 않았기 때문에 하루는 MSM을, 그다음 날은 프릴로섹을 복용했다. 이 조합은 효과적이었다. 얼마 지나지 않아 스티븐은 프릴로섹을 완전히 끊고 하루걸러 MSM을 복용함으로써, 그리고 더 일찍 더 가볍게 식사를 함으로써 증상에서 자유로워질 수 있었다. 지금은 아무 문제 없이 아이스크림을 먹을 수 있다.

로널드 로렌스 박사의 의견

개인적인 경험상 약물로 위산을 계속 억제하는 것은 바람직하지 않다. 나의 경우 역류성식도염에 동반된 선천성 열공탈장이 있다. 지난 몇 년 동안 잔탁을 복용했으며, 때때로 더 강력한 제산제인 프릴로섹을 복용했다.

그런데 만족스럽게도 MSM을 복용하면 내가 수시로 경험한 통증과 속 쓰림을 크게 완화할 수 있다는 것을 알게 되었다. 이 문제에 대한 개인적 관심 때문에 나는 잦은 속 쓰림을 호소하는 환자들에게 MSM을 언급했다. 그 결과 MSM을 복용하기 시작한 많은 사람이 위산 억제제 사용을 줄일 수 있었다고 말했다.

그러나 MSM 자체는 해결책이 아니다. 잔탁도 프릴로섹도 해결책은 아니다. 뭔가 다른 방법이 필요하다.

당신의 식습관과 무엇을 언제 먹는지를 주의 깊게 관찰할 필요가 있다. 나는 건강 상태를 고려해 하루에 여섯 번, 조금씩 변형된 식단을 짠다. 음식을 한 번에 조금씩 먹으면 큰 차이가 생긴다. 또한 토마토와 토마토소스, 감귤류 과일 등 모든 산성 음식을 피한다.

PART 3

MSM은
알레르기 완화에
어떻게 도움이 되는가

Chapter 16

꽃가루알레르기

올림픽경기 _ 제프 로크의 이야기

1996년 애틀랜타 올림픽을 기억하는가? 날씨가 숨 막힐 듯 후텁지근했다. 맹렬한 폭염, 숨 막힐 듯한 습도, 공기 속을 떠다니는 수많은 꽃가루는 알레르기 환자들에게는 끔찍했다. 사이클링 경기 공식 아나운서인 제프 로크도 마찬가지였다. 47세의 로크는 '북미 사이클링의 목소리'로 주요 경주 대회에서 활동한다. 그는 어린 시절부터 알레르기가 있었다. 그는 당시를 이렇게 회상한다.

"선수와 올림픽 관계자들은 비슷비슷하게 지쳐가고 있었습니다. 하지만 나는 알레르기를 막기 위해 비밀 칵테일을 마셨고, 에너지는 충전되었으며, 목소리는 우렁찼습니다."

로크의 비밀은 바로 MSM이다. 특히 까다로운 대회일 때는 미리 MSM '칵테일'을 준비한다. 그는 뜨거운 물을 담은 보온병에 MSM 결정을 녹이고 여기에 갓 짜낸 레몬주스를 더한다. 그리고 이 혼합물로 하루에 여러 번 입을 헹군 다음 목으로 넘긴다.

"어느 때였나, 아침에 서너 시간 방송을 하고 그날 늦게 다시 서너 시간 방송을 더 했습니다. 하지만 괜찮았죠."

로크는 MSM 없이는 불가능했을 것이라고 말한다. 다음은 그가 들려준 경험담이다.

"저는 많은 종류에 심한 알레르기 반응을 보입니다. 뭐든 명칭을 대보세요. 그에 대한 알레르기가 있으니까요. 개와 고양이 털에도, 집 먼지에도, 양털에도 극심한 민감성이고 계절성 꽃가루 알레르기도 있습니다. 다 가지고 있죠. 열두 살 때 전문가에게 진찰을 받았는데, 의사는 큰 알레르기 문제가 있다고 말해주었습니다. 그게 뭔지 말해달라고 할 필요는 없었습니다. 저는 종종 목이 가렵고 코가 막혀서 잠자리에서 일어났어요. 아니면 콧물이 쉬지 않고 줄줄 흐르는 증세가 도지기도 했습니다. 몇 시간 동안 시달리곤 했어요. 꽃가루 철이면 평소 겪던 불편이 더 악화되었죠. 의사는 일반적인 약물을 처방했고 나는 모두 복용해보았습니다. 항히스타민제 때문에 코와 목이 짜증스러울 만큼 말라붙었고 때로는 기분이 더 나빠졌습니다. 저녁에 어떤 약을 쓰면 그다음 날은 녹초가 된 것 같았습니다. 얼마 뒤 저는 평생 알레르기 문제를 안고 가야겠다고 마음먹었고, 절대적으로 필요한 경우 외에는 약물을 복용하지 않으려 노력했습니다. 그러던 중 1981년에 어머니에게 MSM 이야기를 들었습니다. 어머니는 제이콥 박사를 위해서 일했죠. 저는 불규칙적으로 결정을 복용하기 시작했지만, 정기적으로 먹지는 않았습니다. 그저 생각날 때 하루에 1g 정도 복용했죠. 하지만 몇 달 뒤 MSM이 도움이 되었다는 것이 명확해질 만큼 증상이 호전된 것을 알았습니다. MSM 말고는 다른 어떤 것도 하지 않았으니까요. 그때부터는 빼먹지 않고 정기적으로 복용했습니다."

로크는 그 이후로 대부분의 시간 동안 MSM을 정기적으로 복용했다.

"몇 년 동안 MSM이 모자랄 때가 몇 번 있었습니다. 빨리 MSM을 보충하지 않으면 4~5일 안에 코가 불편해지고 눈이 충혈되는 것을 느낍니다. 그래서 늘 MSM을 가지고 있는지 확인하곤 합니다. 다시 고문당하지 않기 위해서죠. 지금은 버디, 피피, 블레이크와 함께 살고 있지만 전혀 위험하지 않습니다."

버디는 털이 짧은 고양이, 피피는 털이 아주 긴 고양이다. 그리고 블레이크는 반려견이다.

"피피는 때때로 내 위에 올라탑니다. MSM을 먹기 전에는 고양이가 들락거리는 방에는 있을 수도 없었습니다. 고양이와 함께 있지 않더라도 말이죠."

로크는 자신이 해마다 '투어 듀퐁'에서 힘 있고 우렁찬 목소리를 계속 냈던 것은 MSM 덕분이라 믿고 있다. 투어 듀퐁은 1989년에서 1996년까지 이스트코스트에서 열린 14일간의 대회로 정상급 유럽 선수들이 참가했다.

"그 대회는 사이클 선수들뿐만 아니라 장내 방송 아나운서들에게도 커다란 도전이었습니다. 2주 동안 전력을 다해 큰 소리로 계속해서 말해야 합니다. 마라톤 경기와 비슷한 셈이죠. 목소리의 질은 시간이 갈수록 자연스레 떨어지고 무척 지치게 됩니다. 한번은 이탈리아팀 의사 한 사람이 와서 어떻게 우렁찬 목소리를 유지할 수 있느냐고 묻더군요. 저는 MSM에 대해 이야기했습니다. 그는 깜짝 놀라면서 유럽 최고의 사이클 아나운서 중 한 사람은 스테로이드로 목소리를 보호하더라고 말했습니다. 저도 록 가수들이 스테로이드로 우렁찬 목소리를 유지한다는 이야기를 들어본 적이 있습니다."

힘이 많이 드는 날이나 코 또는 부비강에 알레르기로 찌릿찌릿한 통증이 약간 느껴질 때마다 로크는 MSM 복용량을 약 2g까지 두 배로 늘린다. 그러지 않을 때는 매일 아침 MSM 칵테일 한 잔으로 알레르기를 계속 관리한다. 로크는 이렇게 말한다.

"MSM이 어떤 식으로든 치료를 한다고는 생각지 않습니다. 하지만 MSM 없는 삶은 상상하기 어렵습니다. 혜택을 얻으려면 계속 복용해야 합니다. MSM 없이 아침에 일어나는 건 생각도 하기 싫습니다."

알레르기에 대하여

대부분의 사람에게는 일반적으로 무해한 물질이 당신에게는 나쁜 반응을 일으킬 경우 이는 알레르기로 간주된다. 이러한 반응은 어떤 형태로든 나타날 수 있으며, 식품과 화학, 환경 요소를 포함해 어떤 물질이든 알레르기를 일으킬 수 있다.

증상은 다음과 같다.

두통 / 피로 / 재채기 / 눈의 가려움과 충혈, 눈물 / 코막힘 / 기분과 행동의 변화 / 설사 / 기침 / 피부발진 / 근육이 쑤시고 아픔

국립 알레르기·전염병연구소에 따르면, 알레르기는 미국에서 질병과 장애의 주요 원인 중 하나다. 4천만에서 5천만 명이나 되는 미국인이 알레르기에 영향을 받을 것으로 생각된다. 공기 중에 떠다니는 꽃가루에 알레르기 반응을 일으켜 상부 호흡기 질환을 겪는 사람만 거의 3천500만 명에 이른다. 건초열로 알려진 꽃가루알레르기로 해마다 800만 명이 의사를 찾는다.

『이것이 당신 아이의 세상인가?』(밴텀)의 저자 도리스 라프 박사와 같이 환경으로 인한 질병을 전문으로 하는 많은 의사는 알레르기 또는 민감성이 몸의 어느 곳에나 피해를 줄 수 있다고 믿는다. 이들은 알레르기가 단지 두드러기, 건초열, 천식으로 한정된다고는 생각지 않는다. 민감한 사람은 화학물질, 꽃가루, 먼지, 곰팡이, 음식, 그 밖의 환경 요소에 노출됨으로써 가볍든 심각하든 행동·정서·신체 문제가 복합되어 나타날 수 있다는 것이 라프 박사의 주장이다.

라프 박사는 이렇게 설명한다.

"무슨 일이든 일어날 수 있습니다. 신경계와 뇌가 영향을 받는 경우 사람들은 광범위한 심리·행동 문제를 경험할 수 있습니다. 이들은 폭력성·우울증·자살·탈진과 학습·대화·쓰기 장애를 안게 될 수

있습니다. 또 두통, 근육통, 생리 문제, 비뇨기 문제가 생길 수 있습니다."

이런 민감성이 기존 알레르기 전문가들에게는 알레르기로 받아들여지지 않는다. 결과적으로 많은 환자는 사각지대의 빈틈 사이로 떨어진다. 이러한 환자들 중 다수는 심리학자나 정신과 의사에게 가보라는 이야기를 듣는다. 라프 박사는 불행하게도 이런 문제는 종종 잘못 진단되고 잘못 치료된다고 말한다.

왜 어떤 사람은 민감한데 다른 사람은 그렇지 않은 것일까? 대부분은 유전자 구성과 관련이 있으므로 이것이 가장 큰 요인이 될 수 있다. 하지만 그것이 전부는 아니다.

'드럼통 개념'이 우리가 왜 알레르기에 저마다 달리 취약한지 그 이유를 설명하는 데 도움이 된다. 우리 몸을 스트레스와 오염을 특정한 양까지 담아낼 수 있는 드럼통이라고 상상해보자. 각자의 드럼통은 우리가 어떤 유전자를 물려받았느냐에 따라 용량이 다르다.

소량의 먼지와 곰팡이에 노출되는 경우 당신의 드럼통은 이를 받아낼 능력이 있다. 그러나 당신이 하나 또는 그 이상의 오염물질에 너무 많이 노출된다면 드럼통이 넘쳐버릴 수 있다. 그럴 때 증상이 나타나는 것이다.

라프 박사와 다른 환경의학 의사들은 일상의 스트레스, 영양이 부족한 식습관, 화학물질의 확산 때문에 사람들이 더욱 취약해진 것으로 믿는다. 즉, 이러한 요소들은 드럼통 용량을 줄어들게 한다. 그렇게 되면 더 적은 스트레스나 오염으로도 반응이 일어나는 단계에 이르고, 삶에서 더욱 이른 시기에 증상이 나타난다. 라프 박사는 이렇게 설명한다.

"우리 몸은 면역 시스템을 약화시키는 화학물질의 전례 없는 공격에 노출된 시대에 살고 있습니다. 이런 일이 수백 년에 걸쳐 일어났다면 아마도 인간은 적응했을 것입니다. 영양 상태가 좋지 않으면 이런 독소를 해독할 수 있으리라는 희망은 없을 것입니다. 그런데 우리의 영양 상태는 반세기 이상에 걸쳐 악화되어왔고, 우리는 더 이상 예전처럼 혈기 왕성하고 강인하지 않습니다. 우리는 지금처럼 많은 암에 시달려본 적이 없습니다. 예전에는 알츠하이머병을 겪지 않았습니다. 모유를 먹을 수 없는 아기들도 보지 못했습니다. 교사들은 요즘 학생들의 행동 문제에 대해 예전에는 전혀 본 적이 없는 일이라고 말할 것입니다. 우리가 먹는 음식은 가공되고, 농약을 썼고, 영양이 불량합니다. 우리가 마시는 것은 화학물질로 가득합니다. 그 결과 우리 몸은 독소의 쓰레기장이 되어가고 있으며, 우리는 점점 더 빨리 그리고 격렬하게 독소와 알레르기에 반응하고 있습니다."

정신적 스트레스는 면역 상태에 부정적 영향을 끼칠 수 있으며 드럼통 용량도 축소시킬 수 있다. 우리는 민감한 알레르기 반응을 보이는 많은 사람이 종종 정서적 문제도 보인다는 것을 알고 있다. 불안과 스트레스의 지속적 공세는 신체의 자원과 탄력성을 고갈시키고 피로와 알레르기, 질병에 대한 감수성을 증가시킨다. 연구에서는 정서적으로 '안정된' 사람들이 더 체질이 강하고 알레르기 저항성을 지니는 것으로 나타났다. 정신적 스트레스는 이처럼 환경에서 오는 어떤 파괴적 독소나 알레르기만큼이나 몸을 훼손할 가능성이 있다.

알레르기 물질을 감지하면 우리 몸은 보호·방어 모드로 전환된다. 즉, 적이 나타나면 몸은 수비수를 소환한다. 이런 반응 중에는 감지된 공격자에 대항하는 항체의 생산도 있다. '비만세포'라는 몸에 퍼져 있는 특정한 세포는 히스타민이라는 염증의 물결을 몰고 오는 분비물을 내놓는다. 작은 혈관은 면역체계의 최전선에 있는 '보병'인 백혈구가 더 많이 침투할 수 있게 넓어지고, 백혈구는 미친 듯이 덤벼들어 몸속에 들어온 알레르기 물질의 입자를 무력화한다.

이 시나리오는 신체의 놀라운 면역 반응 가운데 일부다. 그런데 여기에는 단점이 있다. 히스타민의 방출은 많은 사람에게서 알레르기와 관련된 바로 그 증상을 일으킨다. 작은 혈관에서는 체액이 새어 나오고, 이는 주위 조직을 붓게 만드는 원인이 된다.

예를 들어 꽃가루알레르기로 코가 막히는 것은 코 혈관에서 체액이 새면서 붓기 때문이다. 뇌에서 체액이 새고 부기가 생기면 신경세포 사이에서 기능장애가 일어나고 기분이 바뀔 가능성도 있다.

알레르기에 대한 표준 치료는 신체 반응을 중화하기 위한 항히스타민제와 관련이 있다. 이러한 약물은 체내에서 히스타민이 더 많이 생산되는 현상을 포함한 부작용을 일으킬 수 있다. 증상을 억제하기 위해 처방되는 항생제는 종종 갖가지 새로운 문제를 촉발시키며, 추가 알레르기 반응까지 일으킬 수도 있다.

MSM과 알레르기

MSM을 처음으로 환자에게 썼을 때는 주로 근골격계 및 기타 통증 문제와 관련해서였다. 포틀랜드 지역의 말 전문 수의사로 수의학 박사인 존 메칼프는 건강보조식품에 관심을 가지게 되었다. 그는 DMSO에 대해 잘 알고 있었고 자신의 치료에 폭넓게 활용했다. 이제 그는 MSM이 건강하지 않고 만성적으로 아픈 말에게 무엇이든 가능한 효과가 있는지 알고 싶어 했다. 그는 먼저 자신의 알레르기 문제에 MSM이 효과가 있는지를 평가해보기로 마음먹었다.

메칼프 박사는 〈말 수의학 데이터〉지 1983년호에 자신의 경험을 실었다.

대단히 놀랍게도 내 알레르기 문제에 도움이 되었으며, 숨쉬기가 더 자유로워졌다는 것을 발견했다. 몇 달 전 알레르기 검사를 받았고, 그 결과 말을 비롯해 말과 관련된 일을 하는 과정에서 만나는 거의 모든 것에 심각한 알레르기 반응이 있다는 것이 밝혀졌다. 내 일은 말에 한정돼 있으므로 이러한 알레르기는 중요한 문제였다. 그런데 내 식습관에 MSM을 추가하기 시작하면서 지난 몇 년 동안보다 기분이 더 좋은 것을 느꼈다. 이 개선이 MSM에 기인한 것인지는 확신하지 못하지만, MSM을 끊고 이전의 항히스타민 치료제로 돌아가보았더니 상태가 악화되었다. 다시 날마다 식사에 MSM 2g을 추가하기 시작했고 증상은 신속히 개선되었다.

환자들에게서 이와 비슷한 유형의 피드백이 들어왔고, MSM이 알레르기에 매우 유익하다는 것이 분명해졌다. 환자들은 만성 알레르기가 크게 개선되었다고 이야기했다. 이들 가운데 상당수는 평생 이 문제를 안고 살아왔으며, 약물 치료로는 완화 효과가 제한적이었던 사람들이다.

몇 년 전 한 여성 환자는 DMSO 클리닉의 '알레르기 테마송' 같은 존재가 되었다. 그녀의 이야기다.

"관절염 때문에 MSM을 복용하기 시작했어요. 그리고 미처 깨닫기도 전에 재채기와 기침, 알레르기 증상이 말끔해졌죠. MSM이 내게 얼마나 굉장한 놀라움을 선사했는지 믿을 수 없을 거예요. 알레르기를 잘 관리한다고 말할 수 있는 건 이번이 처음이에요. 이런 좋은 소식을 박사님과 나누고 싶었어요."

알레르기 환자에게 MSM은 아주 좋은 소식이다. MSM으로 오랫동안 통증 환자를 치료해오면서 아마도 MSM이 제공하는 가장 강력한 장점 중 하나는 일반적인 알레르기 증상의 빠른 완화라는 것이 분명해졌다. 수백 건의 사례에서 MSM은 대단히 효과적이라는 것이 입증되었다.

심각한 꽃가루알레르기는 정상적인 생활을 불가능하게 만들 수도 있다. 재채기가 쉼 없이 나고, 눈은 아침부터 밤까지 화끈거린다. 항히스타민 약물은 도움이 될 수도, 되지 않을 수도 있다. 꽃가루알레르기에 대한 MSM의 영향력은 대부분의 경우 매우 놀라워서 반세기 전 항히스타민제가 출현한 이래 가장 좋은 해결책이 될 수도 있다. 사람들은 자주 항히스타민제보다 MSM이 더 나은 결과를 보여주었다고 말한다. 어린아이부터 100세를 넘긴 이들까지 모든 연령대의 사람들에게 잘 듣는다.

많은 경우 상당한 수준의 개선이 빠르게 나타나며, 수년 동안 알레르기로 고통받은 사람들에게도 보통 하루 이틀 안에 신속하게 효과가 나타난다. 각자에게 가장 효과적인 복용량을 찾아내기도 전에 대부분은 이미 어느 정도 완화 효과를 경험한다. 충혈, 재채기, 계속되는 눈물과 기침 그리고 부비강 증상만 개선되는 것이 아니라 겉보기에는 알레르기와 관련이 없는 문제에도 유익할 수 있다.

MSM은 종종 알레르기 약물을 상당히 줄일 수 있게 해주며, 많은 경우 중단할 수 있게 해준다. 그러나 약물 치료를 받으며 의사의 관리를 받고 있다면 의사와 상담하지 않고 약물 투여를 변경해서는 안 된다.

알레르기 증상은 염증 및 면역 약화와 관련이 있다. MSM은 둘 모두에 도움이 된다. MSM의 작용은 히스타민 생성을 억제하는 항히스타민제와는 다르다. 오히려 우리는 그 효과를 비강의 점막과 같은 민감한 조직에서 히스타민 수용의 감도를 차단하기 때문으로 본다. 이 작용은 히스타민이 들어오지 못하게 세포 문을 닫아버리는 것과 같다. 이러한 봉쇄 작용은 히스타민이 염증, 부기, 체액 증가를 일으키지 못하게 막는다. 우리는 이와 관련된 정확한 메커니즘은 알지 못하지만, 우리가 관찰하고 보고받은 완화 효과가 진짜라는 것은 알고 있다.

스탠리 제이콥 박사의 의견

나는 MSM으로 말끔해진 수백 건의 알레르기 사례를 보아왔다. 여기에는 나 자신의 경험도 포함된다. 오래전 나는 계절성 잔디·꽃가루알레르기의 일반적 증상을 경험했다. 4월 중순부터 7월 중순까지는 항히스타민제를 통해 증상을 완화시켜야 했다. 그 당시 항히스타민제 약물은 종종 졸음이라는 부작용을 일으켰다. 지금은 그런 부작용의 가능성이 줄어들었지만, 당시에는 졸음이 완화 작용을 위해 치러야 할 대가였다.

약을 복용하지 않으면 눈이 화끈거리고, 콧물이 흘러내리고, 코가 막혀서 코로 숨을 쉬기가 힘들었다. 온종일 증상이 지속되기도 했다.

나는 지금부터 20년도 더 전에 이미 MSM을 복용하기 시작했으며, MSM은 내 문제를 전반적으로 완화해주었다. 눈의 자극도 없어졌고, 콧물도 없어졌으며, 코막힘도 없어졌다. 알레르기 철 내내 아무 문제가 없었다. 나는 그때부터 쭉 MSM을 복용했고, 그동안 한 번도 항히스타민제에 의존하지 않았다.

처음에는 캡슐 형태로 MSM을 복용했다. 아침에 750mg 캡슐을 2~3개 복용했고, 저녁에도 같은 양을 복용했다. 그 뒤 같은 양의 MSM을 복용했지만, 결정을 약간의 물에 섞으면 더 쉽고 효과적이라는 사실을 알았다. 꽃가루알레르기를 제어하기 위해 내게 필요한 양은 아침저녁으로 1g씩이다.

지금 46세인 아들 스티븐은 10년쯤 전 심한 꽃가루알레르기를 앓았다. 나에게 알레르기가 생겼을 때와 같은 나이였다. 아들의 건초열은 너무 강해서 일을 쉬어야 할 정도였다. 스티븐은 계속 재채기를 했고, 눈은 끔찍하게 반응했다. 스티븐에게 알레르기가 나타났을 때, 나는 MSM을 복용해보라고 권했다.

스티븐은 MSM에 대한 자신의 경험을 이렇게 이야기한다.

"MSM을 1g 정도 먹었습니다. 며칠 안에 심각성이 눈에 띌 만큼 줄어들었고, 증상에서 완전하게 해방되지는 못했지만 상태는 계속 나아졌습니다. 그 뒤로는 매년 5월 중순부터 7월까지 MSM을 복용하기 시작했습니다. 때로는 꽃가루가 너무 많아서 증상이 심해지면 일을 할 수 없었지만, 기본적으로는 증상을 관리할 수 있게 되었습니다. 시간이 흐르면서 알레르기 철이 시작되는 시점에 충분히 앞서서 MSM을 복용하기 시작했고, 또 복용량을 두 배로 하면 더 잘 통제할 수 있다는 사실을 알았습니다. 지금은 약 65%쯤 완화되었다고 말할 수 있습니다. 지난 시즌에 포틀랜드는 매우 건조했지만 잘 이겨냈습니다. MSM 덕분에 대략 4년 동안은 직장을 쉴 필요가 없었습니다. 복용량을 더 늘리면 좋으리라는 걸 알지만 그렇게 하면 위장 반응이 좀 있습니다. 아버지와 다른 많은 사람은 저보다 훨씬 더 많이 먹을 수 있지만, 제게 맞는 적절한 지점은 그 정도입니다."

어떤 사람은 하루 두 번, 1~2g이면 꽃가루알레르기 증상을 충분히 관리할 수 있는가 하면 어떤 사람은 하루 두 번, 3~4g이 필요할 수도 있다. 일반적으로 완화 효과는 하루 2~8g 범위에서 얻을 수 있다. 위장 장애를 겪을 가능성을 피하려면 항상 MSM을 적은 양으로 시작해 천천히 용량을 늘려나가야 한다. 대변의 양이 늘어나거나 묽어지는 등의 불편이 생기면 복용량을 줄여야 한다.

일반적인 종류의 꽃가루에서 오는 알레르기라면 특별히 많은 양이 필요하지 않다. 일부 저항성이 있는 경우에는 복용량을 두 배로 늘려야 할 수도 있고, 심지어는 그보다 두 배 더 늘려야 할 수도 있다. 이때 복용량을 천천히 늘려야 한다. 효과적인 수준에 이르렀을 때 알레르기 증상의 신속한 완화를 느낄 수 있을 것이다.

"복용량을 계속 늘렸는데도 알레르기 증상이 사라지지 않으면 어떻게 해야 하나요?"

종종 이런 질문을 받는데, 이때 내 대답은 항상 같다.

"누구에게나 특효약은 아닙니다."

MSM이 모든 사람에게 잘 듣는 것은 아니지만, 많은 사람에게 잘 듣는다. 그리고 꽃가루알레르기의 경우는 대부분 효과가 있다.

최상의 결과를 얻으려면 하루에 여러 번 나눠서 복용하는 것이 좋다. 내가 권하는 방법은 아침과 이른 저녁에 복용하는 것이다. 저녁 복용은 중요하다. 꽃가루는 밤에 콧구멍에 쌓이는 경향이 있어 재채기, 기침, 눈이 화끈거리는 증상으로 잠에서 깰 수 있기 때문이다. 저녁에 MSM을 복용하면 종종 이런 일이 일어나지 않게 막을 수 있다. 그러나 너무 늦은 시간에 복용해서는 안 된다. MSM이 당신에게 에너지를 불어넣어서 계속 깨어 있게 할 수도 있기 때문이다.

Chapter 17

천식

좋지 못한 날이 아주 좋은 날이 되다 _ 두빅의 이야기

1998년 5월 2일, 캐서린 두빅은 좋지 못한 하루를 보내고 있었고 그 이후에도 별 기대가 없었다. 날씨는 계절에 맞지 않게 뜨거웠다. 바야흐로 알레르기의 계절이 시작되고 있었고, 천식은 해마다 이 시기가 되면 그녀의 삶을 비참하게 만들었다.

윌크스배러에 사는 38세의 주부 두빅은 다섯 살 때부터 천식을 앓았다. 그녀는 정기적으로 하루에 네 차례, 흡입기를 세 번씩 빨아들인다. 호흡곤란이 올 때를 대비해서 어디를 가든 '응급' 흡입기를 가지고 다닌다. 그녀는 자주 응급 흡입기를 사용했다.

"알레르기 반응은 천식을 악화시켜요. 그리고 저는 풀, 꽃가루 외에도 어마어마하게 많은 물질에 알레르기가 있죠. 날씨가 추워지는 늦가을과 겨울에는 좀 낫긴 하지만, 계절마다 바깥에는 저를 괴롭히는 뭔가가 항상 있어요. 봄과 여름이 특히 심하죠."

5월 2일, 두빅은 눈 주위 가려움을 느꼈다. 이미 평소보다 쌕쌕거리는 소리가 더 심했다. 교회에서 돌아와 집 문앞 계단을 걸어 올라갈 때 그녀는 짜증이 났고 좌절감이 엄습했다.

"또 시작이구나, 생각했죠. 쌕쌕거리는 소리, 충혈, 눈 가려움, 부비강염이 더 심해졌어요. 또다시 지독한 알레르기 철이 시작되고 있었어요."

두빅은 힘들게 숨을 쉬면서 소파에 누워 혼잣말을 중얼거렸다.

"그 바보 같은 약을 먹어보자고."

그녀는 가방에서 플라스틱병을 꺼내 병을 열고 MSM 캡슐 두 개를 먹었다. 한 친구가 도움이 될 거라면서 준 것이었다.

"뭔가 새로운 시도를 해보려고 할 즈음에 MSM을 얻었죠."

두빅은 그런 다음 무슨 일이 일어났는지에 대해 놀랍다는 투로 이야기했다.

"제가 남편을 올려다보면서 여기에 얼마나 누워 있었느냐고 물었던 것 같아요. 남편이 20분이라더군요. 그래서 남편에게 말했어요. 다시 숨을 쉴 수 있게 되었다고, 폐가 아주 깨끗해진 느낌이라고, 이건 있을 수 없는 일이라고 말이죠. 그렇게 많은 공기를 들이마신 느낌이 예전엔 결코 없었어요. 게다가 그렇게 짧은 시간 안에 편안히 숨을 쉬고 더는 쌕쌕거리는 소리도 나지 않았어요. 어떤 건강보조식품으로도 그렇게 빠른 효과를 본 적이 없죠. 하지만 정말 그런 일이 일어났어요. 그리고 MSM을 계속 복용하는 동안은 완화 효과를 계속 경험하고 있어요."

3주 뒤, 두빅은 검진을 받기 위해서 의사를 만났다. 의사는 그녀에게서 더 이상 쌕쌕거리는 소리를 들을 수 없었다.

두빅은 그때의 이야기를 들려주었다.

"의사도 믿지 못했어요. 저는 몇 달 전 급성 부비강염과 천식으로 그 의사를 만났거든요. 이번에 갔을 때는 의사가 정기적으로 쓰던 흡입기를 중단해도 좋다고 말했어요. 그러면서 '응급' 흡입기만은 계속 가지고 다니라고 권했죠."

우리가 두빅과 이야기를 나눈 시기는 MSM을 복용한 지 4개월이 지나서였다. 그녀는 단 한 번도 흡입기를 사용하지 않았다고 했다.

"호흡이 좋아요. 그리고 아기처럼 잘 자요. 전에는 한밤중에 자주 깨서 쌕쌕거리며 숨을 쉬었는데 말이죠."

한번은 MSM이 다 떨어진 적이 있었다고 한다. 그녀가 들른 가게마다 MSM이 품절이어서 MSM을 파는 곳을 발견할 때까지 사흘이 걸렸다. 그사이 다시 숨쉬기가 나빠지기 시작했는데, MSM을 다시 복용하자 놀랍게도 20분 만에 편히 숨을 쉴 수 있었다.

두빅은 첫 2주 동안 하루 4g으로 시작했고, 그다음 주에는 6g으로 늘렸다. 그러고 나서는 지금의 복용량인 10g까지 다시 늘렸다.

"호흡과 활동이 원활해졌을 뿐만 아니라 아주 심한 꽃가루 철에도 전혀 문제가 없어요. 제가 아는 많은 사람이 알레르기를 호소하고 있어요. 그런데 저는 이제 알레르기를 호소하지 않죠. 놀라운 일이에요. 그런 차이를 낳을 만한 일로서 제가 한 거라고는 MSM밖에 없답니다."

천식에 대하여

우리는 대부분 숨을 자연스럽게 들이쉬고 내쉰다. 그러나 천식 환자에게 숨을 들이쉬는 것, 특히 숨을 내쉬는 것은 무의식의 문제가 아니다. 천식은 산소를 폐로 운반하고 기체 폐기물을 밖으로 내놓는 일을 하는 기관지에 생기는 염증 질환이다. 기도에 염증과 경련이 생기고, 과도한 점액이 만들어지며, 기도 주위의 근육이 수축된다. 급성 천식이 일어나면 호흡이 매우 힘들어서 살인적인 질병만큼이나 생명을 위협하는 상태로 악화된다.

천식은 의료 당국이 전염병이라고 이야기할 만큼 많은 사람을 괴롭힌다. 약 1천500만 명의 미국인이 이 질환으로 고통을 겪고 있으며, 해마다 5천 명이 목숨을 잃는다. 이는 20년 전의 두 배에 달하는 수치다. 미국 폐협회는 대략 370만 명의 젊은이가 천식을 앓고 있으며, 지난 20년 동안 200%가 늘어난 것으로 추정하고 있다.

천식은 젊은이의 약 10%에게 영향을 미치는 어린 시절의 가장 흔한 만성질환이면서 나이가 들면서 사라지는 질환으로 널리 인식되고 있다. 어린 시절을 넘기면 종종 증상이 줄어들지만 20대 중반쯤에 이르렀을 때 재발할 수 있다. 사실 오늘날에는 50세 이상 천식 환자가 가장 높은 위험성을 안고 있다.

꽃가루, 곰팡이, 동물의 비듬, 집먼지진드기와 같이 공기로 운반되는 알레르기는 종종 천식과 관련이 있으며 상태를 악화시킬 수 있다. 음식 알레르기 및 화학물질 민감성도 여기에 한몫하는 요소들이다.

오랫동안 천식에 대한 표준 치료는 부작용을 일으킬 수 있는 증상 억제 약물에 초점이 맞춰져 있었다. 기관지 확장제(흡입기)는 기도를 확장하는 데 사용된다. 항염증 약물(경구용 알약 및 흡입기)의 목표는 점액을 늘리는 것이다. 이러한 약물의 효과와 안전성에는 널리 의문이 제기되어왔다. 1992년의 한 연구는 기관지 확장제를 정기적으로 쓸 경우 실제 천식으로 사망할 위험을 증가시킬 수 있다고 결론지었다! 또 다른 연구에서는 천식 약물이 아이들의 성장을 늦추는 것으로 나타났다.

1997년 〈뉴잉글랜드 의학저널〉에는 스테로이드 흡입기를 사용하는 어린이 천식 환자들의 성장 속도가 약간 느려진다는 것을 보여주는 연구가 발표되었다. 이 어린이들은 권장 사항대로 마른 분말 약물을 흡입한 뒤 입을 헹구고 양치질을 한 다음 물을 뱉어냈지만, 약물이 성장에 영향을 주기에 충분한 만큼 흡수되는 것으로 보인다. 최근에는 천식의 염증 과정에 관여해 생화학물질인 류코트리엔의 활동을 차단하는 새로운 세대의 약물이 나왔다.

스탠리 제이콥 박사의 의견

심한 천식은 많은 사람을 무기력하게 만드는 질병이 될 수 있다. 우리는 한 해의 대부분을 병원에서 보내야 할 만큼 상태가 심각한 아이들을 적어도 열두 명은 보았다. 아이들은 학교에 갈 수 없었고, 엄청난 양의 코르티손으로 연명하고 있었다. 이러한 약물은 많은 질병에 중요한 구실을 하지만 심각한 부작용의 가능성도 안고 있다.

그중 다섯 살 소녀는 눈에 띄게 코르티손 독성 징후를 보이고 있었다. 소녀는 스테로이드 부작용인 달덩이 얼굴을 하고 골격 대사가 변화한 결과로 등이 구부정하게 되어가고 있었다. 성장 패턴 또한 방해를 받았다. 극단적인 호흡곤란 때문에 지난해에는 1년의 3분의 2를 병원에 입원해 있었다.

이 소녀의 경우 MSM을 복용하기 시작하고 한 달에 걸쳐 하루에 8~10g까지 천천히 양을 늘려서 분할 투여를 했다. 소녀의 어머니는 MSM 결정을 물과 주스 또는 딸이 마시기 좋은 다른 음료에 혼합했다. 그다음 두 달 동안 코르티손 투여량은 서서히 줄어들었고 결국 완전히 중단했다. 소녀의 천식이 MSM으로 치료된 것은 아니지만 증상은 크게 완화되었다. 이듬해에 소녀는 학교에 다니면서 단 하루도 결석하지 않았다. 그리고 5년 동안 MSM만으로 유지하면서 지금은 정상적으로 다른 아이들과 놀고 사귄다. 소녀는 MSM으로 인해 어떤 부작용도 겪지 않았다.

의사들은 특히 아이들에게는 코르티손을 주고 싶어 하지 않는데, MSM을 사용하면 코르티손 양을 줄여나갈 수 있다. 이는 반드시 의사의 지시에 따라 이루어져야 한다. 코르티손을 경구 또는 비강으로 투여할 때마다 부신은 생명에 필수적인 자연 코르티손 호르몬인 코르티솔의 분비를 중지한다. 코르티손 복용을 점차 줄임으로써 당신의 몸이 스스로 시동을 걸고 코르티솔을 분비할 여지를 줄 수 있다. 그런데 갑자기 코르티손을 끊는 것은 바람직하지 않다. 당신의 몸이 코르티솔을 분비하고 있는지를 확인하는 검사는 의사만이 할 수 있다.

우리는 아이들이 코르티손을 끊고 MSM만으로 천식을 관리할 수 있다는 것을 알았다. 항히스타민제로는 이렇게 할 수 없다. 일부 저항성이 높은 경우는 더 많은 용량이 필요하지만 보통 천식을 앓는 아이들은 하루에 8g 이상을 필요로 하지 않는다. 하루 약 2g을 분할 투여하는 것으로 시작하고 필요하면 늘려가면 된다.

우리는 수십 명의 성인 천식 환자를 치료해서 좋은 결과를 얻었다. 이들은 대부분 코르티손 약물 치료로 증세를 상당히 잘 통제한 사람들이다. 우리는 MSM을 추가해 환자가 코르티손의 어떤 부작용도 더 이상 겪지 않는 수준까지 필요량을 줄일 수 있었다. 성인들이 증세를 관리하려면 일반적으로 아이들보다 더 많은 양의 MSM이 필요하다. 역시 2g으로 시작하고 필요에 따라 서서히 늘려나간다.

10년 뒤, 다시 채워야 할 때 _ 조이스 젠슨의 이야기

포틀랜드에 있는 연구시설 저장고를 관리하는 57세의 조이스 젠슨은 10년 이상을 거슬러 올라간 1998년 처음으로 MSM을 복용하면서 행운을 바랐다. 그녀는 1980년대 후반부터 알레르기, 천식, 기관지염, 지속적인 미열로 고통을 받았다.

젠슨은 당시를 이렇게 회상한다.

"아무것도 도움이 되지 않았어요. 제가 먹었던 모든 약물은 저를 흥분 상태에 빠뜨리거나 졸리게 했죠."

오리건주 건강과학대학교에서 일하는 동안 젠슨은 MSM에 대한

이야기를 들었다. 그녀는 MSM 결정을 얻었고, 놀랍게도 기적처럼 효과가 있었다. 젠슨은 며칠 만에 몸 상태가 나아지기 시작했고 증세가 결국 말끔해졌다고 한다. 그녀는 2년 동안 날마다 오렌지주스에 결정 4분의 1티스푼(약 1g)을 섞어 마셨다. 그리고 2년 뒤에는 복용을 중단했다.

몇 년 동안은 아무 문제가 없었다. 그런데 1998년 새로운 일자리를 구했을 때 증상이 재발했다. 그녀는 먼지가 가득한 환경에서 일해야 했기 때문이라고 생각한다.

"다시 알레르기 증상과 호흡곤란을 느끼기 시작했어요. 작년에는 세 차례 심하게 아팠고, 한 번은 1주일 동안 일을 쉬고 흡입기를 써야 했어요. 대부분의 시간 동안 기분이 영 좋지 않았죠."

젠슨은 그때 MSM을 기억해냈다. 그 마법이 두 번째로 효과를 낼 수 있을지 기대하며 그녀는 다시 4분의 1티스푼을 먹기 시작했다. 그리고 큰 효험을 보았다고 알려주었다.

"무척 놀라웠어요. 다시 효과가 있었어요. 재채기와 콧물이 사라졌거든요. 여전히 기침이 약간 있고 눈물이나 콧물도 약간 나지만, 훨씬 나아진 느낌이에요. 게다가 더 많은 에너지를 가지게 되었어요. 마치 새로운 사람이 된 것 같은 느낌이에요."

젠슨은 이번에는 MSM을 끊지 않겠다고 말한다. 그녀의 사례는 MSM 복용을 중단한 뒤에도 수년간 증상 완화를 경험했다는 점에서 흥미롭다. 많은 사람이 복용을 중단하면 증상이 돌아왔기 때문이다. 젠슨은 자신이 감당할 수 있는 수준보다 많은 먼지에 노출되는 새로운 작업 환경에 결국 압도당했지만, 그전까지는 MSM이 젠슨의 몸에 상당히 장기적인 치유 효과를 냈을 수도 있다.

더 이상 천식 발작은 없다 _ 라우로 스코차로의 이야기

라우로 스코차로는 하노버, 펜실베이니아의 영양·소화장애센터에서 근무하는 공인 보조간호사다. 그녀는 1997년 플로리다에서 펜실베이니아로 이주했는데, 천식 발작을 느끼기 시작한 것이 바로 이 무렵이었다.

"저는 도시에서 시골로 왔고 새집에 들어갔어요. 그런데 집에서 먼지를 피울 때마다 천식이 갑자기 확 일어났어요. 정말로 호흡곤란을 겪었죠. 저는 항상 먼지는 먼지라고 생각했어요. 플로리다에도 먼지는 많았고 문제가 없었으니까요. 하지만 발작은 언제든 나타날 수 있었어요. 아마도 공기 속의 꽃가루나 고양이 비듬 또는 새로운 환경에 존재하는 다른 뭔가 때문이겠죠. 끔찍했어요. 발작이 일어날 때마다 가슴이 꽉 막혀 숨을 헐떡였죠. 무시무시했어요."

스코차로는 증상을 완화시키기 위해 처방전 없이 살 수 있는 흡입제인 프리마틴 미스트를 쓰기 시작했다. 이 스프레이는 기도를 열어주었다.

"흡입제를 네다섯 번씩 쓰는 날도 있어서 항상 가지고 다니기 시작했어요. 언제 어디서 발작이 올지 몰라 걱정스러웠죠."

스코차로는 그러다가 MSM을 복용하기 시작하면서 천식 증상이 사라졌다고 말한다.

"MSM이 다 떨어지고 새로 살 수 없었던 적이 있었어요. 그동안의 효과가 단지 그렇게 생각한 것에 불과하다는 것을 알 수 있겠다 싶었죠. 그런데 아니었어요. 다시 문제가 생기기 시작한 거예요. 게다가 아침에는 MSM을 먹을 땐 없던 근육 통증까지 느껴졌어요. 하루 이틀만 MSM을 잊어버려도 콧물이 목으로 넘어가거나 코가 막히는 것 같은 알레르기 증상이 시작됐어요. 그러다가 MSM을 다시 먹으면 모든 것이 다시 좋아지고 전체적으로 기분이 나아지죠."

스코차로는 하루 한 번 아침에 주스와 함께 MSM 1티스푼을 복용하고 있다.

로널드 로렌스 박사의 의견

프리마틴 미스트 또는 그 밖의 스프레이는 증상 완화에 쓸모가 있지만, 많은 천식 전문가는 이를 하루에 한 번 넘게 써야 한다면 처방약이 필요할 것이라고 말한다. 처방전 없이 살 수 있는 약이든 처방약이든 모든 약물은 어느 정도까지 혈압을 높이는 경향이 있으며 불안감을 일으킬 수 있는 문제를 안고 있다. 나와 이야기를 나눈 모든 천식 환자들은 약물을 복용한 뒤 신경이 약간 날카로워지거나 쉽게 화가 나는 걸 느낀다고 말한다.

개인 및 임상 경험을 통해서 나는 MSM을 천식에 대한 새롭고 흥미로운 선택이라고 생각한다. 젊었을 때 내게는 부비강과 목으로 콧물이 넘어가는 질환이 있었다. 아주 오랫동안 나는 눈에 띄는 증상을 보이지 않았고, 심지어 41세에 마라톤을 시작한 뒤에도 마찬가지였다.

1991년, 65세의 나이로 보스턴마라톤에 참가하기 위해 비행기를 타고 가던 중 갑자기 내 인생에서 처음으로 심각한 사건인 급성 천식 발작을 겪었다. 아마도 비행기 안의 건조한 공기 또는 재순환되는 공기의 질과 뭔가 관련이 있었을 것이다.

어쨌든 그 사건은 문제의 시작이었고, 그때부터 나는 써볼 수 있는 모든 약물, 건강보조식품과 씨름해왔다. 때때로 증상이 너무 심해서 하루에 두세 번씩 스테로이드 흡입제를 쓰기도 했다.

한번은 사흘 동안 병원에 입원한 적도 있었다. 천식 자체 때문이 아니라 약물 반응 때문이었다. 특히 호흡이 곤란해져서 가까운 병원 응급실로 갔다. 젊은 의사는 내게 항히스타민제인 버나드릴 주사를 놓겠다고 말했다. 나는 그 이론적 근거에 의문을 제기했지만, 의사는 도움이 될 것이라고 주장했다. 하지만 주사가 곧바로 급성 천식을 일으켜서 병원 신세를 져야만 했다.

그 일 이후 나는 몇 가지 연구를 했는데, 항히스타민제는 대부분 천식에 역효과를 낸다는 사실을 발견했다. 이런 유형의 약물은 점막을 건조하게 하므로 기도의 정상적인 윤활 작용 및 막힌 기도를 뚫어주는 능력을 방해한다.

항히스타민제는 알레르기 질환에 효과를 보인다. 천식은 이제 주로 염증 과정으로 인식되고 있다. 천식은 종종 알레르기 요소를 동반하지만, 항히스타민제는 때로 천식을 악화시킬 수 있으므로 사용할 때 많은 주의가 필요하다.

MSM이 아주 좋은 이유가 바로 여기에 있다. MSM은 천식과 알레르기 모두에 도움이 될 수 있다. 나는 약 2년 전부터 MSM을 사용하기 시작했다. 2주 뒤, 나는 숨쉬기가 훨씬 쉬워진 것을 깨달았다. 그리고 짧은 시간 안에 노력성호기량FEV이 약 70% 개선된 것을 알게 되었다. FEV는 많은 천식 환자들이 사용하는 휴대용 기기인 최대유량계로 측정된다. 이는 기관지의 출력, 곧 숨을 내쉬는 능력을 측정하는 것으로 천식 환자에게는 주요한 문제다. MSM을 복용하기 시작한 이후 FEV 수치가 얼마나 좋은 수준으로 개선 및 유지되는지를 보고 나는 깜짝 놀랐다. 보통은 나이가 들면 천식이나 다른 호흡기 문제가 없어도 폐활량이 줄어들기 때문이다.

나는 아직도 하루에 몇 킬로미터를 달리며 예방책으로 흡입기를 한 차례 빠르게 들이마신다. 긴 거리를 달리거나 격렬한 운동을 하는 천식 환자에게는 이 방법이 바람직하다고 생각한다. 그러나 MSM은 내가 편안하게 달릴 수 있는 거리와 운동 후 일반적으로 일어나는 근육이 쑤시는 증상도 크게 바꿔놓았다.

신경과 진료 과정에서 보니 많은 환자가 천식을 함께 앓고 있었다. 나는 MSM에 대해 환자들에게 이야기했고, 환자들의 반응은 매우 긍정적이었다. 그중 아홉 살 때부터 천식을 앓아온 40대 중반 여성 환자가 있었다. 처음 만났을 때 그녀는 천식 때문에 스테로이드를 복용하고 있었다. 나는 침술로 그녀를 치료하기 시작했다. 이것이 매우 잘 들어서 그녀는 약물 치료를 중단할 수 있었다.

소아 천식의 경우 침술 치료를 받으며 음료를 많이 마시고, 집에서 잘 걸러진 공기를 유지하고, 알레르기를 피하려고 노력하면 많은 도움이 될 수 있다. 그녀는 이 규칙을 잘 지키고 있는데, 대체로 1년에 한 번, 독감이나 감기와 관련해서 증상이 재발할 때 그녀를 다시 보게 된다. 모든 천식 환자처럼 그녀도 FEV 수치가 줄어 있었지만, MSM을 시작하면서 그녀도 50%가 늘어나는 것을 경험했다.

천식 환자들은 증상을 줄이는 데 도움이 되도록 신경을 써야 하는 것이 있다.

천식은 종종 가벼운 만성 탈수증세를 보이므로 음료를 더 많이 마셔서 발작 빈도를 줄일 수 있다. 더 많이 마시는 것만으로도 상태를 완전히 관리할 수도 있다. 처방은 간단하다. 아침에 일어났을 때부터 깨어 있는 시간 동안 한 시간에 한 번씩 약 230리터의 음료를 마시는 것이다. 마시는 음료의 종류로는 물이 좋다.

바쁜 일상을 보내는 사람들은 물병을 가지고 다니는 것이 좋다. 음료는 천식을 조절하는 열쇠다. 여기서 음료는 탄산음료를 뜻하지 않는다. 탄산음료는 피해야 한다. 탄산은 횡격막이 부풀어 올라서 폐에 불필요한 압력을 넣는 원인이 되기 때문이다.

또한 천식 환자는 대부분 주변에 있는 물질에 민감하다. 이러한 환경 물질은 반응을 촉발하고, 염증을 증가시키며, 천식 질환을 악화시킬 수 있다. 당신이나 자녀에게 천식이 있다면 이런 물질에 노출되는 것을 줄이는 몇 가지 방법이 있다.

- 집먼지진드기와 접촉을 피하기 위해 알레르기 유발물질의 침투를 막는 커버로 침구를 씌운다.
- 시트와 담요를 뜨거운 물에 빤다.
- 바퀴벌레를 박멸시킨다.
- 담배 연기를 피한다.
- 생활공간에서 반려동물을 내보낸다.
- 곰팡이 서식을 최소화하기 위해 실내 습도를 낮춘다.

Chapter 18

부비강염

　MSM은 수백만 명이 고통받고 있는 문제인 부비강염의 전형적 통증과 불편을 완화하는 자연요법으로서도 큰 잠재력이 있다. 포틀랜드 클리닉에서는 지금까지 200명이 넘는 환자들이 이를 사용했다. 종종 MSM은 더 빠르게, 때로는 1~2주 안에 완화 효과를 제공한다. 약 절반 정도의 사례에서 환자들은 부비강염 문제가 재발하지 않았다고 말했다.

　이와 관련된 하나의 사례가 포틀랜드에서 프리랜서 사진기자로 일하는 64세의 닉 위클리프다. 그는 1972년 심각한 허리 부상으로 치료를 받았고, 1980년대에는 전형적인 통증과 압박, 걸쭉한 점액 같은 증상을 보이는 반복적인 부비강염을 얻게 되었다. 처방약은 그에게 도움이 되지 않았다.

　위클리프는 진료실에서 고질적인 문제점을 이야기했고, MSM 결정을 물에 희석해서 점적액과 함께 코에 직접 투여해볼 것을 권유

받았다. 위클리프는 권유대로 해보았다.

"하루에 두 번, 콧구멍마다 몇 방울씩 떨어뜨려 넣었습니다. 2주 동안 문제가 점점 해소되었습니다. 저는 약 6개월 동안 점적액을 사용한 뒤 중단했고, 이후로 다시는 문제가 일어나지 않았습니다."

부비강염은 코와 눈 가까이에 있는 작은 공간에 생기는 염증이다. 일반적으로 공기는 이 공간을 드나들고, 이 과정에서 공기가 정화되고 걸러진다. 하지만 감기와 알레르기가 원인이 되어 이 공간 안이 부어오를 수 있다. 이때 일반적인 증상은 두통, 얼굴과 눈 주위의 압박감, 걸쭉한 점액, 지속되는 감기다. 부비강염은 몇 주 동안 지속되고 되풀이해서 문제를 일으킬 수 있다.

사실 만성 부비강염은 대부분 알레르기다. 음식, 먼지, 곰팡이, 꽃가루, 화학물질은 부비강 조직에 염증을 일으킬 수 있다. 부비강염의 표준 치료로는 항생제, 충혈 제거제, 점액을 완화하는 증기 치료 같은 것들이 있다.

MSM으로 증상을 완화하려면 매일 경구 투여를 해야 하지만 코에 직접 투여할 수도 있다. 그 방법은 다음과 같다.

- 빈 점적액 약병이나 작은 코 스프레이 병을 사용한다. 환자들은 스프레이를 선호하는 경향이 있다.
- 순수 MSM 결정 한 병을 구입한다. 이 제품에는 MSM 외에 다른 성분이 포함되지 않아야 한다.
- 병 크기에 따라 물 30ml당 편평하게 1티스푼이 약간 안 되는

MSM 결정을 넣는다. 이 양은 최적의 비율인 15% MSM이 된다. 혼합물이 약간 흐리다면 MSM이 용액으로 전부 녹지 않았다는 뜻이다. MSM은 따뜻한 물에 더 잘 녹는다. 만약 MSM을 이 비율 이상으로 넣을 경우 결정 일부가 녹지 않을 수도 있다.

- 스프레이 병으로 하루에 여러 번, 콧구멍마다 서너 차례 뿌려준다.
- 의료용 점적기를 사용할 경우 이를 넉넉한 수준으로 채우고 하루에 여러 번 양쪽 콧구멍에 사용한다.
- MSM은 약간의 작열감을 일으킬 수 있지만, 대부분의 사람들은 하루 이틀 뒤에는 익숙해져서 아무 문제가 없다고 말한다.
- 필요한 만큼 이 방법을 사용한다.

Chapter 19

음식 알레르기

음식 알레르기에 대하여

꽃가루, 고양이에 대한 민감성과 같은 고전적 알레르기는 이에 노출되면 재채기 또는 기침을 시작하는 등 증상이 즉시 나타난다. 그런데 특정 식품이나 성분이 몸의 조직에 자극을 주거나 염증을 일으키는 식품 알레르기는 더 까다롭고 힘들다. 전문가들은 음식 알레르기 또는 민감성은 대부분 갑작스러운 반응이라기보다는 확실해지기까지 3시간에서 3일까지 걸리는 지연된 반응을 일으킨다고 말한다. 이는 반응과 특정한 음식을 연결하기 어렵게 만든다. 증상은 위장관 장애, 두드러기, 두통, 행동 변화에 이르기까지 다양하게 나타난다.

환경질병전문가이자 『이것이 당신 아이의 세상인가?』의 저자인 도리스 라프 박사는 "되풀이된 과학적 연구에서 주의력결핍 및 과잉행동장애ADHD 진단을 받은 어린이 중 66%에게 실제로는 미처 알지 못한 식품 알레르기가 있는 것으로 나타났다"고 지적했다.

우리 각자는 유전자에 따라서 저마다 독특한 생리학적·생화학적인 약점, 면역 수준 및 질병에 대한 감수성을 지닌다. 이 요소들은 물론 식습관의 질과 생활 속에서 받는 스트레스 양은 우리가 어디서, 언제, 얼마나 강렬한 반응을 나타내는가에 중요한 원인으로 작용한다.

MSM과 음식 알레르기

포틀랜드의 DMSO 클리닉에서 방광의 염증 질환인 간질성방광염 치료를 받은 많은 환자는 MSM을 복용하고 음식 알레르기가 줄어들었다고 말했다. 이들은 수많은 종류의 음식에 민감성을 지닌 사람들이다. 일반적으로 한 개인은 한 가지 이상의 음식에 알레르기를 일으킨다. 문제를 피하는 일반적 방법은 문제가 되는 특정 음식을 피하는 것이다.

MSM은 음식 알레르기를 치료하지는 않는다. 그러나 많은 사례에서 환자들은 MSM이 보통 때라면 먹을 수 없는 음식을 어느 정도는 받아들일 수 있게 해준다고 말한다. 먹을 수 없는 음식이 포함된 식사를 하기 전 또는 식사 도중에 MSM을 복용하기만 하면 된다.

몇몇 환자는 토마토소스에 대한 민감성을 언급했다. 이들은 토마토소스를 얹은 스파게티에 MSM 결정을 뿌리면 아무 문제가 없었다고 말한다. 나는 감귤류 및 특정 채소에 알레르기를 일으키는 사람에게서도 같은 이야기를 들었다. 먹기 전에 MSM을 복용하면 아무 문제도 없었다고 한다.

어느 MSM 사용자는 자신이 음식에 대한 알레르기가 있으며, 며칠 이상 알레르기 유발 음식을 하나라도 먹으면 재채기를 시작하고 코가 막힌다고 했다. 그런데 MSM을 복용한 지 두 달 뒤에는 음식을 먹어도 아무런 증상이 없었다고 말한다.

이 흥미로운 피드백은 환자들이 자원해서 진행한 것이다. 이는 치료 과정에서 음식의 민감성에 초점을 맞추는 건강전문가들이 치료 도구로 MSM의 사용을 고려할 만하다는 점을 시사한다.

이러한 의사 중 한 사람은 펜실베이니아주 하노버 소재 영양·소화장애센터 원장 트렌트 니콜스 박사다. 그는 식품 알레르기에 MSM이 도움이 된다는 사실을 발견했으며, 자신도 거기에 포함되어 있었다. 다음은 니콜스 박사의 설명이다.

"저는 여러 음식 알레르기로 인한 편두통 때문에 일주일에 한두 번 처방약인 이미트렉스(수마트립탄)를 복용했습니다. 예를 들어 초콜릿을 먹으면 보통은 다음 날 편두통이 생깁니다. 제가 마음껏 쓸 수 있는 모든 방법을 써보았는데도 지난 10년 동안 상태는 더욱 나빠졌습니다. 저 자신과 음식 알레르기 문제에 충분한 도움을 받지 못한 환자들에게 MSM은 큰 차이를 보여주었습니다. MSM 복용을 시작한 뒤, 이들 중 다수가 전에는 먹지 못했던 음식을 받아들일 수 있었습니다. 환자들은 예전에는 먹을 수 없었던 음식을 이제는 불편함과 부작용을 겪지 않고도 먹을 수 있게 되었다고 말합니다."

니콜스 박사가 1977년 MSM을 도입한 이후 지금까지 그가 진료한 식품 알레르기 환자 40여 명이 혜택을 보았다고 말한다.

"이 환자들은 이미 여러 가지 프로그램과 영양 보조제를 썼습니다. 그러나 우리가 MSM을 추가했을 때 환자들은 웰빙의 측면과 음식을 받아들일 수 있는 범위가 눈에 띄게 개선되었다고 말했습니다. 이 환자들의 완화 효과는 다양합니다. 언제나 개인차가 있습니다. 그러나 환자들은 일반적으로 더부룩함, 팽만감, 가스, 변비, 설사 같은 증상이 완화되었다고 말합니다. 특히 일부의 개선 효과는 매우 극적이었습니다. 제 클리닉은 소화기 질환이 전문 영역이기 때문에 이런 효과는 원하던 바였습니다. 그런데 사람들은 피부 질환도 개선되었다고 말하고, 두드러기가 줄어들었다고 이야기합니다. 천식이 개선되었다는 이야기도 합니다. 이들 중에는 두드러기나 천식 때문에 스테로이드를 복용하는 사람들도 있습니다. 종종 이들은 약물을 줄이거나 아예 복용을 중단할 수 있습니다."

니콜스 박사는 1주일 안에 이런 개선이 나타나는 것으로 관찰된다고 말한다.

"MSM은 장내 세포막을 복구하는 데 도움이 될 수 있습니다. 하지만 아마도 주요한 기능은 비만세포의 안정화일 것입니다. 진짜로 일어나는 일은 바로 그것이라고 생각합니다. MSM은 이 세포를 안정화해서 히스타민을 많이 생성하지 않게 합니다."

MSM을 복용하기 시작한 뒤 몇몇 환자는 증상 개선이 나타나기 전에 두통이 나타날 수 있다는 것이 니콜스 박사의 설명이다.

"환자들은 두통 이야기를 했습니다. 그래서 환자들에게는 주의를 기울이면서 증상이 나타나면 물을 많이 마시라고 말합니다. 아마도 MSM이 몸에서 뭔가 정화 효과나 해독 효과를 발휘하면서 생기는 현상일 가능성이 있다고 봅니다. MSM은 우리가 지금까지 사용해온 것만큼이나 중요한, 어쩌면 그보다 더 중요한 퍼즐의 한 조각입니다."

니콜스 박사는 그의 영양 중심 치료에서 MSM이 차지하는 비중을 이렇게 설명한다.

"저는 MSM이 많은 잠재력이 있다고 봅니다. 지금의 주관적이고 관찰에 근거한 증거들을 검증할 수 있는 연구를 수행하고 싶습니다."

니콜스 박사는 자신의 환자에게 하루 두 번, MSM 결정을 1티스푼까지 권장한다. 그는 "그 정도가 효과가 좋은 것 같다"고 말한다.

PART 4

MSM은
다른 통증 문제 완화에
어떻게 도움이 되는가

Chapter 20

류머티즘 관절염,
루푸스, 간질성방광염, 경피증

어느 어머니의 이야기

크리스틴 밀러는 겨우 여섯 살 때 지옥 문턱까지 갔다 왔다. 어머니의 이야기에 따르면, 1994년 버지니아주 프레더릭스버그에 있는 집 뒤뜰에서 크리스틴이 떨어졌을 때부터 시작되었다. 크리스틴은 당시에는 큰 문제가 아닌 줄 알았다.

도로시 밀러는 당시를 이렇게 회상한다.

"딸의 오른쪽 무릎이 벌게지고 열감과 함께 부어올랐어요. 소아과 의사는 염좌라고 했고, 얼음찜질을 하고 최대한 다리를 움직이지 않게 하라고 했어요. 치료에는 몇 주가 걸렸어요. 아, 저는 그저 의사의 말이 맞기만을 바랐어요. 크리스틴은 행복했고, 외향적이고, 모험을 좋아했어요. 그런데 떨어지고 나서는 예전의 딸이 아니었어요. 짜증을 부리고, 식욕을 잃고, 많이 울어서 밤에 잠을 설쳤죠."

얼마 지나지 않아 무릎을 삔 것 이상이라는 점이 분명해졌다. 검사 결과 크리스틴은 매우 공격적인 형태의 소아 류머티즘 관절염을 얻게 된 것으로 나타났다.

"그리고 약물 치료의 회전목마가 시작되었어요. 애드빌, 나프로신, 어린이용 모트린 같은 것들이었죠. 이것들은 별 도움이 되지 않았어요. 딸은 늘 울었어요. 오른쪽 무릎은 왼쪽 무릎의 두 배 정도로 부어올랐죠. 계속되는 고통의 원인이었어요. 크리스틴은 고통을 어떻게든 줄여보려고 다리를 부자연스러운 자세로 뒤틀곤 했어요. 어떤 자세로 잠이 들면 아침에도 그 자세 그대로였죠. 그 자세가 뻣뻣하게 고정돼서 딸아이는 고통에 사로잡혀 울부짖곤 했어요. 저는 따뜻한 욕조에 크리스틴을 담그고 수축된 근육을 풀어주기 위해 한 시간 아니면 두 시간 동안 다리를 느슨하게 주물러줘야 했어요. 그러면 딸아이는 몇 시간 동안 기어 다닌 뒤에야 다리를 절면서 걸었어요. 결국 다리를 똑바로 유지하기 위해 특별히 디자인된 다리 보조기를 사용했죠. 그랬더니 오른쪽 발목이 신발을 신을 수 없을 만큼 부어올랐어요.

의사는 딸아이에게 강한 약물이 필요하다면서 스테로이드 약물인 프리론을 처방했어요. 아이는 고용량을 먹었고, 부기를 가라앉히는 데는 어느 정도 도움이 되었죠. 하지만 의사는 부작용과 몸에 손상을 일으킬 가능성 때문에 아이에게 스테로이드를 계속 쓰고 싶어 하지 않았어요. 스테로이드로 완화 효과를 보고 나면 비스테로이드성 항염증제로 바꾸는 식이었죠. 문제는, 비스테로이드는 효과가 없어서 계속 스테로이드를 쓰게 되었다는 거예요. 부작용은 병만큼이나 끔찍한 악몽이었어요. 크리스틴은 몸에 털이 자라고 가슴 조직이 일찍 발달했어요. 감정 기복이 심해졌고, 뼈에서는 미네랄이 빠져나가고, 등은 구부러졌어요. 면역 시스템은 산산조각이 났죠. 사소한 감기조차 위기가 되었어요. 그래서 크리스틴은 다른 아이들과 격리돼야 했죠. 딸아이는 풍선처럼 부풀어 올랐어요. 근육이 너무 약해서 거의 걸을 수가 없었죠. 종종 복통을 앓았고, 불편한 통증 때문에 울었어요. 한번은 며칠 동안 변비를 앓았는데 갑자기 서 있을 때 모래알 같은 검은색 대변이 말 그대로 폭발했어요. 아이에게는 약물 중독과 독성이 아주 심했어요.

1995년, 의사들은 스테로이드 약물을 줄였고 결국 중단해야 한다고 말했어요. 의사들은 쿠싱병, 그러니까 약물 치료를 장기간 받아서 부신에 영향을 미치고 그 결과 부신에서 코르티솔 분비가 멎어버리는 질환을 걱정했던 거죠. 결국, 아이는 쿠싱병 진단을 받았어요. 치료를 계속하기 위해 우리가 선택할 수 있는 건 두 가지였어요. 화학요법 약물인 메토트렉세이트 아니면 금 주사였죠. 프라이팬에서 불구덩이로 뛰어드는 거나 마찬가지였어요. 메토트렉세이트의 부작용은 탈모, 구토, 설사, 간 손상 같은 것들이었고 금 주사의 부작용은 극심한 통증이었어요. 어느 의사의 말로는 이런 선택을 한다 해도 크리스틴의 예후는 몹시 나쁘다고 하더군요.

그 무렵 저는 의사에 대한 믿음을 잃었어요. 그래서 다른 선택을 찾아보기 시작했어요. 조사를 통해 메토트렉세이트가 실제로 몇몇 아이들에게 림프종을 일으키는 원인이 되었지만 약물 치료를 중단하면 없어진다는 것을 알았어요. 이런 뉴스를 보면 치료를 받아들이고 싶지 않죠. 또 메토트렉세이트는 심지어 아이들에게는 FDA의 사용 승인도 안 난 약물인데 여전히 쓰이고 있다는 것도 알았어요. 내 딸을 고문과 같은 치료로 망가지게 둘 수는 없었어요.

1996년 초에 오리건보건과학대학교의 제이콥 박사 이야기를 들었어요. 박사님에게 연락을 했고, MSM을 시도해보자는 제안을 받았어요. 소아과 의사한테 이야기했더니 아마 딸에게 해가 되지는 않겠지만 그렇다고 도움이 되지도 않을 거라더군요. 그래서 아이는 날마다 오렌지주스나 사과주스와 함께 MSM을 먹기 시작했고, 부어오른 관절에도 MSM 로션을 발랐어요. 그런데 2주 만에 변화가 나타나기 시작했어요. 아직 통증은 여전했지만, 딸아이의 식욕이 좋아졌고 성격도 나아졌어요. 웃기 시작하더군요. 믿기 어려울 정도였죠. 시간이 지나면서 더 많은 진전을 보였어요. 아이의 무릎에서 부기가 줄어들었어요. 우리는 천천히 스테로이드를 끊었고, 1996년 8월에는 완전히 중단했어요. 그 뒤 크리스틴에게는 더 이상 다리 보조기가 필요 없었어요. 그 어느 때보다 잘 걷고, 무릎 염증은 크게 가라앉았죠. 의사는 아이에게 차도가 있다고 했어요. 설마 그럴 리가!

MSM을 끊어보았는데 증상이 다시 악화되었어요. 그래서 진정한 차도가 아니라 MSM 작용이라는 것을 알았죠. 1997년 9월, 크리스틴은 유치원에 갈 수 있게 되었어요. 아이는 에너지가 가득 차서 뛰고 걸었어요. 그리고 오히려 다른 아이들보다 감기에 덜 시달리는 것처럼 보였어요. 아이는 곧 걸스카우트가 되었고, 또래 아이들처럼 재미있는 활동을 즐길 수 있었죠. 크리스틴은 규칙적으로 MSM을 복용하고 있어요. MSM이 없었다면 아이가 어떻게 되었을지 모르겠어요. 죽지 않았다면 분명 엄청난 고통에 시달렸겠죠. 아직 예전에 겪은 문제가 아이에게 일부 남아 있지만, 기본적으로는 온전하고 건강해요. 정상적이고, 행복하고, 고통이 없는 삶을 누릴 기회를 얻은 거예요. 그것은 바로 세상의 모든 어머니가 원하는 일이죠."

류머티즘 관절염에 대하여

류머티즘 관절염은 관절염 질환 가운데 가장 염증성이 심해 몸을 쓰지 못하게 만든다. 노화와 관련된 일반적인 퇴행성 마모 관절염과는 달리 류머티즘은 모든 연령대에서 발병한다. 남성보다는 여성이, 20~40세에 특히 영향을 받는 경향이 있다. 류머티즘이 가장 자주 나타나는 곳은 말단 관절, 곧 팔꿈치, 손목, 무릎, 발, 손 같은 부위다. 이는 때로 미열 및 피로와도 관련이 있다.

관절염재단에 따르면, 미국에서 200만 명 이상이 이 질환으로 고통받고 있다. 일반적으로 류머티즘은 장시간에 걸쳐 지속되는 경향이 있다. 관절은 종종 온도가 오르고, 붓고, 종종 붉게 변하며, 고통스럽거나 움직이기 어려워진다. 염증이 지속되거나 치료에 반응하지 않으면 가까이에 있는 연골, 뼈, 힘줄, 인대가 파괴되어 기형이 되거나 못 쓰게 될 수도 있다. 관절염재단은 류머티즘에 대한 감수성이나 성향은 유전될 수 있지만, 감수성을 물려받았다고 해서 모두 이 병이 생기는 것은 아니라고 말한다.

류머티즘 관절염은 자가면역질환, 곧 사람의 면역체계가 자신의 신체 조직을 공격하기 시작하는 질환으로 생각된다. 왜 이런 일이 일어나는지 과학자들은 정확히 알지 못한다. 대개의 경우 여러 요인이 상호작용하는 것과 관련이 있다. 호르몬의 변화 또는 감염원에 취약한 개인의 발병 과정에 도화선이 될 수 있다. 영양결핍과 음식 알레르기도 이 병에 한몫한다는 것이 많은 전문가의 생각이다.

일부 연구는 환자에게서 음식 알레르기를 제거했을 때 증상이 호전된다는 것을 입증하고 있다. 크리스틴의 경우 어머니는 딸이 콩, 바나나, 유제품에 민감하다고 판단했다. 류머티즘이 발병하기 전 크리스틴은 귀 감염이 자주 있었고, 도로시 밀러는 이것이 우유 알레르기와 관계가 있다고 생각했다. 딸의 반응을 관찰하고 독학을 해서 밀러는 변비, 발진, 질병 증상의 악화와 문제되는 식품을 연결할 수 있었다.

의학적인 표준 접근 방식은 효과와 안전성에서 형편없는 기록을 보인다. 초점은 주로 증상을 억제하는 것이다. 이 과정에서 고통받는 환자들은 자주 치료 그 자체의 희생자가 된다. 이 치료는 3단계 접근 방식과 관련이 있다. 아스피린으로 시작하고, NSAID(비스테로이드성 항염증 약물)과 스테로이드(코르티손)로 진행하고, 마지막으로 화학요법에 이른다.

우리가 앞에서 언급했듯이 NSAID는 심각한 부작용을 일으킨다.

이를 복용한 환자 중 4분의 1에게 몇 주 안에 궤양이 생긴다. 비스테로이드성 소염진통제는 류머티즘 관절염의 치료 과정에서만 매년 수천 명이 입원하고 2천600명이 사망하는 원인이 된다. 종종 있는 일이지만 NSAID가 실패할 경우 의사는 스테로이드 약물에 의존하며, 이는 일정 기간 이상 쓰면 복합적이고 심각한 부작용을 일으킬 위험률이 높아 큰 문제가 된다.

이뮤란과 같은 면역억제제와 암에 사용되는 화학요법 약물인 메토트렉세이트는 류머티즘 환자에게 광범위하게 사용된다. 이러한 약물은 증상을 줄이지만 시간이 지나면서 파괴적인 영향을 미칠 수 있다. 1989년에 영국을 대표하는 의학저널 〈랜싯The Lancet〉에 발표된 연구에 따르면 이런 유형의 약물 치료를 장기간 할 경우 장애 또는 수명 단축 가능성을 높일 수 있다고 한다.

스탠리 제이콥 박사의 의견

류머티즘 관절염은 치료할 수 없으며, MSM 몇 캡슐 또는 몇 티스푼이 질병 과정 자체를 제거하지는 못한다. 그러나 MSM은 강력한 완화 효과를 제공할 잠재력이 있다. MSM을 계속 복용하는 동안은 생활이 훨씬 더 견딜 만해질 수 있다. MSM 보충은 류머티즘을 앓는 성인과 청소년 대다수에게 유익했다. 많은 경우 며칠 안에 증세의 호전이 느껴졌으며, MSM은 강력하고 매력적인 완화 수단이 되었다.

많은 사람이 극적인 결과를 보고한다. 사람들은 류머티즘 전문의가 더 이상 도움이 안 되자 이후 MSM을 복용하기 시작했으며, 몇 달 뒤 다시 활기를 되찾고 사실상 증상이 없는 모습에 의사가 놀라더라고 말한다.

내가 치료한 가장 심각했던 사례는 어깨, 무릎, 엉덩이에 중증 질환을 앓고 있던 50대 후반의 변호사였다. 나와 만났을 때 그는 이미 두 무릎 관절을 교체했고 결국은 허리와 어깨 관절도 교체해야 했다. 그의 관절은 상태가 나빴다. 그는 엄청난 양의 약물 치료를 받고 있었다. 하루에 모트린 3,200mg, 프레드니손 40mg이었다. 모트린은 비스테로이드성 항염증제이고, 프레드니손은 널리 사용되는 스테로이드 약물로서 종종 류머티즘에 처방된다. 두 약물은 의학적으로 중요한 제제지만 심각한 부작용과 연관이 있다.

변호사는 내가 자신을 치료할 수 없다는 것을 알고 있었지만 좀 더 나은 삶의 질을 안겨주고 변호사 일을 계속할 수 있도록 능력을 향상시켜주길 바랐다. MSM을 복용하고 몇 달 뒤 그는 크게 호전되었고 모트린을 400mg으로, 프레드니손을 5mg 미만으로 줄였다. 이러한 통증 및 염증 완화 특성 때문에 MSM은 종종 심각한 경우에도 약물을 줄여줄 수 있다. 때로는 다른 약물 없이 MSM만으로도 상태를 관리할 수 있다. 비록 위 변호사의 심각한 사례에서는 불가능했지만 말이다. 이제 그 변호사는 바쁘게 활동하고 있다. 그의 고통은 이전의 75% 수준이다. 그는 치료되지 않았지만, 매우 만족해하고 있다.

포틀랜드 클리닉에서 나는 크리스틴 밀러처럼 소아병 형태의 류머티즘을 심각하게 앓는 열두 명 이상의 어린이를 진료했다. 그중 3분의 2 이상은 크게 향상되었다. MSM은 두세 살밖에 안 되는 아이들에게까지 효과가 있다. 부모들은 위험한 약물을 고용량으로 복용하던 아이들이 MSM을 복용하기 시작한 뒤 종종 처방약을 줄이거나 때로는 중단할 수 있었다고 했다.

약물을 장기간 사용할 때의 심각한 부작용을 생각하면 이는 좋은 소식이다. 크리스틴은 엄청난 양의 프레드니손을 복용해야 했지만 호전되지 않았다. 어린이에게 스테로이드 치료를 하면 정상적인 성장을 늦출 수도 있다. 그것이 바로 크리스틴에게 일어난 일이다.

크리스틴의 반전은 하룻밤 사이에 일어난 것이 아니었지만, 염증이 있던 관절은 MSM만으로 관리되고 있다. 정밀검사 결과 크리스틴은 현재 매우 정상이며, 위장관을 망가뜨릴 수도 있었던 약물을 더는 필요로 하지 않는다. 우리는 부작용의 위험 없이 크리스틴의 삶을 바꿔놓았다고 믿는다.

1985년 오리건보건과학대학교의 제인 모턴과 R. D. 무어가 진행한 동물 연구는 이 질환에 대한 MSM의 치유 역할을 강력히 시사한다. 연구진은 류머티즘 관절염과 비슷한 관절 질환이 자연 발병하기 쉽도록 쥐에게 특정한 압박을 가했다. 이런 동물은 수명이 불과 5.5개월밖에 안 된다. 이 실험을 위해 동물을 여러 집단으로 나누었다. 18마리는 보통 물을 마셨고, 14마리는 MSM이 3% 혼합된 물을 마셨다. 이 실험은 쥐가 생후 2개월일 때 시작했고 4~5개월이 되었을 때 끝났다. 이 시점에서 쥐들의 무릎 관절은 조직 퇴행 검사를 받았다.

모턴과 무어는 MSM이 들어 있지 않은 보통 물을 마신 동물은 관절 연골이 파괴된 것을 발견했다. 거의 모든 대조군의 쥐들은 활막 조직(관절의 내벽)에서 염증 반응이 나타났는데, 이에 비해 MSM 쥐들은 절반만 그런 반응을 보였다. MSM 그룹 중 염증이 있는 쥐도 염증의 진행은 더 낮았다. 류머티즘 관절 질환의 자연 발병에 대한 '상당한 보호'에 더해서 연구진은 MSM이 전반적으로 류머티즘 관절염과 관련된 림프절 질환과 유해한 자가면역 항체의 활동량도 감소시켰다고 말했다.

연구진은 MSM의 항염증 및 면역 수정 작용의 정확한 메커니즘을 알아내기 위해 더 많은 연구를 권했다. 나는 이런 목적의 연구에 자금이 투자되기를 바란다. 유망한 동물 연구와 MSM을 복용한 많은 류머티즘 환자의 놀라운 경험은 과학적 조사를 진행할 만한 MSM의 긍정적 치료 효과를 명확히 보여준다.

로널드 로렌스 박사의 의견

MSM은 류머티즘 관절염에 대해 주요한 완화 효과를 제공한다. 짧게는 이틀 만에 크게 호전되는 것을 볼 수 있었다. 나의 임상 관찰에 따르면, 글루코사민황산염 보충제는 퇴행성 관절염에는 쓸모가 있지만 류머티즘 관절염에는 아무런 효과도 없다.

나는 최근 어떤 환자를 치료했는데, 그는 류머티즘으로 오랫동안 고생한 78세 어머니 이야기를 했다. 나는 그에게 MSM에 대해 말해

주고 어머니를 모셔오라고 권했다. 그의 어머니는 큰 고통을 겪고 있었다. 손은 변형되었으며, 걷거나 몸을 구부리기가 대단히 어려운 상태였다. 그녀는 그때까지 20여 년 동안 가능한 한 모든 약물 치료를 받았는데, 일부 약물을 견뎌낼 수 없었고 많은 부작용을 경험했다. 나는 MSM을 복용해볼 것을 제안했다.

4일 뒤 그녀가 예약도 없이 찾아왔다. 그녀는 안내원에게 "단지 로렌스 박사의 손에 키스하고 싶어서 왔다"고 말했다. 내가 그녀를 만나보니 새로운 사람이 되어 있었다. 그녀는 활짝 웃으며 말했다.

"이 가루가 대체 뭘 한 건지 믿을 수가 없네요. 다시 잠을 잘 수 있게 되었어요. 통증 때문에 20년 동안 잠자는 데 문제가 있었는데 말이죠. 이틀 전 몇 년 만에 처음으로 정말 세상모르고 잤어요. 박사님이 준 분말을 먹기 시작한 뒤로 곧 통증이 가라앉기 시작했고, 매일 더 나아지고 있어요. 정말 믿을 수가 없어요."

가벼운 운동 프로그램과 중요한 비타민, 미네랄을 추가하면서 이 환자는 놀라운 회복을 계속하고 있다.

내 류머티즘 환자는 대부분 MSM으로 증상이 신속하고 실질적으로 완화되었다고 보고한다. 예전에는 내가 도울 수 없는 심각한 환자는 전문가에게 보냈다. 이제 나는 이 놀라운 건강보조식품이 가장 심각한 질환에도 도움이 되며, 내가 대단한 치료 도구를 얻게 되었다는 사실을 알게 되었다. MSM은 파괴된 관절을 복원하지는 않지만 환자의 삶을 훨씬 더 편안하게 하고 다른 많은 측면의 이점도 있다.

환자들은 대부분 코르티손이나 면역억제제를 사용하고 있었고 어느 한쪽으로 인해 문제가 있었다. 그것은 강력한 제제이면서 심각한 부작용도 안고 있어 최후 수단으로만 사용해야 한다. MSM과 같이 간단한 건강보조식품을 사용해 이런 약물을 피할 수 있다는 전망은 의사와 환자를 만족시켜줄 것이다. 나의 또 다른 환자인 배우 제임스 코번이 정확히 이에 해당하는 경우였다.

기적과도 같았습니다 _ 제임스 코번의 이야기
걸출한 40년 영화 인생의 후반기에 배우 제임스 코번은 영화 촬영 때마다 통증에 시달렸다. 그의 문제는 1978년 손목이 쑤시고 부어오르면서 시작되었고, 통증은 몸의 다른 부분에도 영향을 주기 시작했다.

코번은 당시를 이렇게 회상했다.

"그때 저는 셜리 맥클레인과 〈러빙 커플Loving couples〉을 촬영하던 중이었습니다. 한쪽 발이 아프기 시작했고 그다음에는 다른 쪽 발, 그리고는 양쪽 다리가 아파서 정상적인 움직임조차 매우 고통스러웠습니다. 촬영이 끝난 뒤 의사와 상담을 했습니다. 검사 결과 류머티즘 관절염이 있는 것으로 판명되었습니다. 의사는 자신이 할 수 있는 일이 많지 않다면서 제게 통증을 약간 줄여주는 항염증제를 처방했습니다. 그리고 약을 다 먹으면 다시 오라고 했지만, 저는 다시 가지 않았습니다."

코번은 류머티즘에 대해 가족력이 있다고 말한다. 아버지와 이모가 이 병을 앓았다. 그는 당시 개인적인 문제와 관련된 부정적 감정이 질병을 유발했다고 생각했다. 그 뒤 고통이 아주 심해져서 코번은 한동안 주요 배역을 맡을 수 없었다.

"저는 아팠고, 많은 시간을 침대에서 보냈습니다. 모든 움직임이 고통이었습니다. 그냥 서 있는 것만으로도 온몸이 땀범벅이 되었습니다. 통증은 전신에 퍼졌고 지속되었습니다."

코번은 개인적으로 라이프스타일, 식습관, 질병과 관련해 통제 가능한 요소를 찾고 바로잡으려는 건강과의 전쟁을 시작했다. 그는 15년 이상 단식, 숙변 제거, 특정 음식 알레르기를 제거한 식이요법, 조직 경락 마사지, 침술, 전자기 에너지, 동종 요법에 심지어는 안수까지 받아보았다.

"제가 시도한 모든 것은 저마다 상태를 개선했지만 통증과 뻣뻣함은 항상 있었고, 여전히 잘 움직이지 못했습니다. 일은 할 수 있었지만 어느 정도의 통증이 늘 따라다녔습니다. 병은 또한 육체적인 변형을 일으키는 원인이 되었습니다. 힘줄이 짧아졌습니다. 팔은 휘었고 오른쪽 손가락들이 약간 구부러졌습니다. 왼쪽 어깨에는 항상 통증이 있었습니다. 자전거나 가벼운 웨이트트레이닝, 걷기 같은 운동을 하고 고통을 견뎌내면서 몸이 쇠약해지지 않도록 유지하려 노력했습니다. 그렇게 하지 않으면 몸이 경직될 것이라고 생각했습니다. 저는 천천히 치유되고 있다고 생각했습니다. 하지만 고통은 항상 있었고, 너무 심할 때에는 아스피린을 먹곤 했습니다."

1998년 초, 코번은 MSM을 소개받았다.

"기적과도 같았습니다. 통증이 멎었습니다. 사흘 만에 골프 스윙을 시작했습니다. 그 차이는 믿기 어려울 정도였습니다."

MSM을 복용한 지 6개월 뒤, 70세의 배우 코번은 사실상 통증이 전혀 없으며 "가끔은 제로"라고 말한다. 그는 하루 두 번, 뜨거운 물에 MSM 결정을 1.5티스푼 녹이고 주스를 더한다. 그는 개인 트레이너와 함께 운동을 하는데, 머지않아 20년 만에 처음으로 테니스를 할 수 있으리라는 바람을 담아 테니스공을 때리기 시작했다.

"얼마나 기분이 좋은지 말도 못 합니다. 심리적으로 보면 고통으로부터 자유를 얻기 위해 싸우던 불구자에서 다시 인간으로 돌아온 것 같은 느낌입니다."

코번은 여전히 힘줄이 휘어 있고 손가락도 구부러져 있다. 여전히 뻣뻣함도 있지만 그는 계속 운동을 하고 있다.

"이제는 통증이 있을 경우 그 이유는 근육과 힘줄 스트레칭을 예전에 하지 못한 범위 이상으로 했기 때문입니다. 관절염 통증 때문은 아니죠."

연기 이야기를 하면서 코번은 일에서 다시 기쁨을 되찾았다고 말한다. MSM을 복용하기 시작한 뒤 코번은 닉 놀테, 시시 스파이섹과 함께 출연한 영화 〈어플릭션Affliction〉에서 주역급인 알코올중독자 역을 연기했다. 이 영화에 대해 코번은 이렇게 말한다.

"저는 늙은 중독자 아버지 역을 연기했습니다. 활동적인 배역이었고 아주 재미있었습니다. 저는 새로운 자유를 느꼈어요. 더 이상 움직이는 게 고통스럽지 않았으니까요. 전에는 충분히 빨리 움직이지 못했습니다. 머뭇거리고, 손발도 안 맞고, 리듬도 안 맞는 느낌이었습니다. 뒤쳐져 있었죠. 마음 한구석에 통증에 대한 두려움이 있어서 언제나 망설였습니다. 신기하게도, 저는 〈어플릭션(고통)〉이라는 영화에서 연기를 했고, 몇 년 만에 처음으로 고통을 느끼지 않았습니다."

루푸스

엄마 아직 안 죽었지? _ 마리안 곰리-페콜라의 이야기

1985년 쌍둥이 딸을 낳은 직후 오리건주 칼튼에 사는 마리안 곰리-페콜라는 심하게 아팠다. 먼저 연쇄상구균 감염이 온 다음 중증 류머티즘성 열로 이어졌다. 그 뒤 루푸스와 근육조직의 염증인 근섬유막염 진단을 받았다. 두 가지 병은 전신의 관절과 근육에 통증을 일으키고 에너지를 고갈시킴으로써 그녀를 무력화시키고 가족을 돌볼 수 없게 만들었다. 남편은 집 안에서도 그녀를 방에서 방으로 옮겨야 했다. 남편이 없으면 기어 다녔다. 아이들은 2년 동안 낮에는 보모가 돌보고 밤에는 남편이 돌보았다.

각각 일곱 살, 다섯 살이었던 두 아들은 침실 바깥에 서서 엄마의 상태에 대해 암울한 표현을 써가면서 이야기하곤 했다.

"엄마 아직 안 죽었지?"

그녀는 두 아들이 그런 이야기를 하는 것을 여러 번 들었다.

그녀는 항생제와 극히 고용량의 코르티손을 복용했다. 그리고 배탈과 불면증 같은 부작용을 겪었다. 의사는 지속적인 통증을 겪는 곰리-페콜라에게 마약성 진통제를 권했지만, 그녀는 약물에 의존하게 될 것을 걱정해 이를 거부했다. 어떤 의사는 앞으로 1년도 채 살 수 없을 것이라고 말하기도 했다.

곰리-페콜라는 이렇게 말한다.

"보통 사람이라면 죽기만 기다렸을지도 모르죠. 하지만 전 언제나 싸움꾼이었어요. 웃음 치료와 최면을 비롯해 해볼 수 있는 치료를 다 해봤지만 아무것도 효험이 없었어요. MSM을 알게 되기 전까지는요."

1987년, 포틀랜드 DMSO 클리닉에서 치료를 받은 한 친구가 MSM 이야기를 했고, 곰리-페콜라는 진료 예약을 했다.

"제이콥 박사님은 MSM을 권했고 제게 결정을 주었어요. 하지만 이미 너무 많은 약물 치료를 받았던 터라 솔직히 말해 상당히 회의적이었어요. 복용을 해볼까 하는 관심을 가지기 전까지 2주 정도는 결정이 담긴 병을 열어보지도 않고 밀어두었어요. 그러다 결국 마음을 먹고 복용을 시작했어요. 하루 세 번, 1티스푼씩 먹었죠. 맛이 좋지 않아 결정을 캡슐에 담아 먹었어요."

곰리-페콜라의 표현에 따르면 열흘 만에 그녀는 뭔가 '기적'을 경험했다. 통증과 피로가 극적으로 줄어들기 시작한 것이다.

"지속된 고통과 피로에서 짧은 시간에 근본적으로 해방된 거예요. 그 뒤로 그런 상태가 유지되었어요."

곰리-페콜라는 꽤 오래 살아남아서 현재 46세다. 그녀는 자신이 표현한 대로 '완벽하게 활동적 인간'으로서 남편과 함께 세 가지 사업을 관리하는 회계사다. 그녀는 하루에 8km를 산책하고, 성장기 네 자녀들의 활동에 육체적·정신적으로 많이 참여하고 있다.

그녀는 필요에 따라 MSM을 복용한다고 말한다.

"루푸스 또는 그와 관련된 문제가 도지면 짧은 기간 동안 약간의 결정을 먹어요. 그러면 문제가 해소되는 것 같아요. MSM은 제 건강의 95%를 돌려주었어요. 마치 아파본 적이 없었던 것처럼요. 저는 삶을 되찾았고, 그것은 참으로 좋은 삶이에요."

이른바 자가면역질환은 신체의 면역체계가 극도로 자극을 받아 자기 조직을 공격함으로써 통증과 염증, 수많은 증상을 일으킨다. 이러한 기능 이상 가운데 하나는 전신 홍반성 루푸스 또는 줄여서 루푸스라 하며 피부, 관절, 혈액과 여러 기관에 영향을 미칠 수 있다.

미국 루푸스재단에 따르면 루푸스는 뇌성마비, 다발성 경화증, 겸상 적혈구 빈혈, 낭성 섬유증을 합친 것보다 더 흔하다. 미국인 185명 중 한 명은 루푸스를 앓고 있으며, 남자보다는 여자에게서 10~15배 많이 발병한다. 정확한 원인은 알 수 없지만, 관련 증거들은 면역과 환경, 호르몬, 유전을 밀접한 원인으로 지목한다. 자가면역질환 상태에서는 몸에서 자신의 세포를 표적으로 해서 파괴하는 항체를 생산한다. 전신 루푸스에서는 이러한 항체가 백혈구와 적혈구, 혈소판, 관절, 심장, 신장, 간, 혈관 및 다른 장기의 세포를 공격한다. 류머티즘 관절염을 닮은 관절 통증과 염증이 환자의 약 90%에게서 나타난다. 햇빛은 피부발진을 유발하고 이를 악화시킬 수 있다. 림프절은 일반적으로 확대된다.

MSM과 루푸스

MSM은 루푸스와 관련해 주요한 완화 효과를 제공할 수 있다. 코르티손 및 표준 약물과 함께 쓰이거나 단독으로 쓰일 수도 있다. MSM만으로도 관절, 피부, 혈관 증상이 개선된다. MSM을 복용하는 환자는 적어도 코르티손 복용과 같은 결과를 얻지만, 코르티손과 관련된 부작용 같은 것은 없다. MSM은 코르티손 이상으로 루푸스를 치료하지는 않지만, 항염증·면역조절 작용에 상당 부분 기인한 효과적 치료법이다.

수십 명의 루푸스 환자들이 대체로 좋은 치료 결과를 보였다. 거의 4분의 3은 혜택을 보았다.

자가면역질환에서 MSM의 유망한 역할은 1986년 오리건보건과학대학교의 관절염·류머티즘 질환 학과에서 실시한 동물실험으로 입증되었다. 이 실험은 인간의 백혈병 및 림프종을 닮은 자가면역 증식성 질환이 발생하기 쉬운 쥐를 대상으로 했다. 이들의 감수성 때문에 쥐의 수명은 5.5개월이었다. 이 쥐에게는 빈혈, 루푸스와 비슷한 신장 질환, 림프절과 비장 및 흉선 확대와 같은 질병이 생겼다.

연구에서 한 집단의 쥐에게 매일 마시게 한 물에는 DMSO 또는

MSM이 들어 있었고, 다른 그룹은 보통 물을 먹게 했다. 39주가 지나자 보통 물을 마신 쥐는 모두 죽었다. DMSO 또는 MSM이 섞인 물을 마신 쥐는 46주째 거의 80%가 살아 있었다. 평균적으로 DMSO와 MSM은 쥐의 수명을 거의 두 배 가까운 10개월로 늘렸다.

연구자 제인 모턴과 벤저민 시겔은 DMSO나 MSM이 섞인 물을 마신 쥐가 살아 있는 내내 건강하고 활기찬 상태를 유지하는 것을 관찰했다. 이 쥐들은 빈혈이 현저히 감소했으며, 전형적인 림프절과 지라의 확대도 줄어들었다. 더욱이 하루에 체중 1kg당 6~8g의 고용량 MSM을 복용했는데도 독성의 징후는 없었다. 이에 비해 성인은 하루에 6~8g을 투여할 수 있다.

모턴과 시겔은 〈실험생물학 및 의학회 회의〉 저널에 다음과 같이 보고했다.

"우리는 DMSO와 $DMSO_2$(MSM)가 이러한 기능 장애의 심각성을 줄일 수 있는 능력이 사실상 같다는 것을 발견했다."

연구진은 몸속에서 DMSO의 주요 대사산물인 $DMSO_2$가 "이러한 반응을 위해 생물학적으로 효과적인 분자일 수 있다"고 덧붙였다. 이런 보호 역할의 정확한 메커니즘은 아직 분명하지 않다. 연구진은 MSM이 항체 및 다른 면역 시스템 요소의 역할뿐 아니라 프로스타글란딘과 같은 특정 면역조절 분자의 작용을 바꿀 수도 있을 것이라고 주장했다.

동일 모델로 실험실 설치류를 사용한 후속 연구에서 DMSO와 MSM은 수명을 연장할 뿐만 아니라 빈혈과 신장 손상의 심각성을 감소시키고, 비장이 확대되는 정도를 줄이는 것으로 다시 밝혀졌다. 이 두 번째 연구에서 실험동물 중 일부는 생후 7개월일 때 DMSO와 MSM 복용을 시작했으며, 이때 근원적인 난치병은 이미 진행 중이었다. 심지어 이러한 상황에서도 쥐의 수명은 상당히 늘어났다.

모턴과 시겔은 DNA와 반응하며 신장 손상의 원인이 되는 특정 항체가 상당히 줄어든 것을 발견했다.

"우리는 그 작용의 메커니즘에 대해서는 확신하지 못하지만, DMSO와 MSM은 염증 반응과 자가 항체 및 면역 복합체의 생산을 감소시킴으로써 작용할 수 있다."

연구진은 이런 결론을 내리고 추가 연구를 권했다.

인간의 전신 루푸스는 파괴적인 질병이다. 이 병은 보통 신장에 손상을 입히므로 루푸스를 앓는 많은 사람에게 신장 이식이 필요하다. MSM을 건강보조식품으로 복용하면 환자들의 신장 기능이 개선되는 것을 볼 수 있다.

동물 연구에서 연구진이 DMSO와 MSM이 비슷한 긍정적 결과를 만들어냈다고 기록한 것은 흥미로운 일이다. 사람들은 일반적으로 악취 때문에 DMSO를 오랫동안 복용하지 않으므로 치료 과정에서 장기간 보조 수단으로 복용하는 MSM의 잠재력은 연구할 만한 가치가 있다.

간질성방광염

밤낮 없는 고통 _ 바바라 노먼의 이야기

온타리오주 오크빌의 초등학교 교사인 49세의 바바라 노먼은 종종 상태가 나빴는데, 그럴 때는 학교에서 아침 내내 고통에 시달렸고 오후에는 대체 교사에게 아이들을 맡겨야 했다.

"밤낮으로 복부 통증이 심했고, 급박뇨도 심했습니다. 그것은 자는 동안과 깨어 있는 동안 그리고 저의 삶 전체에 영향을 미쳤습니다."

노먼은 1980년 딸을 출산한 뒤 의사가 반복되는 요로감염이라고 진단한 질병을 얻게 되었다. 몇 년 동안 그녀는 항생제를 잇달아 처방받았다.

"증상은 잠시 멈췄다가 다시 시작되곤 했습니다. 더 심하게요."

한번은 의사가 요로 염증에 대해 코르티손을 권했는데, 노먼은 이를 거부했다. 이전에 천식을 통제하기 위해 코르티손을 복용했다가 부작용으로 중단한 적이 있었기 때문이다. 1990년, 한 비뇨기과 의사가 요도를 넓히고 그가 '손상된 조직'이라고 부른 곳을 지져버렸다. 그 뒤 그녀는 더욱 심한 통증에 시달렸다.

몇 년 뒤, 노먼은 다른 비뇨기과 의사를 만났고 그는 새로운 약물인 엘미론을 권했다. 엘미론은 몇 달간 통증을 완화하는 데 도움을 주었지만, 그 뒤로는 효과가 떨어지고 헛구역질도 났다. 1998년 초, 노먼은 MSM을 경구 투여하기 시작했으며, 이 책을 쓰고 있는 1998년 중반까지 그녀는 처음으로 어떤 부작용도 없이 일관된 완화 효과를 경험하고 있다.

간질성방광염에 대하여

통증과 경련이 생길 만큼 방광의 압력이 가중돼 하루에 30번, 40번, 50번을 아주 급하게 화장실에 가야 한다고 상상해보라. 바로 그것이 바바라 노먼과 같은 사람들이 직면하는 간질성방광염IC 증세다. 방광은 소변을 저장하기 위해 팽창하는 탄성 있는 풍선 모양의 주머니다. 이 주머니는 소변을 볼 때 느슨해진다. 방광 안에서 주머니의 결합 조직은 점막으로 코팅돼 있어 소변의 노폐물로부터 보호된다. IC에 걸리면 점막과 그 아래 조직에 염증과 자극이 생긴다. 흉터와 경직이 생기고, 심지어는 조직에서 출혈이 일어나며, 이와 함께 방광 용량이 줄어든다.

보통은 밤낮으로 자주 급하게 소변을 봐야 한다. 방광 안 내용물이 많아지면 압력, 통증과 함께 골반과 방광 부위의 따가운 느낌이 심해지며 방광이 비면 이런 증상은 일시적으로 가라앉는다. 이 질환은 수십만 명에게 영향을 미치는 것으로 보이며, 대부분 20~40대 여성들이다. 의사들은 원인이 무엇인지도, 어떻게 치료해야 할지도 모른다. 초기 IC의 징후는 일반적인 방광염, 곧 세균으로 인한 요로 감염과 비슷하다. 방광염은 항생제 치료에 반응하지만, IC는 세균 때문에 발병하지 않고 항생제에도 반응하지 않는다. 진단은 힘들고, 의사들은 보통 다른 비슷한 질환을 배제해야 한다. 전문가에 따르면 수천 건의 사례가 오진되었으며, 그 결과 치료를 받는 환자들은 효과가 제한적이다.

미국에서 FDA가 DMSO를 처방약으로 승인한 유일한 질환은 간질성방광염뿐이다. 우리는 1962년에 DMSO를 쓰기 시작했고, 오늘날에는 비뇨기과 의사들이 IC에 가장 널리 사용하는 약물이다. DMSO는 방광 내에 주입된다. 다시 말해 일종의 방광 세척제다. 매주 또는 2주 간격의 치료 과정에서 DMSO는 카테터를 통해 환자의 방광에 약 15분 동안 주입된다. 치료 주기는 8주까지 이어지며, 그 이후에는 필요에 따라 되풀이된다. 일부 환자는 자가 주입법을 교육받는다. 의료 보고서에 따르면 DMSO에 반응하는 환자는 일반적으로 약 4주 이내에 개선을 경험한다.

스탠리 제이콥 박사의 의견

나는 35년 넘게 수백 명의 심각한 IC 환자를 치료했으며 그중 90%는 통증과 빈뇨, 급박뇨가 줄어드는 경험을 했다.

MSM은 이 질환에 대해 DMSO보다 더 나을 수 있다. DMSO는 방광에 들어갈 때 따끔거리지만 MSM은 그렇지 않다. 그래서 MSM은 환자가 방광에 용액을 더 많이 주입받을 수 있게 해주므로 더 큰 혜택을 볼 수 있다. 더욱이 MSM의 경우 많은 사람이 DMSO를 계속 복용하기 힘든 원인인 악취가 나지 않는다.

몇 년 전 내 클리닉에서는 IC 질환에 대해 MSM 주입법을 성공적으로 사용했다. 그 뒤 나는 당시 앨라배마대학교에 있었고 지금은 와이오밍주 샤이엔에서 개인 병원을 운영 중인 선도적 전문가 스테이시 J. 차일즈 박사에게 이를 테스트해보자고 요청했다. 차일즈 박사는 다른 표준 치료법은 도움이 되지 못했던 여러 일반적 IC 환자들에게 MSM 주입법이 유익하다는 것을 발견했다. 환자마다 증상이 완화되기까지 걸린 시간은 다양했지만, 실험용 MSM 용액이 소진된 뒤 어느 정도 시간이 지나면 증상이 다시 나타났다.

차일즈 박사의 연구는 엄격히 통제된 방식으로 실시된 것은 아니지만 그는 연구 결과 보고서를 1994년에 나온 의학저널 〈북미 비뇨기 클리닉〉에 발표할 만큼 연구 결과에 감명을 받았다. 이 보고서에서 차일즈 박사는 "MSM이 불쾌한 맛의 부작용 없이도 DMSO와 마찬가지로 효과가 있었다"고 결론을 내렸다.

차일즈 박사는 MSM을 방광 주입법으로 사용하는 방법을 대조군 연구로 평가해야 한다는 결론을 내렸지만, 유감스럽게도 자금 부족으로 이 연구는 수행되지 않았다. 만약 연구가 진행된다면 냄새 및 가끔 일어나는 자극이 없는 MSM이 이런 질환을 DMSO보다 더 잘 치료한다는 사실이 증명될 것으로 믿는다.

일부 환자들은 방광 염증이 몹시 심해서 주입법을 사용할 수 없다. 이러한 환자들에게는 고용량의 MSM(하루 20~40g)을 경구 투여함으로써 증상을 항상은 아니지만 때때로 관리할 수 있다. 바바라 노먼이 그 예다. 그녀는 MSM만으로도 상당한 완화 효과를 경험했다.

나는 IC 환자들이 일반적으로 방광이나 요로 증상만이 아니라 전신에 걸쳐서 근골격계 장애, 장 이상, 우울증, 압도적 피로와 같은 여러 가지 문제로 고통받는다는 것을 알고 있다. 나는 IC가 방광에만 국한된 것이 아니라 전신 질환의 일부라고 결론을 내렸다.

바바라 노먼은 종종 피로와 우울함을 느꼈고, 그녀의 표현에 따르면 '독감'에 걸린 것처럼 아픈 느낌도 있었다.

"한 가지 고통이 아니었죠. 무시하거나 삶 속에서 피해 나갈 수 있는 고통이 아니었어요. 전신이 관계되어 있었어요."

그녀는 심각한 천식으로 오랫동안 고통을 받아왔으며, 의사는 그녀의 수명이 줄어들 것이라고 말했다. 그런데 MSM은 그녀의 IC 증상을 완화시켰을 뿐만 아니라 더 이상 호흡 곤란 때문에 밤잠을 설치지 않게 해주었다. 흡입기를 쓸 필요성도 훨씬 줄어들었다. 그녀는 훨씬 더 많은 에너지가 생겼으며, 예전에는 계속해서 느꼈던 불편한 느낌이 이제 전반적으로 건강한 느낌으로 대체되었다고 말한다.

"저는 병을 치료하기 위해서 일반 치료든 대체요법이든 의사를 찾는 데 삶의 대부분을 썼던 것 같아요. 지금 제 건강은 거의 20년 동안 지속된 상태보다 좋고, 상근 교사 업무로 천천히 복귀하고 있습니다."

비뇨기과 의사가 방광에 주입하는 방법을 쓰면 방광에 국한된 증상을 완화시킬 수 있다. 그런데 MSM 같은 건강보조식품을 추가하면 전신 증상이 일부 완화될 수 있다. 내 경험에 따르면 이러한 복합 치료 접근법으로 최상의 결과를 얻을 수 있다.

경피증

주름의 기쁨 _ 어느 여자의 시선

여자가 얼굴에 주름이 있는 것을 보고 행복해하는 것은 상상하기 어렵다. 그러나 1986년 12월, 오하이오주 노턴의 신디 호네이커는 그 말에 감격했다.

13년 전 대학교를 졸업하고 교육계에 몸담았던 호네이커는 신체 결합조직에 매우 고통스럽고 심각한 손상을 일으키는 질병인 경피증scleroderma을 얻었다. 이 질병은 피부를 바위처럼 딱딱하게 만들고, 가장 파괴적인 단계가 되면 내부 장기, 곧 심장과 폐, 신장, 근육, 관절, 혈관, 소화관을 반흔조직으로 서서히 팽팽하게 잡아당긴다. 경피증이라는 용어는 흉터 또는 딱딱해진 피부를 뜻한다.

1986년, 호네이커의 얼굴은 아주 팽팽했고 주름이 없었다. 그녀는 당시를 이렇게 회상한다.

"웃을 때나 이마를 찡그릴 때 보통 사람은 다들 주름이 생기겠지만 저는 그렇지 않았어요. 저는 얼굴을 풀어주기 위해 20가지 얼굴 운동을 했어요. 그 정도로 절박했죠."

그런데 그녀와 같은 질환을 겪고 있던 친구가 MSM 로션 이야기를 해주었다. 호네이커는 당시의 경험을 웃으며 말했다.

"얼굴에 로션을 발랐더니 2주 만에 피부가 다시 주름이 생길 정도로까지 부드러워졌어요. 나이가 들어서 생기는 주름이나 영구적 주름이 아니라 정상적인 표정을 지을 때면 생기는 보통의 주름이었죠.

거울을 보고 눈썹을 치켜들면 이마에 주름이 만들어졌어요. 눈썹에서 힘을 빼면 주름은 다시 사라졌고요. 그런 일로 행복할 수 있다는 이야기가 이상하게 들릴 수도 있겠지만, 저에게는 기적이었어요. 그리고 이 병에 대해 제가 처음으로 경험한 희망의 징후였습니다."

경피증은 보통 전신에 걸쳐, 종종 처음엔 손가락에서 눈으로 볼 수 있는 작은 동맥의 경련으로 시작한다. 병이 진행되면서 피부는 팽팽해지고, 혈류가 저하되며, 손끝과 팔꿈치 또는 발목에 궤양이 퍼진다. 보통의 부드럽고 유연한 피부는 고통스러워지고 석회화된다. 이마와 얼굴이 영향을 받는 동시에 몸속에서는 석회화가 서서히 퍼지면서 신체의 정상 기능을 방해한다.

1년 동안 교사 생활을 한 뒤 호네이커는 일을 그만두어야 했다. 질병이 온몸을 뒤덮었고, 어떤 의사나 전문가도 도움이 되지 않았기 때문이다.

"몸이 죄어오고 더 죄어오고, 굳어지고 더 굳어지는 느낌이 시작되었어요. 아주 고통스러웠어요."

경피증의 근본 원인은 알 수 없다. 이 질환은 유전적 원인, 스트레스 요인 및 독성물질에 대한 노출과 연관되어 있지만, 연구는 최소한의 수준에 불과하다. 병이 더 악화되면 죽을 수도 있다. 중증 경피증 환자 열 중 일곱은 진단을 받은 지 7년 안에 죽는다. 펜실베이니아주 뉴캐슬에 있는 국제경피증재단에 따르면 "여러 가지 증상에 대한 치료에 일부 진전이 있었지만, 전반적인 질병에 대한 효과적 처치법이나 치료법은 발견되지 않았다". 미국에서 50~70만 명이 경피증을 앓고 있으며, 해마다 3~4천 명의 새로운 환자가 발생하는 것으로 추정되고 있다. 질환이 가장 자주 시작되는 시기는 25~35세 연령대이며, 여성이 남성보다 경피증이 생길 확률이 두세 배 높다.

미국 외의 나라에서는 이 질환에 DMSO가 널리 사용된다. 예를 들어 러시아에서 이는 가장 널리 쓰이는 요법이며, 경피증을 '치료' 하는 것으로 종종 언급된다. 우리는 치료라는 측면에서 이야기하는 것이 아니다. 그보다는 의사들이 이를 사용할 의지가 있고 어떻게 쓰는지를 알면 효과가 있을 것이라는 이야기다. 전문가들은 DMSO를 미국에서 경피증 처방약으로 승인해줄 것을 촉구해왔지만, 아직 승인되지 않았다.

스탠리 제이콥 박사의 의견

질병의 증상에 더하여 환자들은 여러 약물을 함께 쓰면서 심각한 부작용을 얻었다. 고용량의 코르티손은 일부에게서 고혈압, 정신병 등의 의혹을 일으켰다.

환자들은 종종 식도에 흉터가 생기는 문제를 겪는다. 이렇게 되면 잘 삼킬 수가 없고, 단단한 음식은 식도에 걸린다. 이들은 자주 식욕을 잃는다. 체중이 줄고 에너지 부족을 겪게 된다. 때때로 서서히 식도를 넓혀서 환자가 음식을 삼킬 수 있게 수술로 금속관을 삽입해야 한다. 과다 생산된 위산이 식도까지 올라와서 질병 그 자체의 파괴적 진행을 더욱 악화시킨다.

신디 호네이커의 경우 소화기내과 전문의는 그녀의 식도가 "거의 납 파이프처럼 굳어 있었다"고 말했다. 식도의 지름은 겨우 연필 크기였다. 효과적인 위산 차단 약물이 나오기 전에는 위산이 식도 밸브의 아래쪽, 위를 향해 열려 있는 부위를 침식해 들어왔다. 11년 동안 호네이커는 신장 확장술을 시술받았다. 정상적으로 먹을 수 없어 그녀의 체중은 37.1kg에 불과했다.

몇 년 전 나는 이 질환을 DMSO로 치료했으며, 우수한 결과를 얻었다. 그 뒤 MSM을 사용하기 시작하고 나서는 그보다 더 좋은 결과를 얻었다. DMSO는 악취 문제가 있어서 사람들은 이를 계속 복용하지 않았다. MSM은 냄새가 없기 때문에 환자들은 DMSO보다 더 지속적으로 MSM을 복용하는 경향이 있다.

우리는 DMSO의 혜택 가운데 대부분은 MSM의 작용이라는 것을 알고 있다. MSM은 신체의 주요한 복구 작업을 수행한다. MSM은 혈액 공급을 증가시키는데, 이는 치유 과정에 도움이 된다. 그리고 진통제와 항염증제 역할도 한다. 더 나아가 MSM은 반흔조직을 부드럽게 한다. 이러한 작용은 식도의 기능적인 지름을 늘리는 효과를 가져온다. 이로써 환자는 더 많은 음식을 선택하고 더 많은 고형 음식을 먹을 수 있어 식욕과 체중, 에너지가 늘어난다. 이것이 바로 신디 호네이커에게 일어났던 일이다. 그녀는 다시 정상적으로 식사를 할 수 있게 되었다.

호네이커처럼 심각하게 영향을 받는 환자는 정맥주사 치료가 필요하고 일반적으로 경구 및 국소 MSM 투여를 계속한다. 나는 MSM을 경구와 국소 모두에 투여하는 것을 추천한다. 아주 심각한 경우에는 매우 큰 용량이 필요하다. 일반적으로는 병세가 초기일 때 가장 좋은 결과를 얻을 수 있다. 그렇기는 하지만 질병의 후기 단계에 해당하는 사람에게서도 어느 정도 개선이 일어날 수 있다. MSM을 경험한 경피증 환자 가운데 약 70%가 어느 정도 개선되는 경험을 했다. 정기적으로 의사의 관리를 받는 가운데 이 환자들은 종종 계속 복용해오던 약물을 줄일 수 있었다. 이는 환자들이 겪는 부작용을 줄일 수 있게 된다는 의미다.

MSM은 경피증을 치료하지는 않는다. 환자들은 MSM을 계속 복용해야 한다. 일반적으로 MSM은 서서히 효과를 낸다. 이 끔찍한 병에는 하룻밤 사이의 기적 같은 것은 없다. 환자는 피부가 약간 부드러워지는 것을 보기 시작한다. 팔과 다리에서 빠졌던 털이 다시 나기 시작한다. 일반적으로 눈에 띄는 호전을 깨달을 때까지는 2개월이 걸린다. 하지만 대개는 좋은 결과를 볼 수 있다. 최악의 경우에는 아무런 효과도 얻을 수 없는 반면, 최상의 경우에는 병을 전보다 더 잘 관리할 수 있는 상태로 만들어주고 고통스러운 궤양을 치유할 것이다.

몇 년 동안 경피증 환자를 치료한 사람으로서 나는 MSM이 많은 경우 큰 차이를 만드는 것을 확인했다. 나는 MSM이 병세에 차도를 가져온다고 생각지는 않지만, 환자들의 삶 속에서 더 생산적으로 덜 고통스럽게 기능하고 통증을 덜 느끼게 해주는 잠재력은 있다.

의학 연구는 우리의 몸이 어째서 그처럼 끔찍한 방법으로 통제 불능이 되는지를 조사하고 있다. 이에 대한 해답을 얻고 더 나은 치료법을 사용하게 될 때까지 나는 MSM을 모든 경피증 환자들에게 권한다.

만약 의학 연구가 해답을 찾을 때까지 마냥 기다려야 했다면 빈센차 푸치오도 오래전에 죽었을 것이다. 30년 전, 그녀의 손에 경피증이 생겼다. 피부는 팽팽해지고 손가락은 뻣뻣하고 아팠다. 팽팽한 압박감은 얼굴로 퍼져서 눈 주위의 피부를 땅겼고, 그 때문에 그녀는 거의 동양인처럼 보이게 되었다. 그 뒤 압박감은 발로 퍼지고 이내 몸 전체로 퍼졌다. 그녀는 당시를 이렇게 회상한다.

"내 몸은 천천히, 그리고 고통스럽게 돌이 되어가고 있었어요."

몇 차례의 의학 검사 및 상담을 거친 뒤 전문가는 마침내 푸치오를 경피증으로 진단했고, 병이 너무 공격적으로 진전되어서 아마도 1년 이상 살지 못할 것이라고 말했다. 푸치오의 손은 점점 굳어져서 거의 집게발처럼 되어버렸다. 그녀는 차 열쇠조차 돌릴 수가 없었고, 문 손잡이도 돌릴 수 없었으며, 손자의 기저귀를 갈아줄 수도 없었다. 아주 사소한 움직임에도 고통으로 울부짖은 적이 많았다. 은퇴한 육군 장교인 남편 닉은 종종 그녀가 침대에서 나올 수 있게 도와주었다.

그러나 푸치오는 의사의 우울한 예상을 산산이 깨뜨렸다. 지금 그녀는 아주 잘 살고 있다. 사실 그녀는 매우 활동적이며, 버지니아 주 버크에 있는 미용실 '2001커트'를 운영 중이다. 그녀의 상태는 잘 관리되고 있다. 처음에는 DMSO 처치를 받았지만, 지난 10년 동안은 MSM 건강보조식품과 젤로 자신의 상태를 유지하고 있다.

그녀는 아침과 저녁에 MSM을 2.5티스푼 복용하고, 하루가 끝나갈 때쯤 피곤하고 아픈 손에 MSM 젤을 바른다.

"그렇게 하지 않으면 일할 수가 없어요. 손이 죄어오고 뻣뻣해져 심지어 드라이어도 잡을 수 없게 되니까요. 지금은 기본적으로 문제가 없어요. 일도 하고, 뭐든 해요. 통증은 없어요. 여전히 손은 약간 굳어 있지만, 전처럼 집게발 같지는 않아요. MSM이 아니었다면 저는 여기 있지도 못했을 거예요."

푸치오와 마찬가지로 신디 호네이커의 삶도 MSM 덕분에 긍정적으로 바뀌었다. 호네이커는 이렇게 말한다.

"즉각적인 변화는 없었어요. 상태는 점점 나아지고 있죠. 한 달 한 달 시간이 갈수록 통증이 줄어들고 있어요. 제 팔꿈치에는 14년 동안 치료되지 않는 피부 궤양이 있었어요. 의사는 아무 도움도 주지 못했죠. 가끔은 궤양 때문에 아파서 한밤중에 일어나 왔다 갔다 하기도 했어요. 그런데 MSM이 궤양을 치유했고, 그 뒤로 재발하지 않았어요. 1987년부터 제 식도는 확장술을 다시 시술할 필요가 없어졌죠."

현재 47세인 호네이커는 병 때문에 짧게 끝나버린 교사로서의 삶을 다시 살 수는 없었다. 병은 그녀의 면역체계를 세균에 극히 취약한 정도로까지 약화시켰다. 그럼에도 불구하고 호네이커는 쇼핑과 하이킹을 하고, 집에서 홀어머니를 돕고, "매운 음식을 제외하고는 모든 것을" 먹으며 비교적 통증에서 자유로운 삶을 살고 있다. 그녀는 오하이오주에서 경피증 환자들을 위한 자조조직의 새로운 장을 열었으며, 시간을 내서 관절염재단에서 자원봉사하며 장애인들을 돕는다.

호네이커는 날마다 거울을 들여다본다. 그런데 그 방법이 대부분의 여성들과는 다르다. 그녀는 아주 특별한 '경피증 환자의 방법으로' 주름을 확인한다. 주름이 있는 한 문제가 없다는 것을 그녀는 잘 알고 있다.

부록

부록 A

그 밖의 효과

MSM을 복용하는 사람들은 통증과 알레르기 완화 효과뿐만 아니라 종종 다른 효과도 경험한다.

변비 완화 / 반흔조직 감소 / 부드러운 피부, 두꺼운 머리카락, 잘 부서지지 않는 손톱 / 더 많은 에너지

MSM과 변비

대장 질환은 비참한 질병의 명부를 읽는 것과도 같다. 복부 팽창과 통증에서부터 게실염, 염증성 장 질환 및 대장암에까지 이른다. 그 목록의 맨 위에서도 1, 2등을 다투는 변비는 장운동이 드물거나 힘들어서 생기는 질환이다. 배설물은 소화기 안에서 더 오래 머무르고 점점 작아지며 배출하기 힘들어진다. 그리고 대장은 질병 및 기능 장애의 온상인 독소, 세균, 발암물질이 넘쳐나는 쓰레기장이 된다.

변비는 일반적으로 식습관에서 섬유질을 충분히 먹고 물을 충분히 마시고 적절히 운동함으로써 '치료'할 수 있다. 대장 건강을 위해

모든 것을 다 해보았지만 여전히 변비 문제를 안고 있는 사람들에게는 MSM이 이상적 해결책이다.

스탠리 제이콥 박사의 의견

건강보조식품으로서 MSM은 변비가 있는 누구에게나 큰 잠재력을 제공한다. MSM은 장 안에서 전반적인 '강장' 효과를 내며 대장 기능을 정상화한다. 특히 나이가 든 사람에게는 더 효과적이다. 우리는 변비 문제가 널리 퍼져 있는 요양원에 MSM을 제공해왔다. 간호사들은 MSM이 환자들에게 잘 들으며, 메타뮤실 또는 대변 연화제에 반응하지 않는 환자들에게까지 효과가 있다고 말했다.

관절염 또는 다른 고통스러운 질환으로 치료받고 있는 환자들은 MSM이 정상적인 배변을 회복시켰다고 말했다. 한 환자는 최근 "지금은 어렸을 때와 비슷하게 정상적 배변을 하고 있다"고 말했다. MSM을 복용하기 시작한 어느 여성은 사흘 안에 '대방출'이 있었으며, 그날 이후 날마다 '지금까지 결코 해보지 못한' 확실한 배변을 하고 있다고 말한다.

몇몇 노인 환자들은 100mg이라는 매우 적은 용량의 MSM으로도 변비 완화 효과를 보았다. 많은 경우 이보다 더 필요할 수 있다. 이는 하루 0.5g(500mg)에서 5g 사이다.

변비약으로 고용량의 유황을 사용하는 요법은 옛날로 거슬러 올라간다. 옛날의 민간요법에서 유황과 당밀은 변비약 효과를 낼 때 쓰였다. MSM에서 유황은 이런 혜택을 제공할 수 있다.

변비 완화 효과는 신경 경로를 따라 자극의 흐름을 느리게 하거나 막는 효소인 콜린에스테라아제를 억제하는 MSM의 능력에 기인한다. 사람들은 나이가 들수록 신경계의 손상이나 비효율성이 늘면서 위장관의 자극을 늦추는 콜린에스테라아제의 효과가 더 확실히 나타난다. 변비는 노화 과정과 관련된 여러 질환에서 공통으로 나타난다. 예를 들어 당뇨병과 관련된 신경 손상은 정상적인 대장의 흐름을 느리게 만들 수 있다. 장을 큰 근육으로 생각해보자. 이 근육은 수축하고 팽창하면서 음식 배설물을 장을 통해 몸 바같으로 내보낸다. 콜린에스테라아제가 없다면 장은 폭주할 것이다. 하지만 이제 나이가 들어 신경계의 효율성이 줄어들면서 콜린에스테라아제는 연동운동 속도를 지나치게 늦추고, 이는 장운동 부진과 변비로 발전한다.

콜린에스테라아제의 작용을 억제하면 흐름을 더욱 원활히 하고 장 근육의 목적에 맞게 신경 자극 기능을 복원할 수 있다. MSM은, 말하자면 억제제를 억제한다. MSM은 콜린에스테라아제의 차단 기능을 차단한다.

MSM의 특성 중 하나는 너무 많이 먹을 경우 배변 빈도가 늘어날 수 있다는 것이다. 그런 맥락에서 우리는 변비에 걸린 사람들을 돕기 위해 이 효과를 사용한다. 하지만 변비에 걸린 사람들에게는 그 결과가 설사가 아니라 배변 정상화로 나타난다. 우리는 MSM을 장의 정상화를 위해 활용하거나, 다른 무엇을 하든지 보조 수단으로 MSM을 사용할 것을 권한다.

로널드 로렌스 박사의 의견

통증 환자 중에는 만성 변비 및 장운동 부진 증상을 보이는 사람이 있다. MSM 복용을 시작한 뒤 이 환자들 중 많은 사람이 배변이 나아진 것을 느낀다. 이제 환자가 변비를 언급할 때 MSM을 추천할 이유가 하나 더 생긴 것이다. 일부 환자는 오랫동안 변비약으로 사용하고 있다. 환자가 장시간 같은 약물을 사용하면 장 기능이 떨어질 수 있는데, MSM은 심지어 이런 사람들에게도 유익하다.

이러한 자연적 방법으로 배출을 촉진하는 것은 전반적으로 바람직하다. 배설물을 더 빨리 몸 바깥으로 밀어낼 수 있다면 기분이 더 나아지고 심각한 대장 질환을 일으킬 위험이 줄어든다.

> **주의** 규칙적인 배변에 지속되는 변화가 있다면 의사에게 진찰을 받아야 한다. 노화 과정의 하나로 배변이 둔화되는 경향이 있기는 하지만, 변비는 또한 질병 및 그와 관련된 건강 문제의 징후일 수도 있다.

반흔조직

반흔조직의 형성은 부상에 대해 몸이 정상으로 반응한 결과다. 수술을 하거나 다치면 몸의 자연스러운

지혜는 손상된 조직을 다시 연결 또는 '바느질'하려 하고, 흉터는 이러한 복구 프로세스가 성공적으로 끝났다는 것을 보여주는 표시다. 불행하게도, 이런 조직들은 일반적으로 손상되기 전의 상태로 치유되지 않는다.

예를 들어 무릎 수술을 받은 달리기 선수라면 이때 형성된 반흔조직은 결코 원래와 같은 무릎을 만들어주지 않는다. 무릎은 95% 이상 치유될 수 있지만 100% 복구되는 경우는 매우 드물다. 수술은 부상과 같다. 칼에 찔리고 피부가 잘린다. 피하 조직도 잘린다. 흉터가 생긴다. 우리는 흉터 없는 절개 치료를 본 적이 없다.

비슷한 부상을 당하고 정상적인 치료만 받은 집단을 한 줄로 세워놓고 보면 흉터가 있지만, 그 정도는 저마다 다른 것을 볼 수 있다. 그 이유를 완전히 이해하지는 못하지만 그중 한 가지는 상처 치유에서 중요한 단백질 구성요소인 콜라겐에서 일어나는 '교차결합'이라 부르는 과정이다. 콜라겐 교차결합이 비정상적으로 늘어나면 흉터 규모가 커진다.

반흔조직은 경직이 지속돼 운동 범위를 줄이는 원인이 될 수 있다. 종종 흉터가 있는 부위에서 통증이 생긴다. 이는 작은 신경섬유가 반흔조직에 '포획'되고 눌리기 때문이다.

시간이 지남에 따라 반흔조직은 줄어든다. 일부 주변의 정상 조직이 자라는 것을 축소할 수도 있다. 복부 수술을 받은 지 2주가 지났을 때의 흉터는 6개월 이상 지났을 때보다 더 클 것이다. 그러나 흉터가 아예 없을 수는 없다.

MSM과 흉터

MSM은 교차결합 과정을 정상화한다. 이는 몇 년 전 실험실 연구를 통해 내려진 결론이다. 그 실제 효과는 MSM을 건강보조식품으로 경구 투여하거나 젤이나 로션으로 국소 사용하거나, 또는 양쪽을 다 활용하면 흉터 형성을 줄이는 데 도움이 되고 통증 가능성을 줄일 수 있다는 것이다. MSM은 흉터를 제거하지는 못하지만 도움이 되며, 심지어 흉터가 형성된 지 몇 년 뒤에도 긍정적 방향으로 흉터 조직을 바꿀 수 있다.

수술 전 MSM을 복용하면 흉터가 줄어드는 경향이 있다. MSM은 수술 후 유착과 흉터를 최소화하기 위해 현재 사용 가능한 모든 제제만큼이나 효과가 있다. 이런 관점에서 MSM은 많은 성형외과 의사들이 시술 전후로 흉터 조직의 양을 최소화하기 위해 국소 투여하는 DMSO처럼 작용한다.

가장 좋은 결과를 얻으려면 수술 전에 MSM 복용을 시작하고 그 이후 계속하는 것이다. 드레싱을 떼어내고 상처가 아물면 영향을 받는 부위에 국소 MSM을 바르면 된다.

흉터를 줄일 수 있는 MSM의 능력은 외부와 내부 모두에서 발휘된다. 폐기종, 천식, 기관지염과 같은 만성 폐질환의 경우 이러한 특성은 호흡 과정을 더 쉽게 하는 데 도움이 된다. MSM은 임신선妊娠線이 두드러지는 것도 줄일 수 있다. 출산 후 곧바로 사용하기 시작하면 임신선이 사라지지는 않겠지만 두 달 안에 임신선이 줄어드는 것을 확인할 것이다.

MSM과 켈로이드

켈로이드는 치유 조직 안에서 콜라겐의 양이 지나치게 많아 흉터가 튀어나온 것이다. 이는 수술과 화상, 종종 귀를 뚫은 뒤에 나타나며 상반신에서 특히 귓불, 턱의 경계부, 어깨, 가슴에서 더 자주 나타난다. 더욱 두꺼운 흉터는 몇 가지 미용 성형수술과 관련이 있는데 특히 돌출 귀 수술, 유방 축소 수술, 복강 성형수술 같은 것이 있다.

MSM은 육중한 반흔조직을 점차 부드럽게 하고 줄여서 덜 두드러지게 만든다. 이를 위해 MSM을 사용할 때는 끈기가 있어야 한다. 흉터를 줄이는 과정은 몇 달 또는 몇 년이 걸릴 수도 있으며, 흉터를 완전히 제거해주지는 않는다.

가장 극적인 MSM 사례 중 하나는 포틀랜드에서 정비사, 사업가로 활동하는 64세의 빌 리치다. 그는 1970년에 고속도로 사고로 불타는 밴 승용차에 20분 동안 갇혀 있었고, 몸의 넓은 부위에 심각한 화상을 입었다. 리치는 이렇게 말한다.

"화재가 내 오른쪽 몸을 무릎에서 겨드랑이까지 구워버렸습니다."

대규모의 피부이식수술은 그의 몸을 반흔조직과 유착으로 뒤덮었고, 몸의 정상 활동을 심각하게 억제했다. 최소한의 육체적 노력조차도 그가 하던 일을 멈추고 고통으로 울부짖게 할 정도였다. 그는 하루에 한 블록 이상 걸을 수도 없었다.

"저는 화상과 피부이식 때문에 용접을 한 것 같은 켈로이드 흉터의 누더기가 되었습니다. 제 몸을 3분의 1이 보라색 조직으로 뒤틀려 있었어요. 그에 비하면 프랑켄슈타인은 잘생긴 편이죠. 한번은 몸에 있는 모든 흉터의 전체 길이를 재보았더니 거의 20m였습니다."

17년 동안 리치는 종종 통증으로 밤잠을 설쳤다. 1987년, 한 수의사가 그에게 말과 다른 동물의 통증에 사용되는 건강보조식품을 써보라고 권했다. 그 보조식품은 바로 MSM이었다. 리치는 사흘 후 반흔조직 및 유착과 관련된 통증 대부분이 사라졌다고 말한다. 오리건 주 방위군 상사인 그는 곧 병사들과 함께 행진을 할 수 있었다.

리치는 나중에는 MSM으로 로션을 만들어서 화상을 입은 부위에 정기적으로 발랐다. 시간이 지나면서 오랫동안 몸에 있었던 보라색 흉터의 매듭이 줄어들었고, 그 자리를 건강한 분홍색 피부가 대신했다. 현재 그는 사실상 모든 흉터가 사라졌다고 말한다.

피부, 머리카락, 손톱을
위한 MSM

우리가 책을 집필 중이던 1998년 여름 어느 날, 포틀랜드 클리닉으로 두 여자가 각각 전화를 걸어서 MSM을 복용하기 시작한 뒤 주름이 어떻게 '사라졌는지'를 잔뜩 들뜬 목소리로 이야기했다. 정말 MSM이 주름을 없앤 것일까? 두 사람은 그 답을 알고 싶어 했다.

MSM은 우리 몸에 유익한 작용을 많이 하지만 주름을 완화시킨다는 증거는 없다는 것이 답이다. 많은 여성이 피부가 부드러워졌다고 말했는데, 이런 효과는 아마도 주름 라인도 부드럽게 해주었을 것이다.

전화를 건 한 여자가 말했다.

"음, 저한테는 충분했어요. 지금 보고 있는 제 모습이 만족스러워요. 아마도 MSM을 먹는 화장품이라고 불러야 할 거예요."

MSM은 3분의 1이 유황이며, 유황은 머리카락을 건강하게 하고 얼굴빛을 젊게 유지해주는 자연의 '뷰티 미네랄'이라는 평가를 받고 있다. 정상 상태의 피부, 모발, 손톱에는 함황아미노산의 일종인 시스틴 함량이 높다. 시스틴은 이 조직에서 특정하게 찾을 수 있는 단백질의 일종인 케라틴에 단단한 특성을 부여한다.

우리는 통증 질환 환자를 치료하는 의사일 뿐 화장품 분야의 전문가는 아니다. 그러나 우리는 MSM이 보너스로 안겨주는 미용 효과를 경험하고 얼마나 놀랐는지에 대한 이야기를 환자들에게 자주 들었다. 피부는 부드러워지고, 손톱은 단단해지고, 머리카락은 굵어졌다. 이는 MSM이 우리 몸이 활용하는 유황의 생리활성 자원이라는 추가 임상 증거를 제공한다. 우리는 심지어 라스베이거스와 같이 뜨거운, 피부에는 가혹한 장소에서조차 MSM이 부드럽고 유연한 피부를 유지해준다는 이야기를 장기 사용자들에게 들었다.

그 사용자들 가운데 네바다주의 한 공공시설에서 계약 관리인으로 일하는 58세의 샐리 크리스티가 있다. 그녀는 20년 이상 MSM 로션을 메이크업베이스로 사용하고 있다고 말한다.

"사람들은 제 피부가 얼마나 부드러운지, 그리고 피부가 갈라지기 쉬운 건조한 기후에서 사는 제 연령대의 사람들에게 MSM 로션과 같은 자연 제품이 피부에 얼마나 축복인지에 대해 이야기한답니다. 오랫동안 여기 사막에 살면 기후가 얼굴에 흔적을 남기기 시작해요. 제 경험으로는 확실히 주름을 막고 피부를 젊게 유지해줘요. 보습 로션을 살 수도 있지만 필요하지 않아요. 저한테 잘 듣기 때문에 계속 MSM을 선택하죠."

라스베이거스의 태양과 모래에서 멀리 떨어진 온타리오주 벌링턴에 사는 리즈 마이너스도 수많은 고객에게 MSM을 소개해주었다. 리잔스 헤어드레싱 살롱을 하는 그녀는 크리스티처럼 MSM을 메이크업베이스로 권한다.

"보통 때처럼 얼굴을 씻고 난 다음 MSM 로션을 약간 바릅니다. 이렇게 하면 메이크업이 매끄러워지는 데 도움이 돼요. 더 부드럽고 더 유연한 피부를 보게 될 거예요. 또 건조하고 각질이 이는 피부에는 탄력이 생길 거예요. 어떤 사람들은 바로 변화를 알 수 있고, 피부 상태가 나쁜 사람들은 시간이 좀 걸리죠."

마이너스는 피부에 바르는 로션과 함께 유황이 풍부한 MSM 결정으로 몸속에서부터 피부로 영양을 공급해주는 방법을 추천한다. 그녀는 하루에 두 번 로션을 사용하고 하루에 한 번, 결정 1티스푼(약 5g)을 물 30ml와 함께 먹는다.

마이너스는 이렇게 설명한다.

"로션을 얼굴, 팔과 다리, 손에 바를 수 있어요. 어디든 바르면 치유 효과가 있죠. 고객 중에 피부염이 있는 분이 있었어요. 항상 얼굴과 목이 약간 덴 것처럼 보이곤 했죠. 그분은 몇 년 동안 코르티손 크림을 썼지만, 더 이상 큰 효과를 내는 것 같지 않았어요. 그래서 로션과 함께 날마다 결정 5g을 먹었고, 5주 뒤 피부가 거의 완전히 깨끗해졌어요. 아주 놀랄 정도였죠. 또 친구 한 명은 발뒤꿈치가 가죽 같고 잘 갈라져서 아주 불편했는데, 발뒤꿈치에 로션을 바른 지 3~4주 뒤에 발뒤꿈치가 훨씬 부드러워졌어요. 그러다가 MSM을 중단하니 증상이 다시 돌아왔죠. 그래서 이제는 계속해서 MSM 로션을 쓰고 있고 발뒤꿈치가 다시 좋아졌답니다."

마이너스는 MSM이 머리카락이 자라는 속도도 빠르게 해준다고 이야기한다.

"우리 업계에는 좋은 일이죠. 그리고 머리카락이 굵어지는 것 같아요. 머리 염색을 많이 하는데, 종종 머리를 염색하고 한 가닥을 뽑아서 끊어봐요. 염색 과정은 어떤 면에서 머리카락을 약하게 만들거든요. 그런데 정기적으로 MSM을 먹는 사람들은 그 뒤 머리카락이 더 강해진다는 것을 알았어요."

MSM은 손톱에도 같은 작용을 한다.

"손톱이 빠르고 단단하게 자라요. 손톱이 잘 부서지지 않고, 거스러미가 많이 보이지 않는답니다."

로널드 로렌스 박사의 의견

단단한 손톱은 여성 환자들이 입을 모아 말하는 '부작용'이다. 이 환자들은 잘 깨지고 잘 부러지는 손톱으로 골머리를 앓아왔다. 그런데 한 달 이상 규칙적으로 MSM을 복용한 뒤 손톱이 단단해지고 더 이상은 쪼개지거나 부러지지 않게 되었다고 만족스러워한다.

최근에 나는 자주 가는 슈퍼마켓에서 계산대 점원으로 일하는 젊은 여성을 동네 건강식품점에서 만났다. 우리는 대화를 나누었고, 그녀는 손톱이 잘 부러지는 문제에 대해 이야기했다. 그녀는 손톱을 길게 기를 수 없는 상황에 실망하고 있었다. 내가 MSM 이야기를 해주자 그녀는 복용해보겠다고 했다. 몇 달 뒤 슈퍼마켓에서 그녀를 다시 보았다. 그녀는 손을 쳐들면서 흥분에 들떠 말했다.

"보세요. 전에 말해준 그게 정말 효과가 있어요."

에너지를 위한 MSM

하루오 푸지 후지사와는 반세기 이상을 클럽과 개인 파티에서 드럼을 연주해왔다. 76세의 로스앤젤레스 음악가인 후지사와는 이제 일주일에 며칠만 공연한다. 그 이유는 그의 말처럼 "76세의 나이에 드럼 연주를 하려면 체력 소모가 많기 때문"이다.

후지사와는 1998년 초 MSM을 복용하기 시작하고 이 보조식품이 자신의 연주 동작에 에너지를 불어넣는다는 것을 알았다고 말한다.

"2주가 지나니 훨씬 더 많은 체력과 에너지가 느껴졌습니다. 저는 하룻밤에 서너 번, 힘과 에너지를 가지고 솔로 연주를 합니다. 친구들은 저더러 '76세의 경이'라더군요. 저는 더 길게, 더 강렬하게 드럼을 칠 수 있습니다."

후지사와처럼 많은 환자가 MSM 복용을 시작한 뒤 더 많은 에너지를 얻게 되었다고 보고한다. 우리는 이런 효과가 어떻게 나타나는지 정확히 모르지만, 분명히 통증이 줄어들면 기분이 나아진다. 그런데 심지어 건강한 개인과 선수들조차 에너지가 늘어났다고 보고했다.

일부 MSM 사용자들은 에너지가 증진된 것을 매우 기뻐하면서 우리에게 그 이야기를 들려주었다. 다음은 우리가 들은 사례 가운데 본보기라 할 만한 두 사례다.

"저는 평생 에너지를 많이 가져보지 못했고, MSM을 먹기 전까지는 제가 얼마나 느릿했는지 깨닫지 못했어요. 처음으로 느낀 것은 더 많은 에너지였습니다."

"저는 산악자전거를 일주일에 두세 번 탑니다. 근처 산에서 꽤 길고 가파른 길을 타곤 하죠. 힘과 지구력이 향상되었습니다. MSM은 더욱 효과적으로 산소를 활용하는 데 어느 정도 도움이 됩니다. 그 결과 더 가파르고 더 힘겨운 오르막길을 탈 때도 호흡이 덜 가쁩니다. 한번은 MSM이 다 떨어져서 1~2주 복용을 하지 않았던 때가 있어요. 그러자 거의 곧바로 비교적 쉬웠던 오르막길이 이제는 어려워졌고, 숨을 고르기 위해서는 몇 차례 쉬어야 한다는 걸 느꼈습니다."

부록 B

진실 혹은 거짓 : MSM에 대한 주장 들여다보기

MSM은 건강식품 매장과 약국에서 인기 상품이 되고 있다. 일부 상인들은 매장 창문에 "MSM 있음!"이라고 붙여놓는다. MSM은 또한 인터넷과 다단계 업체에서도 적극적으로 판매하고 있다.

MSM에 대한 관심이 높아지고 마케팅이 뜨거워지면서 여러 부정확하고 잘못된 주장이 뿌리를 내리고 증식하고 있다. 이런 과잉과 왜곡의 위험은 MSM의 진정한 가치에 의심의 씨앗을 뿌리고, 매우 심각한 질병으로 적절한 치료를 받아야 할 사람들에게 거짓 희망을 제공한다. 이 부록에서 우리는 오해를 풀고자 한다. 우리는 널리 떠도는 소문 중 대부분을 하나하나 살펴보고, MSM에 대한 현재의 지식을 바탕으로 코멘트를 해보았다. 우리는 소비자들이 우리가 판단할 수 있는 최선의 진실을 알 권리가 있다고 생각한다.

주　장　MSM은 활성산소 청소부(항산화제)다.
코멘트　MSM이 상당한 활성산소를 중화할 수 있는 항산화제인지 아닌지에 대해 최종 결정이 아직 내려지지 않았다. 연구에 따르면 DMSO는 가장 강력한 항산화제 중 하나다.

주　장　우리 몸은 하루 중 쉬는 시간에만 MSM을 8분의 1티스푼 정도 소모한다.

코멘트　이를 입증하는 데이터는 없다.

주　장　우리 몸에 적절한 양의 MSM이 없으면 아미노산이 계속해서 분비선을 만들지만, 올바른 효소를 분비하지 못하기 때문에 불필요한 질병에 쉽게 걸린다.

코멘트　이를 입증하는 증거는 없다.

주　장　빗물을 마시면 MSM을 얻을 수 있지만, 상수도에 염소가 첨가되면 MSM은 쓸모가 없어진다.

코멘트　대기화학자들은 빗물에 있는 MSM 양이 극소량이라고 설명한다. 빗물에 들어 있는 MSM이 건강에 유익하다는 증거는 없다. 상수도가 MSM에 어떤 영향이든 영향을 미친다는 근거 역시 없다.

주　장　MSM은 몸을 해독한다.

코멘트　이를 입증하는 과학적 증거는 없다. 우리는 일부 건강전문가가 이런 이유로 MSM을 사용한다는 이야기를 들었지만, 연구가 필요하다. DMSO는 독성 금속과 결합해 몸 바깥으로 배출하는 화학 기능을 한다. MSM에는 이러한 기능이 없다.

주 장　MSM은 뱀, 벼룩, 독거미에 물렸거나, 벌에 쏘였거나, 모기에 물렸을 때 외부 단백질을 즉시 감쌀 수 있는 해독제다.

코멘트　몇 년에 걸쳐 책임 있는 사람들이 사람과 동물 모두 비슷하게 뱀과 벌레에 물린 뒤 어떻게 MSM의 도움을 받았는지에 대해 우리에게 이야기했다. 이는 MSM의 흥미로운 사용 방향이지만, 우리는 개인적으로 이와 관련해 어떤 경험도 없다. 어떤 사람들은 벌에 여러 번 쏘였을 때 MSM 결정 또는 로션을 투여했더니 통증과 염증이 줄어들었다고 말한다. MSM은 이럴 때 도움이 될 수 있지만, 우리에게는 확실한 증거가 없다. 최선의 대응은 잘 확립된 응급처치법을 활용하고 의사에게 도움을 요청하는 것이다.

주 장　MSM은 세포벽을 투과할 수 있으며, 물과 영양분이 자유롭게 세포로 유입되고 폐기물과 독소가 제대로 유출될 수 있게 한다.

코멘트　DMSO에는 이 기능이 있다. 이는 세포 독소의 제거를 촉진하는 능력을 뜻하는 흥미로운 특성이다. MSM에 이런 효과가 있는지는 연구되지 않았으며, 우리는 MSM도 같은 특성이 있다고 확신한다. MSM 그 자체는 일부 세포막을 투과하지만, 다른 화합물이 세포막을 더욱 잘 투과할 수 있게 해준다는 증거는 없다.

주 장 MSM 없이는 몸속의 새로운 세포는 투과성을 띠지 않으며 삼투압이 저해된다.
코멘트 이를 입증하는 증거는 없다.

주 장 MSM은 알루미늄을 포함하고 있는 뇌의 세포막을 열고 원치 않는 침전물이 혈류로 흘러들어갈 수 있게 해준다.
코멘트 이를 입증하는 증거는 없다.

주 장 MSM은 다른 약의 이상 반응을 막을 수 있다.
코멘트 이 주장은 근거가 없다. 날마다 정기적으로 MSM을 건강보조식품으로 복용함으로써 많은 환자가 약물을 줄일 수 있게 해주었다. 이는 통증과 염증을 감소시키는 MSM의 능력이 가져온 결과다.

주 장 MSM은 위의 산도를 제어하므로 궤양에 도움이 되지 않을까?
코멘트 MSM은 재발하는 소화성궤양이 있는 환자가 겪는 증상의 빈도와 심각성을 덜어줄 것이다. 속 쓰림을 앓는 환자는 불편이 줄어드는 것을 경험할 것이다.

주 장 MSM은 위장관을 코팅하므로 기생충은 장에 붙을 수 있는 능력을 잃어버린다. 기생충은 몸 밖으로 배출된다.

코멘트 MSM은 구충 특성이 있지만 이런 작용이 일어나는 정확한 방법은 아직 결론이 나지 않았다. 우리는 MSM이 장을 '코팅'한다는 것에 대해서는 아는 바가 없다.

주 장 MSM을 복용하면 몸의 페하$_{pH}$가 정상이 된다.
코멘트 우리는 이 주장을 입증하는 어떠한 증거도 알지 못한다.

주 장 MSM을 복용하면 페하가 정상이 된다. 페하가 정상일 때 칸디다균은 원래 서식하던 대장을 제외하고는 몸에서 살 수가 없어 자취를 감춘다. 이것이 바로 MSM이 칸디다균이 있는 사람들을 치료하는 방법이다. 아주 간단하다.
코멘트 우리는 MSM이 칸디다균이 있는 사람들에게 도움이 되었다는 이야기를 들었지만, 개인적으로 우리는 이 문제가 있는 환자들을 치료하지 않는다. 우리는 페하가 어떤 효과가 있는지 알지 못한다.

주 장 MSM의 독성은 물보다도 크지 않다. MSM은 누구도 해치지 않는다. 과잉 섭취해도 여분의 MSM은 불활성이 되어 몸속 시스템을 통과해버린다.
코멘트 MSM은 매우 안전하고 실제로 물보다도 독성이 많지 않은 것으로 간주된다. 지금까지 MSM과 관련된 어떤 독성 효과 또는 심각한 부작용도 없었다. 과다 복용한 MSM이 불활성이 되어 몸속 시스템을 통과해버린다는 증거는 없다. 너무 많이 복용할 경우 가벼운 위장 불편을 경험하거나 장의 연동운동이 늘어난 결과 배변이 잦아질 수 있다.

주　장　MSM은 콜라겐 합성에 필요하다.
코멘트　MSM은 콜라겐 합성에서 역할을 한다. 우리는 아직 정확하게 얼마나 필요하며, 얼마나 큰 역할을 하는지는 알지 못한다.

코멘트　MSM은 주름을 감소시킨다.
코멘트　우리는 이 주장을 확인하고 싶지만 불행히도 그럴 수는 없다. 하지만 MSM은 피부를 부드럽고 매끄럽게 만들어준다.

주　장　MSM은 치유 속도를 빠르게 해준다.
코멘트　실제로 임상 증거들은 MSM이 근골격계 부상과 염증의 치유 속도를 높일 수 있다는 것을 보여준다.

주　장　MSM은 암세포를 비악성 세포로 바꿀 수 있다.
코멘트　오하이오주립대학교와 오리건보건과학대학교에서 쥐를 대상으로 진행한 여러 연구 결과, 쥐에 암을 일으키는 화학물질을 제공한 경우 MSM이 유방암과 대장암의 발달을 느리게 하는 것으로 나타났다. 이 연구에서 MSM은 암을 예방하지 못했지만 질병을 크게 지연시켰다. 예를 들어 설치류를 통한 유방암 연구에서 MSM은 종양의 출현을 평균 100일 지연시켰다. 설치류의 100일은 인간의 삶에 대입해 보면 약 10년과 같다. MSM이 인간에게서도 암의 진행을 느리게 할 수 있는지 확인하려면 더 많은 연구가 필요하다. DMSO는 암세포를 변화시키는 기능이 있다. 이 과정을 '성숙'이라 부른다. 이는 암세포를 DMSO에 노출할 경우 세포를 어떤 식으로든 바꿀 수 있다는 것을 의미한다. 이 세포는 좀 더 정상세포처럼 행동한다. 실질적인 면에서 DMSO를 사용하면 화학요법과 같은 치료제의 투여량을 줄일 수 있다는 뜻이다. 사실 DMSO는 화학, 생물학, 의학에서 가장 강력한 성숙제로 알려져 있다. 유럽과 남미의 많은 병원에서는 DMSO를 이런 목적으로 쓴다. MSM에 대해서는 아직 이런 연구가 수행되지 않았다.

주 장 MSM은 금단증상 없이 알코올중독자들이 술을 끊을 수 있게 해준다.
코멘트 우리는 이러한 효과를 본 적이 없다.

주 장 MSM은 스트레스를 해소해준다.
코멘트 환자들은 우울감이 줄었다고 말한다. MSM은 통증을 완화하고, 그 결과 사람들이 스트레스를 덜 느낄 가능성이 있다. DMSO가 정신병 치료에 쓸모가 있는 것으로 확인되었고, MSM은 DMSO의 특성을 많이 가지고 있으므로 동일한 효과가 있을 수도 있다. 연구가 필요하다.

주　장　MSM은 집중력을 증가시킨다.
코멘트　많은 사람이 이 이야기를 한다. MSM은 통증을 감소시킨다. 고통이 줄어든다는 것은 다른 문제에 주의를 쏟을 수 있는 능력이 향상된다는 것을 뜻한다. 이는 연구해볼 만한 흥미로운 연결고리다.

주　장　MSM은 인슐린을 생산하는 몸의 능력을 끌어올리며, 탄수화물 대사에 중요하다.
코멘트　MSM은 팔다리와 위장관의 당뇨병성 신경병증에 도움이 된다. 우리는 MSM이 인슐린이나 경구용 항당뇨병 약물의 필요량을 줄여주는 것은 보지 못했다. 연구가 필요한 영역이다.

주　장　몇 년 동안 '중독된' 당뇨병 환자들이 MSM 보충으로 혜택을 보았다. 일부는 MSM을 발견한 이후 혈당이 자체 조절되고 있다.
코멘트　모든 당뇨병 환자는 의사의 관리를 받아야 하며, 전문의사의 진단에 근거해 약물 치료를 변경해야 한다. 당뇨병을 앓고 있다면 의사에게 이 책을 보여주고 MSM이 당신에게 적합한지 물어볼 것을 권한다.

주　장　게실증은 MSM과 비타민 C의 결핍이다.
코멘트　게실증은 대장에 생기는 가장 흔한 질환이며, 일반적으로 섬유질이 부족한 식습관 때문에 일어난다. 통곡물, 채소와 같이 섬유질이 풍부한 음식을 일상적으로 먹는 사람들에게는 드물게 나타난다. 게실증은 대장 안쪽 벽에 주머니 또는 탈장이 생겨 이곳이 찌꺼기와 독소로 가득 차는 것이며, 부기와 염증, 통증을 일으키는 원인이 된다. MSM 또는 비타민 C 결핍이 이와 관련 있다는 증거는 없지만, 아마도 둘 다 증상을 줄이는 데는 도움이 될 것이다.

주　장　비타민 C는 체내에서 활성 MSM을 유지하므로 비타민 C를 함께 먹어야 한다.
코멘트　비타민 C는 훌륭한 물질이다. 그러나 우리는 비타민 C가 MSM에 무엇이든 특정한 도움을 준다는 증거는 알지 못한다.

주　장　MSM 결핍이 많은 질환을 악화시킨다.
코멘트　MSM의 결핍과 관련해 알려진 질병은 없다. 사람들은 MSM 결핍을 검사하지 않았다. 우리는 MSM이 매일 건강보조식품으로 사용될 경우 여러 증상이 개선되는 것을 임상적으로 발견했다.

주　장　MSM 결핍은 콜레스테롤 수치 상승을 악화시킨다.
코멘트　MSM과 콜레스테롤 사이에는 입증된 연결점이 없다. 루이지애나주립대학교 해부학 교실의 돈 레이먼이 진행한 실험에서, MSM은 저밀도 지질 단백질(이른바 '나쁜 콜레스테롤')의 분해 및 혈관에 끼는 노폐물과 관련 있는 특정 세포의 확산을 늦추는 것으로 나타났다. 이 연구는 소의 대동맥에서 가져온 세포를 배양해서 수행했다. 이런 제한된 실험을 근거로 동맥 관련 질병에서 MSM이 어떤 역할을 하는지에 대해 의견을 내놓는 것은 불가능하다. 훨씬 더 많은 연구가 필요하다.

주　장　MSM 결핍은 편두통을 악화시킨다. MSM 보충으로 편두통을 날려버릴 수 있다.
코멘트　MSM과 편두통 사이에는 입증된 연결점이 없다. MSM은 목 근육 경련을 완화해 두통을 악화시키는 데는 도움이 될 수 있다. 우리의 경험상 MSM이 편두통에 효과가 있다는 것은 발견하지 못했다.

주　장　MSM 결핍은 알츠하이머를 악화시킨다.

코멘트 MSM과 알츠하이머 사이에는 입증된 연결점이 없다.

주   장 MSM 결핍은 류머티즘 관절염을 악화시킨다.
코멘트 통증을 완화하고 염증을 감소시키기 때문에 MSM은 건강 보조식품 및 국소 젤로서 류머티즘 관절염 환자들을 돕는다. 그러나 사람들은 MSM 결핍을 검사하지 않았다.

주   장 알로에베라 잎에 들어 있는 MSM은 베거나, 긁히거나, 손상된 피부를 진정 및 복구시킨다.
코멘트 이를 입증하는 증거는 없다. 알로에베라 잎에 들어 있는 MSM은 우리가 아는 한 한 번도 측정된 적이 없다. 알로에베라에는 유황 화합물이 있지만 MSM을 포함하는지는 알 수 없다.

주   장 MSM 결핍은 폐기종을 일으키며 MSM을 보충함으로써 이를 없앨 수 있다.
코멘트 MSM은 환자가 쉽게 숨을 쉬게 해준다. 폐기종 환자들은 쉽게 숨을 쉴 수 없고 더 멀리 걸을 수도 없다. MSM은 폐기종을 치료하지는 않지만 도움이 된다.

주   장 여성들은 MSM을 복용할 경우 생리 때 오는 두통, 안면홍조, 경련, 메스꺼움을 겪지 않는다.

코멘트 피드백이 일치하지는 않지만 일부 여성들은 완화 효과를 보고했다. 이는 아마도 통증 자극을 억제하고 염증을 줄여주는 MSM의 능력에 대한 단서일 것이다.

주 장 MSM은 정맥류를 제거한다.
코멘트 일반적인 정맥류는 다리에 있는 혈관의 벽과 밸브가 압력을 받고 그에 취약하기 때문에 생겨난다. 일종의 기계 고장이다. 때때로 그렇듯이 정맥류가 염증과 관련돼 있다면 MSM이 염증을 줄여주고 좀 더 오래 서 있게 해줄 수 있다.

주 장 MSM은 염증을 없애고, 근육을 치유할 수 있게 해주며, 쑤시고 아프지 않게 막아준다.
코멘트 경구용 MSM은 염증과 근육 통증을 줄일 수 있고, 통증 감소가 그 뒤를 따른다. MSM의 국소 투여는 근육 통증을 더욱 줄이는 것으로 보인다. 국소 투여를 하면 더 많은 MSM이 몸속으로 들어가 효과를 향상시킨다. 많은 선수가 고된 훈련을 한 뒤 일반적인 근육 통증과 염증을 줄이기 위해 MSM을 사용하고 있다.

주 장 스포츠를 즐기거나 헬스클럽에서 운동한 뒤 보통은 다음 날 근육이 쑤시는데, 운동 전 MSM을 복용하면 차이를 느낄 수 있을 것이다. 또 운동 후 복용하면 쑤시는 느낌이 멀리 날아갈 것이다.

코멘트　많은 운동선수 및 피트니스 애호가들이 이런 목적으로 MSM을 사용하고 있다. 많은 경우 실질적으로 도움이 된다.

주　　장　MSM은 운동능력을 향상시킨다.

코멘트　MSM은 1마일(약 1,600m)을 3분 안에 주파하게 해주지는 못하지만 근육 통증을 줄여 기량을 향상시킬 수는 있다. MSM은 또 체력소모가 많을 때 빨리 회복할 수 있게 돕는다.

부록 C

참고 도서와 논문

Books

Benjamin, Ben E. *Listen to Your Pain*. New York: Penguin Books, 1984.

Bonica, John J.,ed *The Management of Pain*. Philadelphia: Lea & Febiger, 1990.

Deichman, W. B.,and H. W. Gerarde, eds. *Toxicology of Drugs & Chemicals*, Fourth Edition. New York: Academic Press, 1969.

Hannington-Kiff. *Pain Relief*, Philadelphia: J. B. Lippincott, 1974.

Heinerman, John. *The Headling Benefits of Garlic*. New Canaan, CT: Keats Publishing, Inc., 1994.

Huxtable, Ryan J. *Biochemistry of Sulfur*. New York: Plenum Press, 1986.

Jacob, S. W., E. E. Rosenbaum, and D. C. Wood. *Dimethyl Sulfoxide (Basic Concepts)*, New York: Marcel Dekker, Inc., 1971.

Jacob, S. W., ed. *Biological Actions of Dimethyl Sulfoxide*, Volume 243. New York: New York Academy of Sciences, 1975.

Jacob, S. W., C. Francone, and W. Lossow. *Structure and Function in Man*, Fifth Edition, Philadelphia: W.B. Saunders and Co., 1982.

Jacob, S. W., R. J. Herschler, and H. Schmellenkamp. *The Use of DMSO in Medicine*. Munich: Springer Verlag, 1985.

Jacob, S. W., and J. G. Kappel. *DMSO*. Munich: Springer Verlag, 1988.

Jacob, S. W., and C. Francone. *Elements of Anatomy and Physiology*. Philadelphia: W.B. Saunders and Co., 1989.

Mitchell, Stephen C. *Biological Interactions of Sulfur Compounds*. Bristol, PA: Taylor & Francis, 1996.

Mussinan, Cynthia J., and Mary E. Keelan. *Sulfur Compounds in Foods*. Washington,

DC: American Chemical Society, 1994.

Pfeiffer, Carl, *Mental and Elemental Nutrients*. New Canaan, CT: Keats Publishing, 1975.

Rapp, Doris. *Is This Your Child's World?* New York: Bantam Books, 1996.

Saltzman, Eric S., and William J. Cooper. *Biogenic Sulfur in the Environment*. Washington, DC: American Chemical Society, 1989.

Tarshis, Barry. *DMSO-The True Story of a Remarkable Pain-Killing Drug*. New York: Morrow, 1981.

Werbach, Melvyn R. *Nutritional Influences on Illness*. Tarzana, CA: Third Line Press, 1996.

Articles

American Medical Association. *Science News Updates*, "Pain reaches 'epidemic' proportions in the U.S.," July 17, 1997.

Associated Press. "A Breakthrough for Victims of Arthritis" *Los Angeles Times*, August 8, 1998, A4.

Astin, John A. "Education and health status predictors of alternative medicine usage," *Journal of the American Medical Association*, May 20, 1998, 279:1548-53.

Atcheson, Steven G., et al. "Concurrent medical disease in work-related carpal tunnel syndrome." *Archives of Internal Medicine*, 1998, 158:1506-12.

Bates, David W., et al. "Incidence of adverse drug events and potential adverse drug events." *Journal of the American Medical Association*, July 5, 1995, 274(1):29.

Bauer, K., et al. "Pharmacodynamic effects of inhaled dry powder formulations of fenoterol and colforsin in asthma." *Clinical Pharmacology & Therapeutics*, 1993, 53 (1):76-83.

Bjarnason, I., et al. "Intestinal permeability and inflammation in rheumatoid arthritis: Effects of non-steroidal anti-inflammatory drugs." *Lancet*, 1984, 2:1171-74.

Brandsma, Maynard, et al. "Systemic lupus erythematosus." *Angiology*, 1970, 21(3):172-78.

Castell, D. O., et al. "Gastroesophageal Reflux Disease: Current strategies for patient management." *Archives of Family Medicine*, 1996, 5:221-27.

Childs, Stacy. "Dimethyl sulfone(DMSO) in the treatment of interstitial cystitis." *Urologic Clinics of North America*, 1994, 21(4).

Consumer Reports. "How is your doctor treating you?" February 1995, 81-88.

Deutsch, E. "Beeinflussung der blutgerinnung durch DMSO and kombinationen mit heparin." *DMSO Symposium. Vienna*, 1966(G. Laudahn and K. Gertich, eds.), Saladruck, Berlin, 1966, 144-49.

Deyo, Richard A. "Low-back pain." *Scientifu American*, August 1998: 49-53.

DiPadova, S. "S-adenyl-methionine in the treatment of osteoarthritis: Review of clinical studies." *American Journal of Medicine*, 1987, 83, Supplement 5A:60-65.

Eaton, K. K., and A. Hunnisett. "Abnormalities in essential amino acids in patients with chronic fatigue syndrome." *Journal of Nutritional Medicine*, 1991, 2:369-78.

Eisenberg, D. M., et al. "Unconventional medicine in the United States." *New England Journal of Medicine*, January 28, 1993, 238:246-52.

Engle, M. F. "Indications and contraindications for the use of DMSO in clinical dermatology." *Annals of the New York Academy of Sciences*, 1967, 141:638-45.

———. "Dimethyl sulfoxide in the treatment of scleroderma." *Southern Medical Journal*, 1972, 65:71.

Evans, M. S., et al. "Dimethyl sulfoxide (DMSO) blocks conduction in peripheral nerve C fibers: a possible mechanism of analgesia." *Neuroscience Letters*,

1993, 150:145-48.

Fries, J. F., and S. R. Miller, et al. "Toward an epidemiology of gastropathy associated with nonsteroidal anti-inflammatory drug use." *Gastroenterology*, 1989, 96:647-55.

Fries, J. F., and C. A. Williams, et al. "Nonsteroidal anti-inflammatory drug-associated gastropathy: incidence and risk factor models." *American Journal of Medicine*, 1991, 91 (3):209-12.

Griffin, M. R. "Epidemiology of nonsteroidal anti-inflammatory drugassociated gastrointestinal injury." *American Journal of Medicine*, March 30, 1998, 104 (3A):23S-29S.

"Guidelines for the diagnosis and management of asthma." *Expert Panel Report No. 2*, 1997, National Institutes of Health(NIH Publication No. 97-4051).

Hoffman, Catherine, Dorothy, Rice, and Hai-Yen Sung. "Persons with chronic conditions." *Journal of the American Medical Association*, November 13, 1996, 276: 1473-79.

Holgate, Stephen T., and Anthony J. Frew. "Choosing therapy for childhood asthma." *New England Journal of Medicine*, 1997, 337 (23):1659-65.

Hucker, H. B., et al. "Studies on the absorption, excretion and metabolism of dimethyl sulfoxide (DMSO) in man." *Journal of Pharmacology and Experimental Therapeutics*, 1967, 155 (2):309-17.

Jacob, Stanley, and Robert Herschler. "Pharmacology of DMSO." *Cryobiology*, 1986, 23.

———. "Biological actions and medical applications of dimethyl sulfoxide." *Annals of the New York Academy of Sciences* (J. C. de la Torre, ed.), 1983, 411:xiii-xvii.

Johnson, Jeffrey A., and Lyle Bootman. "Drug-related morbidity and mortality: a cost-of-illness model." *Archives of Internal Medicine*, October 9, 1995,

155:1949-64.

Kamiya, S., et al. "Studies on improvement of eye drops." *Japan Journal of Clinical Ophthalmology,* 1966, 20: 143-52.

Kolata, Gina. "Study Raises Serious Doubts About Commonly Used Methods of Treating Back Pain." *The New York Times,* July 14, 1994.

Lawrence, R. M. "Methylsulfonylmethane(MSM): A double-blind study of its use in degenerative arthritis." *International Journal of Anti-Aging Medicine,* Summer 1998, 1 (1):50.

Layman, Don. "Growth inhibitory effects of dimethyl sulfoxide and dimethyl sulfone on vascular smooth muscle and endothelial cells in vitro." *In Vitro Cellular & Developmental Biology,* 1987, 23(6):422-28.

Layman, Don, et al. "Suppression of atherosclerosis in cholesterolemic rabbits by dimethyl sulfoxide." *Annals of the New York Academy of Sciences,* 1983, 411:336-39.

Layman, Don, and Stanley Jacob. "The absorption, metabolism and excretion of dimethyl sulfoxide by rhesus monkeys." *Life Sciences,* 1985, 37:2431-37.

Lester, M. R. "Sulfite sensitivity: significance in human health." *Journal of the American College of Nutrition,* 1995, 14(3):229-32.

Lovelock, J. E. "Atmospheric dimethyl sulphide and the natural sulphur cycle." *Nature,* 237, 1972, 452-53.

McCabe, Daniel, Eugene Woltering, et al. "Polar solvents in the chemoprevention of dimethylbenzanthracene-induced rat mammary cnacer." *Archives of Surgery,* 1986, 121:1445-59.

Maibach, E. "On the influence of Japanese sulfur baths on degenerative arthritis." *Praxis,* 1966, 30:899-903.

Manga, P., D. Angus, et al. "The effectiveness and cost effectiveness of chiropractic management of low back pain." The Ontario Ministry of Health,

Ottawa, Canada, August 1993.

Marcolongo R., et al. "Double-blind multicenter study of the activity of S-adenylmethionine in hip osteoarthritis." *Current Therapeutic Research*, 1985, 37: 82-94.

Martin, W., "Natuerliches vorkommen vom dimethylsulfoxide and dimethylsulfon im menschlichen organismus." *International DMSO Workshop Hannover*, September 19, 1987 (S. W. Jacob and J. E. Kappel, eds.), W. Zuckschwerdt Publishing, Munich/San Francisco, 1988:71-77.

Metcalf, John, "MSM-A dietary derivative of DMSO," *Equine Veterinary Data*, 3(5), 1983:148, 174-75.

Milne, P. J., et al. "Rate of reaction of methanesulfonic acid, dimethyl sulfoxide, and dimethyl sulfone with hydroxyl radical in aqueous solurion." *Biogenic Sulfur in the Environment* (Eric S. Saltzman, William J. Cooper, eds.), American Chemical Society, Washington, DC, 1989, 518-28.

Monmaney, Terrance, and Shari Roan. "Alternative medicine-the $18 billion experiment." *Los Angeles Times*, August 30, 1998, p. l.

Moore, R. D., and J. I. Morton. "Diminished inflammatory joint disease in MRL/1pr mice ingesting dimethyl sulfoxide (DMSO) or methyl-sulfonylmethane (MSM)." *Federation of American Societies for Experimental Biology*, 69th annual meeting, April 1985, p. 692.

Moore, Thomas J., et al. "U.S. drug safety monitoring must be expanded." *Journal of the American Medical Association*, 1998, 279:1571-73.

Morton, Jane I., R. D. Moore, and S. W. Jacob. "DMSO or MSM in the drinking water of mice protect against the development of hemolytic anemia and immune complex renal disease." Unpublished study.

Morton, Jane I., and R. D. Moore. "Lupus nephritis and deaths are diminished in B/W mice drinking 3% water solutions of dimethyl sulfoxide (DMSO) and dimethyl sulfone (DMSO)." *Journal of Leukocyte Biology*, 1986, 40(3):322.

Morton, Jane I., and Benjamin V. Siegel. "Effects of oral dimethyl aulfoxide and dimethyl sulfone on murine autoimmune lymphoproliferative disease." *Proceedings of the Society for Experimental Biology and Medicine*, 1986, 183:227-30.

Moss, Jeffrey. "A perspective on sulfur-Is it the most ignored, misunderstood essential trace element." *The Moss Nutrition Report*, August 1997, Hadley, MA.

Mudd, S. H. "Sixteen inherited human diseases are now recognized, affecting most of the major steps in sulphur metabolism." *Sulphur in Biology*, CIBA Foundation Symposium 72, Excerpta Medica, 1980, 239.

"New guidelines on managing chronic pain in older persons." Medical News and Perspectives, *Journal of the American Medical Association*, July 22/29, 1998.

O'Dwyer, Patrick, et al. "Use of polar solvents in chemoprevention of 1,2-dimethylhydrazine-induced colon cancer." *Cancer*, 1988, 62:944-48.

Osterberg, E. E., et al. "Absorption of sulfur compounds during treatment by sulfur baths." *Archives Dermatol syphilol*, 1929, 20:156-66.

Pearson, Thomas W. "Natural occurring levels of dimethyl sulfoxide in selected fruits, vegetables, grains and beverages." *Journal of Agricultural and Food Chemistry*. 1981, 29:1089.

Perez-Marrero, R., et al. "A controlled study of dimethyl sulfoxide in interstitial cystitis." *Journal of Urology*, 1988, 140:36-39.

Pfiffner, J. J., and H. B. North. "Dimethyl sulfone: A constituent of the adrenal gland." *Journal of Bilolgical Chemistry*, 1940, 131:731.

Potterton, D. "The politics of asthma: Out of control." *Nursing Times*, 1992, 88 (2): 26-31.

Pottz, G. E., et al. "Die verwendung won DMSO zur schellfarbung von mykobakterien and anderen mikroorgainismen in abstrichen and gewebeschnitten." *DMSO Symposium*, Vienna, 1966(G. Laudahand, K. Gertich, eds.), Saladruck, Berlin, 1966, 40-43.

Richmond, V. L. "Incorporation of methylsulfonylmethane sulfur into guinea pig serum proteins." *Life Sciences*, 1986, 39:263-68.

Rizzo, R. "Calcium sulfur and zinc distribution in normal and arthritic articular equine cartilage: A Syncrotron radiation induced X-ray emission study." *Journal of Experimental Zoology*, Sept. 1995, 237(1):82-86.

Ruzicka, L., et al. "Isolation of dimethyl sulfone from cow's blood." *Helvetica Chimica Acta*, 1940, 23:559-61.

Scherbel, A. L., L. J. McCormack, and J. K. Layle. "Further observations on the effect of dimethyl sulfoxide in patients with generalized scleroderma (progressive systemic sclerosis)." *Annals of the New York Academy of Sciences*, 1967, 141:613-29.

Schoeder, Henry. "Losses of vitamins and trace minerals resulting from processing and preservation of foods." *American Journal of Clinical Nutrition*, 1971, 24:562-73.

Scott, D. L., Coulton, B. L., et al. "Long-term outcome of treating rheumatoid arthritis: Results after 20 years." *Lancet*, 1989: 1108-11.

Senturia, Ben. "Results of treatment of chronic arthritis and rheumatoid conditions with colloidal sulfur." *Journal of Bone and Joint Surgery*, 1934, 16:119-25.

Shealy, C. N. "The physiological substrate of pain." Headache, 1966, 6:101-8.

Shield, M. J. "Anti-inflammatory drugs and their effects on cartilage synthesis and renal function." *European Journal of Rheumatoid Inflammation*, 1993, 13:7-16.

Smith, Robert. "Diagnosing headache." *Hospital Medicine*, 1997, 33(7):26-42.

Steely, Jeffrey S. "Chemiluminescence detection of sulfur compounds in cooked milk," in Sulphur Compounds in Foods. Mussinan & Keelan, eds. *American Chemical Society*, Washington, DC, 1994, 8.

Sullivan, M. S., and W. C. Hess. "Cystine content in fingernails in arthritics." *Journal of Bone Joint Surgery*, 1935, 16:185-88.

U.S. Agency for Health Care Policy and Research. "Acute Low Back Problems in Adults." *Clinical Practice Guideline No. 14*, 1994.

Volpi, Elena, et al. "Exogenous amino acids stimulate net muscle protein syntheris in the elderly." *Journal of clinical investigation*, 1998, 101(9):2000-2007.

Weissman, G., et al. "Effect of DMSO on the stabilization of lysosomes by cortisone and chloroquine in vitro." *Annals of the New York Academy of Science*, 1967, 141:326-32.

Williams, K.I.H. "Dimethyl sulfone: Isolation from cows' milk." *Proceedings of the Society for Experimental Biology & Medicine*, 1966, 122:865.

Williams, K.I.H., et al. "Dimethyl sulfone: Isolation from human urine." *Archives of Biochemistry and Biophysics*, 1966, 113:251-52.

Woldenberg, S. C. "The treatment of chronic arthritis & rheumatoid conditions with colloidal sulfur." *Journal of the Southern Medical Association*, 1935, 28:875-81.

Young, Vernon R., and Antoine E. El-Khoury, "The notion of the nutritional essentiality of amino acids, revisited, with a note on the indispensble amino acid requirements in adults," in Amino Acid Metabolism and Therapy in Health and Nutritional Disease (Luc Cynober, ed.), CRC Press, *Boca Raton*, 1995, 213-14.

Zucker, Martin. "It's in your hands: Treating repetitive strain injuries with herbs, supplements and body therapies." *Vegetarian Times*, May 1998:22.

———. "Homocysteine Update," *Let's Live Magazine*, April 1998:44-48.